简明临床护理学

王林霞　向艳丽　孙彩霞　主编

U0216301

中国纺织出版社有限公司

图书在版编目（CIP）数据

简明临床护理学 / 王林霞, 向艳丽, 孙彩霞主编
. -- 北京：中国纺织出版社有限公司, 2024.2
　　ISBN 978-7-5229-1376-6

　　Ⅰ.①简… Ⅱ.①王… ②向… ③孙… Ⅲ.①护理学
Ⅳ.①R47

中国国家版本馆CIP数据核字(2024)第034464号

责任编辑：舒文慧　　责任校对：寇晨晨　　责任印制：王艳丽

中国纺织出版社有限公司出版发行
地址：北京市朝阳区百子湾东里 A407 号楼　邮政编码：100124
销售电话：010—67004422　传真：010—87155801
http://www.c-textilep.com
中国纺织出版社天猫旗舰店
官方微博http://weibo.com/2119887771
三河市宏盛印务有限公司印刷　各地新华书店经销
2024年2月第1版第1次印刷
开本：787 × 1092　1/16　印张：16.75
字数：300千字　定价：98.00元

主编简介

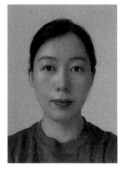

王林霞，女，1983年出生，副主任护师。毕业于滨州医学院护理专业。

现任威海市立第三医院六病区护士长，威海市护理学会疼痛护理专业委员会首届委员会委员，山东省护理学会首届介入护理专业委员会委员。从事神经内科、疼痛科、急诊科等临床护理、教学、管理工作20余年，对急危重症的抢救及护理有着丰富的经验。参与"三级康复训练改善脑卒中偏瘫患者的临床研究"科研项目1项，并获潍坊市科学技术进步奖二等奖。在国内学术刊物发表专业论文7篇，主编著作3部，获得国家实用新型专利1项。

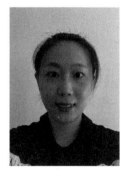

向艳丽，1985年出生，主管护师。毕业于济宁医学院护理学专业，获学士学位。

从事内科、儿科、妇科临床、教学、科研及管理工作17年余。先后在国内学术刊物发表专业论文3篇，参编著作2部。

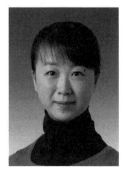

孙彩霞，1986年出生，主管护师、心理治疗师。毕业于潍坊医学院护理专业。现为威海市立第三医院儿童保健室护士。

从事护理临床、教学、科研及儿童保健查体、儿童康复促进工作18年余，有丰富的临床护理经验，熟练掌握儿童生理及心理发育规律、相关心理测评技能以及针对小儿在发育过程中出现的运动、语言、智力、行为等方面的异常进行筛查、评估及康复治疗。在国内学术刊物发表专业论文3篇，参编著作1部。

编委会

主　编
　　王林霞　威海市立第三医院
　　向艳丽　威海市立第三医院
　　孙彩霞　威海市立第三医院

副 主 编
　　姜晓飞　威海市立第三医院
　　张海宁　威海市立第三医院
　　王丽娜　威海市立第三医院
　　于　菲　威海市立第三医院
　　林秀云　威海市立第三医院
　　勇　磊　威海市立第三医院
　　邹玲艳　威海市立第三医院
　　李苗苗　威海市立第三医院

编　　委（以姓氏笔画为序）
　　于晓娜　威海市市级机关卫生所
　　王川川　威海市立第三医院
　　毛志方　威海市立第三医院
　　王慧丽　威海市立第三医院
　　刘光华　威海市立第三医院
　　刘　霞　威海市立第三医院
　　孙巧玲　威海市立第三医院
　　陈　艳　威海市立第三医院
　　苗媛媛　威海市高区利民医院
　　赵　越　威海市立第三医院
　　袁　爽　威海市立第三医院
　　潘永珍　威海市立第三医院

前　言

　　护理学是一门技术性很强的综合性应用科学,在保护和增进人类健康事业中扮演着重要角色。随着医学科学的迅速发展和医学模式的转变,医学理论和诊疗技术不断更新,护理学领域发生了很大变化,护理人员必须注意在临床实践中积累丰富的经验,并不断学习、熟练掌握新的技术。

　　本书内容全面,包括多学科常见病和多发病的临床护理,突出对内科、外科、妇产科、儿科及精神心理科常见疾病的护理技能介绍,力求贴近临床护理工作需求。全书内容新颖实用、简明扼要、重点突出,具有很强的实用性,适合广大基层护理人员、高等医药院校护理专业学生阅读参考。

　　由于编写时间仓促,书中遗漏、不足之处在所难免,恳请广大读者提出宝贵意见。

编者

2023 年 10 月

目　录

第一章　内科疾病护理

第一节　周围神经疾病的护理

一、三叉神经痛

三叉神经痛是三叉神经分布区闪电式的反复发作性剧痛。可分为特发性和继发性两种。可能因三叉神经脱髓产生异位冲动或伪突触传递所致。

(一)病因及发病机制

三叉神经痛分原发性及继发性两类,后者指有明确的病因,如桥小脑角肿瘤、半月神经节肿瘤、鼻咽癌、蛛网膜炎、多发性硬化等造成三叉神经分布区内的疼痛,这种疼痛常为持续性,且伴有三叉神经受损的客观体征,如角膜反射消失、面部痛觉减退等。以往认为,原发性三叉神经痛无明显病因,但随着三叉神经显微血管减压术的开展,人们逐渐认识到三叉神经痛的病因是由于邻近血管压迫了三叉神经根,导致神经纤维相互挤压,逐渐发生脱髓鞘改变,引起邻近纤维之间发生短路,使轻微刺激即可形成一系列冲动,通过短路传入中枢,引起剧痛,这种疼痛持续时间短暂,但反复发作,无任何阳性神经体征。

(二)临床表现

(1)多见于老年人,多于 50 岁以上起病,女性多于男性,女性患者是男性的 2～3 倍。疼痛局限于三叉神经一个或两个分支分布区,第 2 支、第 3 支最常见,多为单侧性,极少三支同时受累。表现为历时短暂的电击样、刀割样或撕裂样剧痛,每次常持续数秒,突发突止,通常无预兆,间歇期完全正常。疼痛以面颊、上下颌及舌部最明显。轻触鼻翼、颊部和舌可以诱发,这些点称为扳机点。通常洗脸、刷牙易诱发第 2 支疼痛,咀嚼、哈欠和讲话诱发第 3 支疼痛,以致患者不敢洗脸、进食,表现为面色憔悴和情绪低落。

(2)严重病例伴有面部肌肉反射性抽搐,口角牵向患侧,称为痛性抽搐。同时可伴有面红、结膜充血、流泪和皮温高等。严重者可以昼夜发作,失眠或睡后易醒。

(3)病程可呈周期性,每次发作期为数日、数周或数月,缓解期数日或数年。病程越长,发作越频繁,病情越严重,一般不会自愈。神经系统检查通常无阳性体征。

(三)辅助检查

(1)三叉神经诱发电位检查峰潜伏期延长。

(2)头颅 CT 或 MRI 检查显示原发性三叉神经痛正常,继发性可明确相关的病因。

(四)治疗

原发性三叉神经痛首选药物治疗,以卡马西平为首选药物,但现在还缺乏绝对有效而又无不良反应的治疗方法。继发性者主要针对病因进行治疗。

(五)观察要点

(1)注意观察不良反应,如角膜溃疡、失明、脑神经损害、动脉损伤等并发症。

(2)注意观察三叉神经微血管减压术有无并发症,如听力减退或消失、眼球运动神经的暂时麻痹、面部感觉减退和带状疱疹等。

(六)护理措施

1.常规护理

(1)一般护理:保持室内光线柔和,周围环境安静、清洁、整齐和安全,避免患者因周围环境刺激而产生焦虑,加重疼痛。

(2)饮食护理:饮食宜清淡,保证机体营养,避免粗糙、干硬、辛辣食物,严重者予以流质饮食。

(3)心理护理:由于本病为突然发作、反复、阵发性剧痛,易出现精神抑郁和情绪低落等表现,护士应根据患者不同的心理给予疏导和支持,帮助患者树立战胜疾病的信心,积极配合治疗。

2.专科护理

(1)症状护理:观察患者疼痛的部位、性质,与患者进行交谈,帮助患者了解疼痛的原因与诱因;与患者讨论减轻疼痛的方法,如精神放松,听轻音乐,指导性想象,让患者回忆一些有趣的事情等,使其分散注意力,以减轻疼痛。

(2)药物治疗护理:注意观察药物的疗效与不良反应,发现异常情况及时报告医师处理。原发性三叉神经痛首选卡马西平药物治疗,其不良反应为头晕、嗜睡、口干、恶心、皮疹、再生障碍性贫血、肝功能损害、智力和体力衰弱等,护理者必须注意观察,每1~2个月复查肝功能和血常规。偶有皮疹、肝功能损害和白细胞减少,需停药。也可按医师建议单独或联合使用苯妥英钠、氯硝西泮、巴氯芬片、野木瓜等治疗。

(3)经皮选择性半月神经节射频电凝术术后并发症的护理:术后观察患者的恶心、呕吐反应,随时处理污物,遵医嘱补液补钾;术后询问患者有无局部皮肤感觉减退,观察其是否有同侧角膜反射迟钝、咀嚼无力、面部异样不适等感觉,并注意给患者进软食,洗脸水温要适宜;如有术中穿刺方向偏内、偏深误伤视神经引起视力减退、复视等并发症,应积极遵医嘱给予治疗,并防止患者活动摔伤、碰伤。

3.健康教育

(1)注意药物疗效与不良反应,在医师指导下减量或更改药物。

(2)服用卡马西平期间应每周检查血常规,每月检查肝、肾功能,有异常及时就医。

(3)积极锻炼身体,增加机体免疫力。

(4)指导患者生活有规律,合理休息、娱乐;鼓励患者运用指导式想象、听音乐、阅读报刊等分散注意力,消除紧张情绪。

(5)指导患者避免面颊、上下颌、舌部、口角、鼻翼等局部刺激,摄入易消化、流质饮食,咀嚼时使用健侧;洗脸水温度适宜,不宜过冷过热。

二、特发性面神经麻痹

特发性面神经麻痹又称 Bell 麻痹、面神经炎,是面神经管内急性非化脓性炎症引起的面神经及神经鞘水肿引起的面神经麻痹。男女发病率相等,可发生于任何年龄、任何季节。

(一)病因及发病机制

多数研究怀疑本病由病毒感染所致,如带状疱疹病毒感染面神经及膝状神经节可引起。由于面神经管狭小,走行在其中的面神经一旦发生水肿,则容易受压产生神经功能障碍。

(二)临床表现

急性发病,病前多有受凉史,特别是狭窄缝隙的冷风是常见诱因。首发症状是病侧耳后、茎突区域疼痛,程度轻,多能忍受。病后1~2天出现病变侧面部表情肌瘫痪,逐渐加重,可至全瘫。多数患者在起床后洗漱时从病侧口角漏水而发现。表情肌瘫痪明显时,额纹消失,不能皱额蹙眉,眼裂闭合不能或闭合不完全,病侧鼻唇沟浅,口角歪向健侧,不能吹口哨,不能鼓腮等;进食时患侧口角漏水,食物常滞留在唇齿之间;由于下眼睑松弛外翻,泪点外转,泪液不能正常引流而外溢。少数患者面神经味觉纤维受累,则舌前发生味觉障碍。

90%可恢复。恢复中,味觉先于运动功能好转,如果在第1周有味觉恢复,是预后良好的指征;在病程5~7日某些运动恢复,也是预后良好的指征。

(三)实验室及其他检查

神经电生理检查(早期测定面神经兴奋阈值,3周后测定复合肌肉动作电位)可对本病预后进行判断。其他如 MRI 和 CT 均不是本病的常规检查方法。如患侧诱发的肌电动作电位 MJ 波波幅为健侧的30%或以上者,则在2个月内完全恢复;如为10%~30%者,则需2~8个月恢复,且可有一定程度的后遗症;如仅为

10％以下者,则需 6 个月到 1 年才能恢复,且常伴有中重度(面肌痉挛)后遗症。

(四)诊断要点

临床根据受凉后急性起病的周围性面瘫即可诊断。本病需与中枢性面神经麻痹、其他原因引起的周围性面神经麻痹相鉴别。

(五)治疗要点

改善局部血液循环,减轻面神经水肿,促进功能恢复。

1.物理治疗

(1)早期超短波深部透热治疗可减轻面神经水肿。自发病后开始进行治疗,连续治疗 20 次左右。

(2)病程 2 周后可应用低频疗法、低频电刺激及针刺治疗,以引起面肌收缩,改善循环,防止肌肉萎缩。该疗法能引起面肌痉挛,不宜在病程初期使用,一旦麻痹恢复立即终止。

(3)进行面肌的锻炼和按摩。

2.药物治疗

(1)糖皮质激素在病初前 2 日可防止病变进展。可用泼尼松 1mg/kg 口服,每天 1 次,或地塞米松静脉滴注 10mg/d,疗程为 7 天左右。

(2)抗病毒治疗,如带状疱疹、单纯疱疹引起者,可口服无环鸟苷,肾功能不全者禁用。

(3)神经营养治疗,如维生素 B_1、维生素 B_{12} 肌内注射。

3.手术治疗

可行面神经管减压术;不能恢复者可做面神经—膈神经或面神经—副神经吻合术,但疗效未证实。

(六)常用护理诊断/问题

自我形象紊乱,与面神经受损而致嘴歪斜有关。

(七)护理措施

1.心理支持

由于患者面部形象有改变,患者担忧、焦虑,应告知患者此病的预后;尊重患者,避免伤害患者自尊的行为,鼓励患者积极治疗。

2.功能锻炼

尽早开始做面肌的主动和被动运动,如对着镜子做皱眉、举额、闭眼、龇牙、鼓腮、吹口哨等动作,每天数次,每次 5～15 分钟,辅以面肌按摩。

3.生活护理

保持口腔清洁,及时漱口,清除口腔患侧滞留食物。眼睑闭合不全者加强眼部保护,夜间睡眠时可带眼罩或涂抹眼膏保护角膜。

4.服药护理

观察糖皮质激素的不良反应,观察使用抗病毒药物后有无肾损害和尿量的变化。

(八)健康教育

(1)夏季睡眠时防止狭窄缝隙的冷风直接吹入,预防感冒。

(2)适当遮挡、修饰面容。

(3)保护角膜,保持口腔清洁。

(4)坚持面肌的被动或主动运动锻炼。

三、急性炎症性脱髓鞘性多发性神经病

急性炎症性脱髓鞘性多发性神经病(AIDP)又称吉兰—巴雷综合征(GBS),为急性或亚急性起病的大多可恢复的多发性脊神经根(可伴脑神经)受累的一组疾病。主要病理改变为周围广泛炎症性节段性脱髓鞘和小血管周围淋巴细胞及巨噬细胞的炎性反应。病前可有非特异性病毒感染或疫苗接种史,部分患者病前有空肠弯曲菌感染史。本病的预后大多良好,通常在病情稳定后 2～4 周开始恢复,70%～75% 的病例可完全或接近完全康复;25% 的患者可遗留轻微神经功能缺损;死亡率约为 5%,主要死因为呼吸肌麻痹、肺部感染及心力衰竭;2% 的病例可痊愈后再发。

(一)病因与发病机制

本病的病因及发病机制不明,但众多的证据提示为免疫介导的周围神经病。一般认为本病属于一种迟发性自身免疫性疾病,病理及发病机制类似于 T 细胞介导的实验性变态反应性神经病,其免疫致病因子可能为存在于患者血液中的抗周围神经髓鞘抗体或对髓鞘有害的细胞因子等。支持自身免疫学说的理由有:①本病发病前有上呼吸道、肠道感染史;有些局部地区在肠道感染流行时本病有流行倾向;预防流感的疫苗接种后,本病发病率增加。②实验性变态反应性神经病的临床症状与本病极为类似。

(二)临床表现

各年龄组均可发病,男性略高于女性,一年四季都可发病。多数患者病前 1～4 周有上呼吸道或消化道感染症状,少数有疫苗接种史。多为急性或亚急性起病,首发症状常为四肢对称性无力。可自远端向近端发展或相反,也可远、近端同时受累,并可累及躯干,严重病例可因累及肋间肌及膈肌而致呼吸麻痹。瘫痪为弛缓性,腱反射减低或消失,病理反射阴性。早期肌肉萎缩不明显,严重者可因继发性轴突变性而出现肌肉萎缩。

发病时多有肢体感觉异常,如麻木、刺痛和不适感,感觉缺失或减退呈手套袜

子样分布。脑神经损害以双侧周围性面瘫多见,尤其在成年人;延髓麻痹以儿童多见。偶见视神经盘水肿。

自主神经症状有多汗、皮肤潮红、手足肿胀及营养障碍。严重病例可有心动过速、直立性低血压。括约肌功能多无影响。

(三)实验室检查

1.脑脊液检查

本病的实验室检查主要为腰椎穿刺取脑脊液化验,典型的脑脊液改变为细胞数正常,而蛋白质明显增高(为神经根的广泛炎症反应),称蛋白—细胞分离现象,为本病的重要特点,通常在病后第3周最明显。

2.肌电图检查

F波异常示神经近端或神经根损害,对 GBS 诊断有重要意义。

3.腓肠肌活检

可作为 GBS 辅助诊断方法,活检可见炎症细胞浸润及神经脱髓鞘。

(四)治疗要点

1.辅助呼吸

呼吸麻痹是 GBS 的主要并发症,呼吸麻痹的抢救成功与否是增加本病治愈率、降低病死率的关键,而呼吸机的正确使用是成功抢救呼吸麻痹的保证。因此,应严密观察病情,对有呼吸困难者及时进行气管切开和人工辅助呼吸。

2.病因治疗

(1)血浆交换疗法:周围神经脱髓鞘时,由于体液免疫的作用,患者血液中存在与发病有关的抗体、补体及细胞因子等,在发病2周内采用血浆交换疗法,可减轻临床症状,缩短需用呼吸机的时间,降低并发症发生率,并迅速降低抗周围神经髓鞘抗体滴度。适应证为不能独立行走、肺活量明显减少或延髓麻痹等病情较严重的患者。但本法只能在具有一定条件和经验的医疗中心进行,且费用昂贵。

(2)免疫球蛋白:应用大剂量的免疫球蛋白静脉滴注治疗急性病例,可获得与血浆交换治疗相接近的效果,而且安全。但有部分病例可复发,再治疗仍然有效。

(3)糖皮质激素:糖皮质激素曾长期广泛地用于本病的治疗,近年来的临床研究发现其效果未必优于一般治疗,且可能发生并发症,现多已不主张应用,但慢性 GBS 对激素仍有良好的反应。

3.对症治疗

窦性心动过速常见,无需治疗;严重心脏传导阻滞及窦性停搏少见,发生时可立即植入临时性心内起搏器。高血压用小剂量的 β 受体阻滞药治疗,低血压可补充胶体液或调整患者体位;便秘可给予缓泻剂和润肠剂;抗生素预防和控制坠积性肺炎、尿路感染。

4.康复治疗

早期行肢体被动活动,防止关节挛缩,可进行针灸、理疗及按摩等。

(五)护理措施

1.基础护理

协助生活护理,保持床单位清洁、整齐、干燥,肢体瘫痪者给予功能位,每2小时更换体位1次;保留鼻饲者按时鼻饲流食;保持口腔、会阴部清洁;每天擦浴1～2次。

行走不稳者活动时需有专人陪伴,体位改变时嘱患者动作缓慢,防止跌倒;感觉障碍者注意防烫伤。

2.疾病护理

持续低流量给氧,当患者血氧饱和度下降时应加大氧流量。

给予患者半卧位,鼓励其深呼吸和有效咳嗽,协助翻身、叩背或体位引流,及时清除口腔、鼻腔和呼吸道分泌物,必要时吸痰。

心电监护,监测血压、脉搏、呼吸、氧饱和度变化,询问患者有无胸闷、气短、呼吸费力等症状,观察呼吸困难的程度和血气分析的变化以及患者情绪;当患者出现烦躁不安、呼吸费力、出汗、口唇发绀等缺氧症状,血氧饱和度降低,血气分析示血氧分压低于70mmHg时,应立即报告医师,遵医嘱及早使用人工呼吸机。一般先用气管内插管,如1天以上无好转,则行气管切开,外接呼吸机。

给予高热量、高蛋白、高维生素、易消化的软食,多食新鲜蔬菜、水果,补充足够的水分;延髓麻痹不能进食者以及气管切开、呼吸机辅助呼吸者给予鼻饲流食,维持水、电解质平衡。

预防肺部感染、压疮、营养不良、深静脉血栓、失用性萎缩、便秘、尿潴留等并发症,帮助患者活动肢体,按摩腹部,必要时穿弹力袜、灌肠、导尿等。

注意观察药物的作用和不良反应。

加强心理护理,患者常因呼吸费力而紧张、恐惧,害怕呼吸停止,害怕气管切开,护理人员应主动关心患者,尽可能陪伴在患者身边,耐心倾听患者感受,并给予安慰和鼓励,告知本病经过积极治疗和康复锻炼后大多预后良好,增强患者战胜疾病的信心。

3.健康教育

(1)指导患者及家属掌握本病相关知识及自我护理方法,鼓励患者保持心情愉快和情绪稳定,树立战胜疾病的信心。

(2)避免诱因:加强营养,增强体质和机体抵抗力,避免淋雨、受凉、疲劳和创伤。

(3)运动指导:加强肢体功能锻炼和日常生活活动训练,肢体被动和主动运动均应保持关节的最大活动度;运动过程中需有专人陪护,防止跌倒、受伤;家属应关心患者,督促其坚持运动锻炼。

(4)病情观察:告知消化道出血、营养失调、压疮及深静脉血栓形成的表现以及预防窒息的方法。当患者出现胃部不适、腹痛、柏油样大便、肢体肿胀疼痛以及咳嗽、咳痰、发热、外伤等情况时立即就诊。

(王林霞)

第二节 脊髓疾病的护理

一、急性脊髓炎

急性脊髓炎是脊髓的一种急性非特异炎性或变态反应性疾病的总称。通常同时累及几个脊髓节段,多见于胸段。本病常在感染或疫苗接种后发病,表现为病变水平以下肢体运动障碍,各种感觉缺失及自主神经功能障碍。当病变迅速上升波及高颈段脊髓或延髓时,称为上升性脊髓炎。

(一)病因及发病机制

病因不明,可能为某些病毒或病毒感染后(如上呼吸道感染、带状疱疹、出疹性疾病等)由病原体引起的一种机体自体免疫性反应,或为其他中毒、过敏等原因所致。常见的发病诱因是病前1~2周有上呼吸道感染、劳累、负重或扭伤史。本病有起病急、进展快、病情严重、并发症多的特点。

(二)临床表现

本病以青壮年多见,无性别差异,起病急,先有发热、腰背痛、胸前束带感等。早期常呈脊髓休克表现,或双下肢完全性截瘫,易并发肺部及尿路感染、压疮。症状于数小时至3天内发展到高峰。

1.运动障碍

以截瘫常见,如颈髓受损,可出现四肢瘫痪。急性期除瘫痪外,肌张力降低,深反射消失,引不出病理反射,对任何刺激无反应,这种现象称为脊髓休克(是脊髓低级中枢突然失去高级中枢的控制,而又未建立自主活动的一种暂时性功能紊乱现象)。约数周后,这种休克现象逐步消失,肌张力逐渐升高,深反射随之出现或亢进,并可引起病理反射,表示脊髓自主功能恢复,随着病变的恢复,大多数患者肌力从远端开始好转。

2.感觉障碍

损害平面以下肢体和躯干的感觉均消失,是损伤两侧后索及脊髓丘脑束所致。在感觉缺失区上缘可有一感觉过敏带或束带样感觉异常,随病情好转感觉平面逐步下降,但运动功能恢复较慢。

3.自主神经功能障碍

主要表现为排尿困难,早期大便秘结,小便潴留,呈无张力性神经源性尿失禁(充盈性尿失禁)。因在脊髓休克期,脊髓排尿中枢及其反射弧的功能受到抑制,膀胱对尿液充盈无任何感觉,逼尿肌松弛,呈无张力性膀胱,容量可达 1000mL 以上。由于膀胱过度充盈,尿液不自主地向外溢出,称为溢出性尿失禁。随着脊髓休克消退,脊髓功能恢复,骶髓排尿中枢失去大脑皮质的抑制性控制,排尿反射亢进,膀胱内的少量尿液即可引起逼尿肌收缩而出现尿失禁、反射性神经源性膀胱(即自主节律性排尿)。损害平面以下无汗或少汗,皮肤脱屑,肢体水肿,指甲松脆和角化过度。

临床上少数患者病变迅速由下向上蔓延,则发生四肢瘫痪,甚至累及延髓而出现呼吸困难、发绀、心跳加速、血压上升、体温过高、言语困难和吞咽困难等症状,严重者出现呼吸肌麻痹、呼吸衰竭,称为上升性脊髓炎,威胁患者生命。

4.电生理检查

视觉诱发电位正常;肌电图呈失神经改变;下肢体感诱发电位波幅可有明显降低,运动诱发电位异常。

5.实验室检查

部分病例急性期周围血和脑脊液白细胞稍增高,其他均无特殊改变,少数脊髓水肿严重者,脊髓腔可部分阻塞,蛋白含量明显升高(可达 $2g/L$ 以上)。脊髓磁共振可见病变部位脊髓增粗。病变节段内多发片状或斑点状病灶,呈 T_1 低信号,T_2 高信号,强度不一,可有融合。

(三)诊断

根据急性起病和典型的截瘫,传导束性感觉障碍和以膀胱直肠功能障碍为主的自主神经功能障碍等脊髓损害症状,诊断并不困难,再结合脑脊液和 MRI 检查可确诊。

(四)治疗原则

急性脊髓炎的治疗原则:减轻症状,防治并发症;加强功能训练,促进康复。

1.药物治疗

(1)激素治疗:急性期治疗以糖皮质激素为主,可减轻脊髓水肿。用甲泼尼龙 1000mg 加入 $5\%\sim10\%$ 葡萄糖注射液中静脉滴注,3 天后改用氢化可的松 $200\sim400$mg 或地塞米松 $10\sim20$mg 静脉滴注,每天 1 次,10 次为 1 个疗程,病情稳定后改为口服。

(2)丙种球蛋白治疗:其治疗机制如下。①中和抗体,降低免疫球蛋白的生成。②中和细胞因子并减少其生成,丙种球蛋白可非特异性地增强抑制 T 细胞的作用,从而间接抑制炎症因子的产生。③中和补体、细菌毒素和病毒,干扰免疫复合物的生成、沉淀及复合物对靶细胞膜所产生的溶解破坏作用。急性上升性脊髓炎或横贯性脊髓炎急性期应立即用免疫球蛋白进行治疗,成人用量为 0.4g/(kg·d)静脉滴注,连用 3～5 天为 1 个疗程。

(3)环磷酰胺治疗:重型急性脊髓炎用环磷酰胺 200mg 加入生理盐水 30mL 中静脉注射(首剂加倍),每天 1 次,连用 7 天。

(4)抗生素:预防和治疗呼吸道或泌尿道感染。

(5)神经营养代谢药物:可给予 B 族维生素、腺苷三磷酸、辅酶 I 等,有助于神经功能恢复。

(6)脱水治疗:早期脊髓有不同程度的水肿,影响脊髓血液循环,可给予 20% 甘露醇 125mL、右旋糖酐 40 或 706 代血浆,静脉滴注,每天 1～2 次,连用 7～10 天。

2.高压氧治疗

高压氧可提高血氧张力,使脑脊液的氧分压增高 13～15 倍,改善和纠正病变脊髓缺氧性损害,有利于病变组织的再生和康复。高压氧治疗应每天 1 次,每次 20～30 分钟,20～30 天为 1 个疗程。

3.康复治疗

患者早期宜进行被动活动、按摩、理疗等康复治疗。

(五)常见护理问题

1.排尿功能异常

(1)相关因素。①脊髓损伤早期:膀胱完全丧失神经支配,逼尿肌麻痹,内括约肌收缩、外括约肌松弛,膀胱无张力性,只能储尿,不能排尿。②骶髓以上的脊髓损伤患者在脊髓休克期后:骶髓排尿中枢完好,但失去了大脑皮质的抑制性控制,不能接受意识控制和调节。膀胱胀满后可通过低级排尿中枢的反射,出现不随意排尿。③脊髓休克期后:若脊髓反射中枢圆锥部或马尾遭到破坏,膀胱无感觉神经和运动神经支配,成为自主器官,如副交感神经功能作用,可使膀胱在充盈条件下产生较小的收缩。

(2)临床表现。①无张力性膀胱:多出现在脊髓损伤早期即休克期,表现为尿潴留,膀胱高度充盈而尿液不能排出。②反射性膀胱:脊髓休克期过后出现。患者不能有意识排尿,只能间歇不自主排尿。下肢受到某种刺激时可反射性引起排尿。排尿不完全,可有残余尿。膀胱容量为 150～200mL。③自律性膀胱:脊髓休克期过后出现。膀胱膨胀,容量在 600～1000mL 时,咳嗽、屏气、哭笑时出现尿失禁。无意识性排尿且间歇性排出部分尿液,表现为排尿不全,经常存在大量残余尿,极易发生泌尿系统的反复感染。

（3）尿潴留护理。

1）尿潴留患者,常规采用听流水声,热敷下腹部,温水洗会阴,开塞露注入肛门,针灸及穴位注射等方法诱导排尿。

2）多饮水可起到稀释尿液、冲洗尿道的作用,因此要求患者每天饮水 2000～4000mL,同时口服维生素 C 1～2g/d,以酸化尿液。

3）留置导尿管。早期均留置 Foley 尿管(乳胶气囊导尿管)持续引流尿液。当患者出现自发性排尿反射后,改为间歇性开放,3～4 天后试行拔管。

4）导尿管感染相关预防策略。①插管前:严格掌握插管适应证,避免不必要的留置导尿管,仔细检查导尿包;根据患者年龄、性别、尿道情况选择合适的导管口径、类型。②插管时:严格无菌操作,动作轻柔,避免尿道黏膜损伤。③插管后:应用密闭引流系统,悬垂集尿袋应低于膀胱水平,及时清空尿液;保持引流系统通畅和完整,不轻易打开导尿管与集尿袋的接口;不常规使用消毒剂或抗菌药物的生理盐水进行膀胱冲洗;日常用清水和肥皂保持尿道口清洁,大便失禁患者清洁后应消毒;疑似出现尿路感染而需要抗菌药物治疗前,应更换导尿管;导尿管脱落或导尿管密闭系统被破坏时,应更换导尿管。更换频率:普通集尿袋 2 次/周,精密集尿袋1 次/周。每天评估留置导尿的必要性,尽早拔出导尿管。④其他:定期对医务人员进行在职培训;定期公布导尿管相关尿路感染的发生率。

5）早期训练和维护膀胱功能:目前多主张留置尿管后采用个体化放尿方法,即根据膀胱充盈情况放尿,结束后关闭尿管,一般每 4 小时放尿 1 次,这一生理刺激有助于建立反射性膀胱,避免持续开放形成的"惰性膀胱"以致膀胱因肌肉萎缩形成挛缩膀胱。

（4）尿失禁护理。

1）心理护理:尿失禁患者多表现为性格孤僻和抑郁,或者由于尿失禁病程迁延不愈,患者普遍对治疗缺乏信心,产生焦虑心理。对此,应多关心、体贴患者,用和蔼的语言和态度与患者交谈,维护患者的自尊。对因尿湿衣裤、被褥而窘迫、自卑的患者给予同情,不埋怨、不厌恶,耐心倾听患者所提出的问题,深入浅出地向患者介绍疾病的有关知识及综合治疗方法,及时解释在治疗中可能遇到的问题,满足患者需求。

2）行为管理:行为管理的目的是患者通过对自身排尿行为的修正,使自己重新获得控尿或部分控尿。患者进水、排尿或间歇性导尿要有时间表,进水量每天2000mL 左右,避免因排尿障碍害怕饮水的不良习惯产生,当然饮水尽量在日间完成摄入计划,多给患者菜汤、肉汤等流质食物,夜间则相对限制饮水。养成良好的习惯,做到定时排尿。

3）尿失禁护理用具的选择及其使用方法指导：合适的尿失禁护理用具及其正确的使用方法对患者生活质量的提高、自理能力的培养、预防膀胱失用萎缩的发生是很重要的。①保鲜膜袋法：保鲜膜袋具有透气性好、价格低廉、不易引起泌尿系统感染等优点，适用于男性尿失禁患者，但烦躁不安的患者不宜使用。保鲜膜袋应选择标有卫生许可证、生产日期、保质期的产品。使用方法：将保鲜膜袋口打开，将阴茎全部放入其中，将袋口两端对折系一活扣，但注意不要过紧。注意事项：每次排尿后及时更换保鲜膜袋，应随时检查是否有尿液排出，日间 2～3 小时更换 1 次，夜间 3～4 小时更换 1 次；每次更换时用温水清洁会阴部皮肤，保持皮肤清洁、干燥；阴茎回缩者可连同阴囊一起套入保鲜膜袋中。②高级透气接尿器法：适用于不能自理的男女患者，解决了普通接尿器引起的生殖器糜烂，皮肤瘙痒、感染、湿疹等问题。使用前要根据性别选择，男性选择 BT-1 型，女性选择 BT-2 型。使用方法：先用水和空气将尿袋冲开，防止尿袋粘连，再将腰带系在腰上，把阴茎放入尿斗中（或接尿斗紧贴会阴），并把下侧的两条纱带从两腿跟部中间左右分开向上，与三角布上的两个短纱带连接在一起即可使用。注意事项：接尿器应在通风干燥、阴凉清洁的室内存放；禁止日光暴晒；经常取下冲洗晾干；使用时排尿管不能从腿上通过，防止尿液倒流。③失禁护垫及纸尿裤的使用：是现今最为普遍也最安全的方法，使用纸尿裤可以有效地解决尿失禁问题，而且不会造成尿道及膀胱的损害，也不影响膀胱生理活动。针对某些特定形态的患者及家庭经济条件许可，利用此法并结合定时如厕排尿来重建患者的排尿功能。但应注意做好皮肤护理，每次更换纸尿裤时用温水清洗会阴和臀部，涂鞣酸软膏或强生护肤粉，防止尿湿疹及压疮的发生。

4）膀胱功能训练：包括 Crede 手法向下推膀胱以增加膀胱内压，Valsalva 手法以增加腹内压的方法增加膀胱内压，叩击下腹部，牵拉阴毛，按摩大腿内侧等。①Crede手法：双手拇指置于髂前上棘，其余手指置于耻骨上区，指尖稍重叠，手指用力压迫腹部，直到手指到达耻骨后方，再向下压迫膀胱底部，双手尽可能深压入真骨盆区。②Valsalva 手法：患者可取坐位或卧位，躯干向前屈，屈髋双手抱膝，由于腹内压的增加可使骨盆底部及膀胱内压力增加有助于排尿。但是脊髓损伤早期禁用此法，患有痔疮、疝气者慎用。③挤压排尿：穴位按压后，一手掌触摸胀大的膀胱由底部向体部环行按摩，双手重叠放在膀胱上慢慢向耻骨后下方挤压膀胱，手法由轻到重，使尿挤出。

膀胱功能锻炼的注意事项：功能训练应在每次排尿或导尿前 20 分钟施行，掌握循序渐进的原则；挤压膀胱前要注意膀胱位置，当膀胱底位于耻骨上 3 横指以上时，禁用此法。禁忌证：膀胱输尿管反流，结石病和肾功能衰竭前期禁止膀胱训练。

5)间歇导尿:每 4 小时用 12～14 号导尿管导尿 1 次,操作程序与普通无菌导尿术相同。每天饮水量 1500～1800mL,20:00 至次日 6:00 不再饮水。如 2 次导尿间能排尿 100mL 以上,残余尿少于 300mL,可改为每 6 小时导尿 1 次。如 2 次导尿间能排尿 200mL 以上,残余尿少于 200mL,可改为每 8 小时导尿 1 次。间歇导尿的注意事项:病情稳定再开始训练;导尿严格无菌操作,尿管充分润滑,动作轻柔,避免损伤尿道黏膜;当膀胱胀大平脐时即可间歇导尿,每次导出尿液量不超过 1000mL,以防虚脱;定时导尿,根据膀胱容量及残余尿量制订间歇导尿计划,并做好记录。

2.肠道功能障碍

(1)相关因素:①与脊髓损伤使支配肠道运动的骶 2～骶 4 的神经功能障碍,出现肠麻痹有关;与支配肠壁平滑肌和肛管括约肌的副交感神经功能受损,肠道蠕动减少有关。②与长期卧床,活动过少有关。

(2)临床表现:患者诉腹胀,排便困难,肠蠕动减少,肠鸣音减弱。

(3)护理措施:①制订定时饮水计划:保证每天饮水量至少 800mL,嘱患者晨起洗漱后,空腹饮稍低于体温的白开水 200mL,稀释血液、冲淡体内毒素,促进肠蠕动。在早、中、晚餐后 2 小时各饮水 200mL。②给予高蛋白、高维生素、易消化的饮食,供给足够的热量与水分,多吃蔬菜、水果,以刺激肠蠕动,减轻便秘和肠胀气。③肠麻痹腹胀时可按摩腹部或针刺足三里,或用肛管排气,必要时胃肠减压。如果以上措施无效时可用药物治疗。每天定时排便,也可用开塞露肛塞或口服缓泻剂,必要时定期低压少量灌肠。④训练反射性排便:挤压肛门法是经济方便且较为理想的排便方法,可指导患者自己做。四肢全瘫者,教会患者家属,力求达到定时排便的效果。方法为选择某一固定的时间每天或隔天1次,用戴有手套的手指扩张肛门或按压肛门周围,刺激括约肌,反射性引起肠蠕动,经反复刺激可使粪便排出。通过摸索掌握饮食规律,训练排便,可使排便有一定规律,以此有效解决截瘫患者的排便问题。

3.潜在并发症:压疮

压疮又称为压力性损伤。

(1)相关因素:①局部组织遭受持续性垂直压力而发生;②摩擦力作用于皮肤,损害皮肤角质层,皮肤擦伤后,受潮湿、污染而发生;③剪切力是由摩擦力和压力相加而成,与体位密切相关,引起皮肤血循环障碍而发生。

(2)临床表现。

1)美国国家压疮顾问小组—欧洲压疮顾问小组(NPUAP-EPUAP)压疮分级系统:将压疮分为以下 4 期。

Ⅰ期:指压不变白的红肿。通常在骨突出部位有局部指压不变白的红肿,且皮肤完整。

Ⅱ期:真皮层部分缺损。此期表现为一个浅表开放的红粉色创面,周围无坏死组织的溃疡;也可表现为完整的或开放/破溃的充满浆液或血清液体的水疱;创面为一个有光泽的或干燥的周围无坏死组织或淤肿的浅表溃疡。

Ⅲ期:全皮肤层缺损。此期可见皮下脂肪,但没有骨骼、肌腱或肌肉暴露;有腐肉,但未涉及深部组织,可有潜行和窦道。

Ⅳ期:组织全层缺损伴有骨骼、肌腱或肌肉的暴露。伤口床可能会部分覆盖腐肉或焦痂,常有潜行和窦道。

2)美国补充的分期方法。①深部组织损伤:由于压力和(或)剪切力造成皮下软组织受损,在完整但褪色的皮肤上出现局部紫色或黑紫色。②无法分期:缺损涉及组织全层,但溃疡的实际深度完全被创面的坏死组织(黄色、棕褐色、灰色、绿色或棕色)和(或)焦痂(棕褐色、棕色或黑色)所掩盖。无法确定其实际深度,除非彻底清除坏死组织和(或)焦痂以暴露出创面底部。

(3)护理措施。

1)压疮的评估。有效的评估是防止压疮发生的主要途径。Braden 是美国健康保健政策研究机构推荐使用的一种预测压疮危险的工具,具有较高的灵敏度和特异度,它对 7 个风险因素进行评估,包括感觉、潮湿、活动、移动、营养、摩擦力和剪切力。得分范围6~23分,得分越高,说明发生压疮的风险越低。

2)压疮皮肤护理规程。①评估压疮危险因素。②评估皮肤是否完整及其皮肤动态变化。③每 2 小时翻身 1 次。④保持床头低于30°。⑤降低身体与床和椅之间接触表面的压力。⑥将肢体放置于特殊位置以支撑身体不移动或滑动。⑦保持皮肤清洁、光滑、干爽。⑧避免骨突出部位受压。

3)压疮的防范措施。①压疮预防主要包括两步:识别处于危险状态的患者;对已经识别为处于危险的患者采取有效预防策略。②有效的预防策略包括识别危险因素、降低压力作用、评估营养状态、避免过多的卧床休息和长期坐位,保持皮肤的完整性。③对抬床入院的伤病员、转科伤病员及大、中型手术后伤病员,由接收护士认真检查皮肤情况,发现问题应当面交清并做好记录。④对年老、体弱、消瘦、瘫痪、昏迷、长期卧床和采取各种强迫体位的伤病员应采取相应的预防措施,建立翻身卡,视具体情况决定翻身间隔时间;应用气垫床或其他保护性床垫,保持伤病员卧位舒适,床褥平整、干燥,皮肤清洁;翻身时要避免拖、拉、推等动作,以防擦伤皮肤。常用的有一人或两人翻身法。一人翻身法:患者取仰卧位,两臂放于胸前,两腿屈曲,护士立于床旁,一手从患者近侧大腿根部穿过到对侧髋部托住,另一手过脊柱中线,将患者臀部移向近侧,然后一手托住肩背部,另一手托住腰部,将患者颈肩部移向护士,将患者侧卧,同时将患者的两腿弯曲,上腿弯曲大于下腿,两腿间放一软枕。两人翻身法:患者取仰卧位,两臂放于胸前,两名护士站在病床同一侧,面向准备翻向的一边,一人托住患者肩部及胸部,另一人托住腰部及双膝,两人同时用力将患者抬起,移近护士,移动时注意保持身体不得伸曲扭转,然后两人分别托住患者的肩、胸、腰、髋等处,将患者翻转或侧卧,下肢痉挛侧卧时,上身略向后偏移,以免垂直侧卧时使肩部、大粗隆部受压而发生压疮,双腿平行放置,屈髋屈膝,从肩部到臀部要用枕头抵住,位于上面的腿下垫枕,防止内收,两足用皮垫或沙袋抵住,保持踝关节处于功能位,防止足下垂,位于下面的腿,其踝部要垫棉圈或海绵垫以防压疮。若患者处于前倾位、左或右斜倚位、后倾位等体位,应小于 15～30 分钟变换一种坐姿。⑤按要求做好压疮传报与监控管理。

4)不同时期压疮的处理要点。①Ⅰ期:减少摩擦,减轻局部压力,改善局部供血供氧,吸收皮肤分泌物,保持皮肤的 pH 正常,维持适宜温度。此期可选用透明贴、水胶体或泡沫类敷料保护,也可选用赛肤润等增强皮肤抵抗力。②Ⅱ期:渗液少时可选用水胶体敷料,渗液多可选用藻酸盐等敷料。小水疱注意保护,大水疱用无菌注射器抽取液体,保留疱皮,外贴水胶体敷料。③Ⅲ～Ⅳ期:可选用水凝胶类敷料自溶清创,同时可选用藻酸盐类敷料吸收渗液控制感染、银离子抗菌敷料达到抑菌作用或负压创面治疗(SWCT)加快肉芽组织的生长。例如:a.存在硬痂,可外科清创或水胶体敷料盖于伤口上(24～48 小时可使痂皮软化);b.渗液多,黄色坏死组织覆盖的伤口,水凝胶(清创)+泡沫敷料;美盐或藻酸盐等吸收性敷料+纱布或泡沫类敷料或泡沫银敷料(疑有或已经有感染的伤口);c.红色期伤口,肉芽新鲜的,要注意保护,促进肉芽生长,可选用盐水纱布湿敷;根据渗液选择藻酸盐或溃疡糊填充创面+纱布或封闭敷料覆盖。④深部组织损伤:需谨慎处理,不能被表象所迷惑,要明确可能存在的深部损害。清创需取得患者及家属的同意,严禁强烈和快速的清创。早期可使用水胶体敷料,使表皮软化,起到自溶性清创作用,并密切观察伤口变化。⑤不可分期:有坏死组织/腐肉、硬痂,清创,去除坏死组织,减少感染。足跟部稳定的干痂予以保留。

4.潜在并发症:肢体挛缩畸形

(1)相关因素:①脊髓损伤肢体瘫痪;②长期卧床姿势不正确或长期不活动。

(2)临床表现:①足下垂畸形;②膝关节屈曲畸形;③髋关节屈曲畸形。

(3)护理措施。

1)足下垂畸形预防措施。①良肢位的摆放:踝关节距屈 5°～10°。足跟保持垂直位置,用两块硬板做成 90°角的足架,固定足跟以对抗力的作用;足底垫软枕;盖被上勿放置衣物等;床尾盖被应放松,必要时以支被架支撑。②每天数次被动活动踝关节。

2)膝关节屈曲畸形预防措施。①良肢位的摆放:膝关节背屈 20°～30°(约一拳高),垫以软毛巾或软枕。②每天数次主动或被动活动膝关节,以增强股四头肌肌力,防止发生畸形。

3)髋关节屈曲畸形预防措施。①良肢位的摆放,髋关节伸直,前屈 65°～70°,外展 10°～20°,外旋 5°～10°。②每天数次被动活动髋关节,以加强髋周肌群的肌力和平衡。③长期仰卧于软床时,由于重力作用而臀部下陷,造成大腿前部屈髋肌短缩而后部伸髋肌伸长无力,导致髋关节屈曲畸形,故患者应睡硬板床而严禁用软床。

(六)健康教育

1.心理护理

热情耐心地和患者沟通,介绍本病的转归和预后,让家属配合,在生活上给予体贴和关怀,多鼓励和安慰患者,使患者正确对待目前的残疾状态,以一种重新获得新生的精神状态去面对新的困难和挑战,充分利用残存功能去代偿致残部分功能,能利用轮椅、自助具和各种支具等辅助工具,去完成自身难以完成的动作。

2.饮食指导

(1)给予清淡、易消化、营养丰富的高蛋白、高维生素饮食,避免辛辣刺激性强的食物和油炸食物。

(2)摄入粗纤维食物:粗纤维食物可加快食物通过肠道的速度,促进排泄,此种食物有小米、玉米糁、燕麦、糙米、高粱面等,红薯有很好的润肠通便作用,可根据病情,适量摄入含纤维素较多的蔬菜,是保证粪团形成的重要成分。还具有清肠作用,可加速肠蠕动,将体内毒素排出,此类蔬菜有大白菜、菠菜、胡萝卜、白萝卜、韭菜、芹菜等各种绿叶蔬菜,每天可交替摄入,总量至少为 $500g/d$。

(3)适量摄入水果:水果中含有水溶性的膳食纤维,如苹果中含有大量的果胶;香蕉中含有丰富的果寡糖,能维持肠道菌丛的生长;猕猴桃、柠檬含有丰富的食物纤维,有加速胃肠蠕动、加强排毒通便的功效。可根据患者的病情,将水果切成小块,便于咀嚼,或是打成果泥,或是榨成果汁,让患者分次摄入。

3.病情观察

由于脊髓多呈横贯性损害,并以胸段为多见,故应注意观察有无呼吸肌麻痹的症状,如呼吸增快,呼吸运动明显减弱,口唇、甲床发绀,伴咳嗽无力。出现上述症状,应立即给予患者氧气吸入、吸痰,做人工辅助呼吸,按医嘱给呼吸兴奋剂,必要时行气管插管、气管切开或使用辅助呼吸器等。

4.用药指导

(1)使用激素的护理:患者使用激素前,护士向患者和家属介绍药物的作用、可能出现的不良反应及治疗过程中的注意事项。告知患者使用激素可以减轻脊髓水肿,能抑制引起神经变性的脂质过氧化,增加脊髓神经兴奋性,促进神经生理功能恢复。长期使用激素引发的不良反应和并发症有类库欣征、诱发和加重溃疡及感染、医源性糖尿病、高血压、骨质疏松、精神病及水电解质紊乱等。护士应严密观察,并采取相应的防范措施,以减少不良反应和并发症的发生。此外,大剂量激素甲泼尼龙静脉滴注时,患者常出现面部潮红、心悸、血压升高等反应,此时患者感到恐惧难以接受治疗。应减慢滴速,以减轻上述症状,向患者做好解释工作,在药物输注过程中,加强巡视,并及时采取有效的措施。

(2)使用丙种球蛋白的护理:常见的有头痛、畏寒、心悸及胸部不适等。对有心血管疾病和充血性心力衰竭、老年人、糖尿病及肾脏病,输液速度宜慢。

(3)使用环磷酰胺(CTX)的护理。

1)CTX 是传统免疫抑制剂,能通过抑制免疫复合物的形成、抑制抗核抗体反应等,起到免疫抑制作用。CTX 的不良反应主要表现为骨髓抑制。因此,用药前需做血尿常规、肝肾功能、免疫学等检查。如白细胞少于 $3 \times 10^9/L$ 则不能用药。同时,使用前告知患者并与其签订化疗药物知情同意书,护士见到签字同意书后方可执行。

2)使用 CTX 的注意事项:CTX 能溶于水,但溶解度低,水溶液不稳定,故应在溶解后短期内使用。CTX 溶液在室温中稳定,应放置在 32℃ 以下干燥、避光环境中保存。

3)在 CTX 冲击治疗时严格掌握静脉输注速度,以 30～40 滴/分为宜,过快可引起恶心、呕吐和膀胱刺激症状。滴注时最好选用中心静脉置管或 PICC 置管,有效防止药物渗到血管外引起组织坏死。

4)CTX 大剂量冲击治疗,可致恶心、呕吐、脱发、骨髓抑制、出血性膀胱炎、肺纤维化及感染等不良反应,应用时密切观察,并给予对症处理。

(4)使用甘露醇的护理。

1)肾脏损害:20％甘露醇为渗透性利尿药,主要经肾脏代谢,如长期大量使用或使用不当,易使甘露醇中的草酸钙物质沉淀于肾小管,导致肾小管吸收功能下降,造成对肾脏的毒性反应。轻者出现肉眼血尿、少尿或无尿、蛋白尿、尿比重、血清尿素氮异常,重者甚至发生急性肾功能衰竭。因此,在用药中应密切观察患者尿量、尿色、尿常规及 24 小时出入量的改变,一旦出现少尿、无尿或血尿等,应及时报告医师。

2)静脉炎:表现为沿静脉穿刺点上行 10～30cm,皮肤发红、炽热感,血管壁增厚,弹性消失,呈硬条索状。护理措施:输入甘露醇时要合理使用静脉,最好选用中心静脉置管或 PICC 置管,提高药液温度(35℃)等,减轻甘露醇对静脉的刺激和损伤。如发现穿刺部位有红、肿、疼痛时,给予金黄散外敷或普鲁卡因局部封闭。

3)一过性头痛、头晕、视物模糊等:血脑屏障结构完整时,快速输入甘露醇迅速扩容,脑血流量增加,颅内压增高,也可致一过性颅内压增高,患者出现一过性头痛。也可能由于输入速度过快使血容量猛增,导致血压过高,引起一过性头痛、头晕和视物模糊等,偶见心绞痛。护理措施:输液时先慢后快。避免迅速扩容而引起颅内压及血压升高,并需注意控制甘露醇的滴速。一般要求20%甘露醇250mL于15~30分钟内输完。观察询问患者的感觉及反应,尤其对重危患者,更要密切观察。

5.预防感染

病房经常开窗通风,每天2次,每次30分钟。每晚紫外线消毒,病房地面及用物均用高效广谱含氯消毒剂消毒,限制探视,注意适时增减衣服,避免受凉,防止继发感染。一旦出现感染,必须及时有效治疗。

6.康复指导

(1)早期指导:对瘫痪患者应做被动活动并给予按摩,每天2~3次,每次15~20分钟。致残肢体及所有关节每天至少进行2次大范围活动,残肢部分关节应被动活动,动作要轻柔,踝关节除每天活动外,卧床时要注意防止足下垂。

(2)卧位锻炼:练习床上移动身体和翻身,加强上肢和背部肌肉锻炼,尽快增强残存肌肉的力量,应具备一定的训练设备(如哑铃、拉力器或专用训练设备)。

(3)坐位训练:利用背架起坐,角度由小到大,臀部要有软垫保护,以后练习坐位平衡,由双手支撑到双手离床,应有人保护进行,并且在平衡好的时候给予一定的推动力,练习平衡能力。

(4)立位训练:可在斜板上进行直立训练,高位截瘫患者要固定好上胸部、髋关节和膝关节,这有助于克服直立性低血压,减少泌尿系统并发症,防止双下肢久不支撑造成的骨质疏松,斜板的斜度要由小到大逐渐增加,直至完全直立。也可利用双上肢玩球游戏,训练躯干平衡和调节能力。

(5)行走训练:根据不同截瘫水平,选择合适的支具固定膝关节、踝关节。利用双杠或双拐、助行器练习站立和行走。

(6)日常生活动作训练:自行穿脱衣裤、鞋、袜,刷牙,洗脸,洗澡。自行进食,使用匙、筷。大小便应该用坐式马桶,周围要有扶手,利用扶手从轮椅移动到马桶上。

(7)其他:告诫患者家属,患者锻炼时要加以保护,以防跌倒等意外伤害的发生。

7.出院指导

(1)教育患者和家属在住院期间完成由"替代护理"到"自我护理"的过渡,重点是教育患者如何自我护理,避免出现各种并发症。

(2)继续遵医嘱服药,促进神经康复,禁烟酒,防感冒。定期门诊随访。

(3)注意做好皮肤护理,预防压疮发生,禁用热水袋,防止皮肤烫伤。

(4)锻炼腹肌,训练定时排尿排便,保持大便通畅。

二、脊髓压迫症

脊髓压迫症是指由各种性质的病变引起脊髓、脊神经根及其供应血管受压的一组病症。脊髓压迫症是由脊髓内、外的占位性结构压迫脊髓、脊神经根及其血供所引起的半切性或横贯性脊髓病变。临床表现为病变节段以下的运动、感觉和自主神经功能障碍。按发病缓急可分为急性脊髓压迫症和慢性脊髓压迫症;按发病部位可分为椎管内脊髓外的硬膜外、硬膜下,以及椎管内脊髓内压迫症,以椎管内肿瘤最为多见。

(一)病因及发病机制

1.肿瘤

肿瘤占1/3以上。绝大多数起源于脊髓组织及邻近结构,神经鞘膜瘤约占47%,其次为脊髓肿瘤。

2.炎症

蛛网膜粘连或囊肿压迫血管影响血液供应,引起脊髓、神经根受损症状。化脓性病灶血行播散导致椎管内急性脓肿或慢性肉芽肿而压迫脊髓,以硬脊膜外多见,硬脊膜下与脊髓内脓肿则罕见。有些特异性炎症如结核、寄生虫性肉芽肿等也可造成脊髓压迫。

3.脊柱病变

脊柱骨折、结核、脱位,椎间盘脱出,后纵韧带骨化和黄韧带肥厚均可导致椎管狭窄,脊柱裂、脊膜膨出等,也能损伤脊髓。

4.先天性畸形

颅底凹陷、脊柱裂、颈椎融合畸形等。

(二)临床表现

临床表现因病变性质的不同和病灶所在部位、发展速度、波及范围的不同而异。如脊髓肿瘤通常发病缓慢,逐渐进展;脊椎转移癌及硬脊膜外脓肿常引起急性压迫症状;脊椎结核所致的脊髓压迫症状可缓可急。一般而言,其临床症状的发展过程如下。

1.脊神经根受压症状

常因一根或多根脊神经后根受压而产生烧灼痛、撕裂痛或钻痛,并可放射到相应的皮肤节段,当活动脊柱、咳嗽、喷嚏时可引起疼痛加剧,适当改变体位可获减轻,这种首发的根性疼痛症状常有重要定位诊断意义。硬脊膜炎、髓外肿瘤尤其是神经纤维瘤和各种原因引起的椎管塌陷,根痛常较突出。在根痛部位常可查到感觉过敏或异常区,倘若功能受损,则可引起节段性感觉迟钝。如病灶位于脊髓腹侧时,可刺激和损害脊神经前根,引起节段性肌痉挛和肌萎缩。

2.脊髓受压症状

(1)运动障碍:脊髓前角受压时可出现节段性下运动神经元性瘫痪症状,表现为受损前角支配范围内的肢体或躯干肌肉萎缩、无力、肌肉纤颤。当皮质脊髓束受损时,引起受压平面以下肢体的痉挛性瘫痪—瘫肢肌张力增高、腱反射亢进、病理反射阳性。慢性病变,先从一侧开始,再波及另一侧;急性病变,常同时波及双侧,且在早期有脊髓休克(病变以下肢体呈弛缓性瘫痪),一般约2周后才逐渐过渡到痉挛性瘫痪。若病灶在腰骶段,上运动神经元性损害症状则不会出现。

(2)感觉障碍:当病变损害脊髓丘脑束和后束时,引起损害平面以下的躯体束性感觉障碍。如先损害一侧的上升性感觉传导束路,则表现为损害平面以下同侧躯体的深感觉障碍和对侧的浅感觉障碍;病灶发展至脊髓横贯性损害时则损害平面以下的深浅感觉均有障碍。髓外压迫病变,痛温觉障碍常从下肢开始,延展至受压平面;髓内压迫性病变,痛温觉障碍多从受压平面向下延伸。感觉障碍的平面对病灶定位常有较大参考价值。

(3)反射异常:病灶部位的反射弧受损,则该节段内的正常生理反射减弱或消失,有助于定位诊断。一侧锥体束受损时,病灶部位以下同侧的腱反射亢进,腹壁反射和提睾反射迟钝或消失,病理征阳性;当双侧锥体不受波及时,病灶以下双侧同时出现反射异常和病理征。

(4)自主神经功能障碍:病变水平以下皮肤干燥、汗液少、趾(指)甲粗糙、肢体水肿。腰骶髓以上的慢性压迫性病变,早期排尿急迫不易控制;如为急剧受损的休克期,则自动排尿和排便功能丧失,以后过渡至大小便失禁。腰骶髓病变则表现为尿、便潴留。髓内病变出现膀胱障碍较髓外病变早。下颈髓病变可产生 Horner 征。

3.脊椎症状

病灶所在部位可有压痛、叩痛、畸形、活动受限等体征。

4.椎管梗阻

压迫性脊髓病可使脊髓的蛛网膜下隙发生不全性或完全性梗阻,表现为腰椎穿刺时的脑脊液压力降低,缺乏正常时随呼吸和脉搏出现的脑脊液压力上的波动,奎肯试验显示不全或完全梗阻。脑脊液外观可呈淡黄色或黄色,蛋白量增高。腰椎穿刺后常可出现神经症状的加重,对疑为高颈髓段病变者腰椎穿刺时应格外小心,以免症状加重,引起呼吸肌麻痹。

(三)辅助检查

1.脑脊液检查

脑脊液动力改变、常规生化检查对判定脊髓受压程度很有价值。椎管严重梗阻时脑脊液蛋白—细胞分离,细胞数正常,蛋白含量超过 10g/L 时,黄色的脑脊液流出后自动凝结,称为 Froin 征。通常梗阻越完全,时间越长,梗阻平面越低,蛋白含量越高。

2.放射性检查

(1)脊柱X线平片:脊柱损伤重点观察有无骨折、脱位、错位等。肿瘤压迫可使椎弓根变形或间距增宽、椎间孔扩大、椎体后缘凹陷等。

(2)脊髓造影:髓外硬膜内肿瘤显示蛛网膜下隙内充盈缺损,出现杯口征或帽样征,脊髓受压移位;髓外硬膜外占位显示脊髓旁、蛛网膜下隙随占位的推移而受压变形,出现尖角征;髓内占位显示脊髓明显增宽增大,蛛网膜下隙明显变窄,呈梭形充盈缺损,完全阻塞时呈柱形充盈缺损。

(3)CT及MRI:可显示脊髓受压,MRI能清晰显示椎管内病变的性质和周围结构变化。

(四)治疗

脊髓压迫综合征最主要的是病因治疗,尽快去除脊髓受压的原因,减轻脊髓的压迫和水肿。手术通常是最有效的治疗手段。预后与病因的性质、脊髓功能障碍程度和手术时机关系密切,多数病例经早期手术,预后良好,但是炎症性压迫症、脊髓内肿瘤、晚期患者或转移性肿瘤的预后差。

(五)观察要点

(1)术后给予心电、血压、呼吸、血氧饱和度及意识、瞳孔的严密观察。

(2)术后固定好手术引流袋的高度,观察引流液的量、色及性状,每天医师更换引流袋后记录引流量。如果引流袋漏,及时通知医师更换,以免引起颅内负压及与外界相通引起感染。

(六)护理措施

1.常规护理

(1)减轻疼痛的护理:减轻引起疼痛的因素,因咳嗽、喷嚏、用力时脑脊液一过性增高,神经根被牵拉,可加剧疼痛,所以,指导患者减少突然用力动作,不可避免时,做好心理准备;同时处理诱发原因,如咳嗽频繁者遵医嘱应用镇咳剂;用力后观察、记录疼痛变化。疼痛明显加重时通知医师,遵医嘱给予镇痛剂或进行相应检查。

(2)心理护理:向患者解释疼痛原因,使患者心理放松,才能准确评价疼痛级别,向护理人员提供有效信息并配合治疗。同情、鼓励患者,但注意适当分散患者注意力。

2.手术护理

(1)手术治疗的术前护理:①向患者讲明手术时间、术前准备(备皮、禁食),备好颈托,并告之术后体位及轴位翻身,消除患者紧张的情绪;②术前日予以颈背部备皮,饮番泻叶水,晚餐流食、晚8时后禁食、水;观察、保证患者夜间安睡;③术前手术室接患者时,测量血压是否稳定,遵医嘱予以术前针,鼓励患者。由手术室护士给予留置胃管、尿管(手术室实施麻醉后予以插管的方法,可大大减少患者不适及并发症的发生,对患者也非常人性化)。

(2)手术治疗的术后护理:①术后回病房,轴位搬动患者,去枕平卧,颈部固定;②术后观察患者麻醉恢复情况,清醒后呼吸指标良好,通知医师配合拔除气管插管;拔管前气管插管、口腔内充分吸痰,拔管后经口、鼻充分吸痰,并予以外观清洁;③术后每1~2小时进行轴位翻身。翻身时脊柱一定要平直成一直线(头颈,胸腰,骶、尾、腿三部分同时相向、同速移动),特别是高颈位手术者还需戴颈托固定;④根据患者意识恢复情况留置胃管,自主吞咽功能,胃肠蠕动情况,遵医嘱给予鼻饲饮食或拔除胃管。手术创伤大,胃肠功能较差,可通过鼻胃管给予持续、慢速的鼻饲流食。

3.健康教育

(1)疾病知识指导:指导患者和家属掌握疾病康复知识和护理方法,鼓励患者树立信心。

(2)生活与康复指导:肢体锻炼,加强营养,适当体育锻炼增强体质。

(3)药物指导:按时按量服药,定时复诊。

(4)安全和预防指导:注意安全,防止受凉感冒、疲劳等。

(毛志方)

第三节 脑血管疾病的护理

一、短暂性脑缺血发作

短暂性脑缺血发作(TIA)是颈动脉或椎—基底动脉系统的短暂性血液供应不足,临床表现为突然发病、几分钟至几小时的局灶性神经功能缺失,多在24小时以内完全恢复,但可有反复发作。

(一)病因及发病机制

对于短暂性脑缺血发作的病因和发病机制,目前存在着分歧和争论。分析TIA的发病机制时,应首先明确如下两个问题。①明确大脑损伤的特点:即损伤是因为脑缺血所致,还是其他原因所致。因为类似TIA的短暂性神经功能障碍,可见于其他多种原因:如低血糖发作、局灶性癫痫、慢性硬膜下血肿、肿瘤、低钠血症及高钙血症等。②明确发生脑供血减少的即刻原因:如血管痉挛、血流动力学异常、血管的机械梗阻、血栓栓塞、血管狭窄或梗阻后继发的血流动力学异常或血液异常,从而导致相应病变血管远端的供血不足。

关于 TIA 的发病机制,目前常提到的有微栓子学说及血流动力学异常学说;另外还提到了血管痉挛、血管的机械梗阻、血液流变学异常。上述各种机制往往是同时起作用,而且最终导致了脑神经元的代谢需求与局部血循环所能提供的氧及葡萄糖之间骤然供不应求,从而导致脑卒中的发生。局部血循环的紊乱,更常见的是血管狭窄、闭塞而使血流中断。

(二)临床表现

短暂脑缺血发作的特点是起病突然,历时短暂。大多无意识障碍而能主诉其症状,常为某种神经功能的突然缺失,历时数分钟或数小时,无后遗症。常呈反复发作。并在 24 小时以内完全恢复而发作次数多则一日多次,少则数周、数月甚至数年才发作 1 次。每个患者的局灶性神经功能缺失症状常按一定的血管支配区而反复刻板地出现。

(三)辅助检查

(1)CT 或 MRI、EEG 检查:大多正常,部分可见小的梗死灶或缺血灶。CT 有 10%～20%,MRI 有 20%可见腔隙性梗死。

(2)弥散加权 MRI:可见片状缺血区。

(3)SPECT:可有局部血流下降。

(4)PET:可见局限性氧与糖代谢障碍。

(5)DSA/MRA 或彩色经颅多普勒:显示血管狭窄、动脉粥样硬化症、微栓子(TCD)。

(6)心脏 B 超、心电图及超声心动图:可以发现动脉硬化、心脏瓣膜病变及心肌病变。

(7)血常规、血脂及血液流变学、血液成分及与血液流变学的关系。

(8)颈椎 X 线:颈椎病变对椎动脉的影响。

(四)治疗

根据全面检查所见的可能病因和诱发因素进行针对性的病因治疗;治疗过程中发作并未减少或终止,而考虑以微栓塞为主要诱发因素时,可慎重选择抗凝治疗。当病因主要是位于颅外的主动脉、颈部动脉系统之中,可结合患者的具体情况,考虑外科手术治疗。

(五)观察要点

(1)抗凝治疗前需检查患者的凝血功能是否正常,抗凝治疗过程中应注意观察有无出血倾向,发现皮疹、皮下瘀斑、牙龈出血等立即报告医师处理。

(2)注意观察患者肢体无力或偏瘫程度是否减轻,肌力是否增加,吞咽障碍、构音不清、失语等症状是否恢复正常,如果上述症状呈加重趋势,应警惕缺血性脑卒中的发生;若为频繁发作的 TIA 患者,应注意观察每次发作的持续时间、间隔时间及伴随症状,并做好记录,配合医师积极处理。

(六)护理措施

1.常规护理

(1)一般护理:发作时卧床休息,注意枕头不宜太高,以枕高 15～25cm 为宜,以免影响头部的血液供应;转动头部时动作宜轻柔、缓慢,防止颈部活动过度诱发 TIA;平时应适当运动或体育锻炼,注意劳逸结合,保证充足睡眠。

(2)饮食护理:指导患者进食低盐低脂、清淡、易消化、富含蛋白质和维生素的饮食,多吃蔬菜、水果,戒烟酒,忌辛辣油炸食物和暴饮暴食,避免过分饥饿。合并糖尿病的患者还应限制糖的摄入,严格执行糖尿病饮食。

(3)心理护理:帮助患者了解本病治疗与预后的关系,消除患者的紧张、恐惧心理,保持乐观心态,积极配合治疗,并自觉改变不良生活方式,建立良好的生活习惯。

2.专科护理

(1)症状护理:①对肢体乏力或轻偏瘫等步态不稳的患者,应注意保持周围环境的安全,移开障碍物,以防跌倒;教会患者使用扶手等辅助设施;对有一过性失明或跌倒发作的患者,如厕、沐浴或外出活动时应有防护措施。②对有吞咽障碍的患者,进食时宜取坐位或半坐位,喂食速度宜缓慢,药物宜压碎,以利吞咽,并积极做好吞咽功能的康复训练。③对有构音不清或失语症的患者,护士在实施治疗和护理活动过程中,注意言行不要有损患者自尊,鼓励患者用有效的表达方式进行沟通,表达自己的需要,并指导者积极进行语言康复训练。

(2)用药护理:详细告知患者药物的作用机制、不良反应及用药注意事项,并注意观察药物疗效情况。血液病有出血倾向,严重的高血压和肝、肾疾病,消化性溃疡等均为抗凝治疗禁忌证。肝素 50mg 加入生理盐水 500mL 静脉滴注时,速度宜缓慢,10～20 滴/分钟,维持 24～48 小时。

(3)安全护理:①使用警示牌提示患者,贴于床头呼吸带处,如小心跌倒、防止坠床;②楼道内行走、如厕、沐浴有人陪伴,穿防滑鞋,卫生员清洁地面后及时提示患者;③呼叫器置于床头,告知患者出现头晕、肢体无力等表现及时通知医护人员。

3.健康教育

(1)保持心情愉快、情绪稳定,避免精神紧张和过度疲劳。

(2)指导患者了解肥胖、吸烟酗酒及饮食因素与脑血管病的关系,改变不合理饮食习惯,选择低盐、低脂、充足蛋白质和丰富维生素饮食。少食甜食、限制钠盐,戒烟酒。

(3)生活起居有规律,养成良好的生活习惯,坚持适度运动和锻炼,注意劳逸结合,对经常发作的患者应避免重体力劳动,尽量不要单独外出。

（4）按医嘱正确服药，积极治疗高血压、动脉硬化、心脏病、糖尿病、高脂血症和肥胖症，定期监测凝血功能。

（5）定期门诊复查，尤其出现肢体麻木乏力、眩晕、复视或突然跌倒时应随时就医。

二、动脉粥样硬化性血栓性脑梗死

动脉粥样硬化性血栓形成性脑梗死（简称动脉硬化性脑梗死），是脑梗死中最常见的类型。供应脑部的动脉系统有粥样硬化和血栓形成使动脉管腔狭窄、闭塞，导致急性脑供血不足所引起的局部脑组织坏死，临床上常表现为偏瘫、失语等突然发生的局灶性神经功能缺失，旧称脑血栓形成。

（一）病因及发病机制

（1）动脉硬化性脑梗死的基本病因是动脉粥样硬化。最常见的伴发病是高血压。高血压常使动脉粥样硬化的发展加速、加重。动脉粥样硬化是可以发生于全身各处动脉管壁的非炎症性变性。其发病原因与脂质代谢障碍和内分泌改变有关。

（2）脑动脉粥样硬化是全身性动脉粥样硬化症的组成部分，主要发生在管径 $500\mu m$ 以上的供应脑部的大动脉和中等动脉。脑动脉粥样硬化的好发部位为供应头颈部动脉的主动脉弓起始部、锁骨下动脉的椎动脉起始部、椎动脉各段特别是在枕大孔区进入颅内的部分、基底动脉的起始段和分叉部及其分支、颈总动脉的分叉部、颈动脉窦、颈内动脉虹吸部、脑底动脉环、大脑（前、中、后）动脉起始段等，也可见于软脑膜动脉。

（3）脑动脉的粥样硬化和全身各处的动脉粥样硬化相同，主要改变是动脉内膜深层的脂肪变性和胆固醇沉积，形成粥样硬化斑块及各种继发病变，使管腔狭窄甚至闭塞。管腔狭窄需达 $80\%\sim90\%$ 方才影响脑血流量。如病变逐步发展，则内膜分裂、内膜下出血（动脉本身的营养血管破裂所致）和形成内膜溃疡，内膜溃疡处易发生血栓形成，使管腔进一步变窄或闭塞，硬化斑块内容物或血栓的碎屑可脱入血流形成栓子。

（二）临床表现

本病中老年患者多见，病前有脑梗死的危险因素，如高血压、糖尿病、冠心病及高脂血症等。常在安静状态下或睡眠中起病，约 $1/3$ 患者的前驱症状表现为反复出现。根据脑动脉血栓形成部位的不同，相应地出现神经系统局灶性症状和体征。患者一般意识清楚，在发生基底动脉血栓或大面积脑梗死时，病情严重，可出现意识障碍，甚至有脑疝形成，最终导致死亡。

1.脑梗死的时间分型

(1)完全性卒中:症状在6小时内达到高峰。

(2)进展性卒中:发病6小时以后症状仍在加重。

(3)可逆性缺血性卒中神经功能缺失:症状持续24小时以上,3周内完全恢复。

2.脑梗死的空间分型

由于闭塞血管和梗死面积的大小、部位不同,神经功能障碍各异。按解剖部位,临床上将脑梗死分为以下两大类。

(1)颈内动脉系统(前循环)脑梗死。

1)颈内动脉血栓形成:颈内动脉闭塞后,如果侧支循环代偿良好,可不产生任何症状或体征;但若侧支循环不良,则可引起TIA或大片脑梗死,临床表现严重程度不等,从对侧轻偏瘫、同向偏盲,到完全性偏瘫、偏身感觉障碍、失语、失认等。可有一过性单眼盲,但持续性失明罕见。如先有TIA,后有大脑中动脉供血区梗死的临床表现,并出现同侧Horner综合征,同时可在颈部听到高调血管杂音者,极可能为颈内动脉闭塞引起的脑梗死。

2)大脑中动脉血栓形成:皮质支闭塞可出现中枢性偏瘫、偏身感觉障碍,以头面部和上肢为重,向对侧凝视麻痹或空间忽视;优势半球受损可有运动性或感觉性失语。中央支闭塞出现对侧偏瘫、偏身感觉障碍,而无皮质功能缺损症状。大脑中动脉起始段(主干)闭塞时,由于阻塞位于Willis环远侧,不能由前交通动脉和后交通动脉获取对侧的血流,仅脑表面可从同侧大脑前和大脑后动脉皮质支获得部分侧支循环,因此,临床上同时有中央支和皮质支闭塞的表现,且因广泛脑水肿常有昏迷,严重颅压升高可致脑疝而死亡。如果从皮质吻合支来的侧支循环代偿良好,也可仅有中央支闭塞的表现。

3)大脑前动脉血栓形成:单侧大脑前动脉近端闭塞,由于前交通动脉侧支循环代偿良好,临床表现常不完全或无症状。分出前交通动脉后的远端闭塞,可引起对侧偏瘫和偏身感觉障碍,下肢重于上肢,一般无面瘫,因旁中央小叶受损,可有大、小便失禁;偶有双侧大脑前动脉由一条主干发出,当其近端闭塞时,可引起两侧大脑半球内侧面梗死,表现为精神症状、双下肢瘫、尿失禁,并有强握等原始反射。

(2)椎—基底动脉系统(后循环)脑梗死。

1)椎—基底动脉血栓形成:可导致脑干、小脑、丘脑、枕叶及颞顶枕交界处不同部位的梗死灶,临床表现极为复杂。①椎动脉闭塞:双侧椎动脉闭塞,梗死灶分布于供血区的不同部位,可表现为基底动脉主干闭塞的症状或各种综合征。一侧椎动脉闭塞,如对侧有足够代偿供血时,可以完全无症状;但由于双侧椎动脉粗细常差异很大,当基底动脉主要由较粗的椎动脉供血时,该侧椎动脉闭塞的表现与双侧椎动脉闭塞相同。②基底动脉主干闭塞:常引起广泛的脑桥梗死,可突发眩晕、呕吐、共济失调,迅速出现昏迷、面部与四肢瘫痪、去大脑强直、眼球固定、瞳孔缩小、高热,甚至呼吸及循环衰竭而死亡。③椎—基底动脉不同部位的旁中央支和长旋支闭塞:可导致脑干或小脑不同水平的梗死,表现为各种临床综合征。

体征的共同特点有下列之一:①交叉性瘫痪或感觉障碍;②双侧运动或感觉功能缺失;③小脑功能障碍;④眼球协同运动障碍;⑤偏盲或皮层盲。此外,还可出现Horner综合征、眼球震颤、构音障碍、听觉障碍等。

较常见综合征有:①大脑脚综合征,多为供应中脑的基底动脉穿通支闭塞引起,表现为患侧动眼神经麻痹,对侧锥体束受损;②中脑顶盖综合征,由四叠体动脉闭塞所致,主要表现为眼球垂直运动麻痹;③中脑被盖综合征,由基底动脉脚间支闭塞引起,主要表现为患侧动眼神经麻痹,对侧肢体不自主运动;④脑桥外侧综合征,多为供应脑桥的旁中央支闭塞所致,表现为患侧展神经和面神经周围性麻痹,对侧锥体束受损;⑤脑桥内侧综合征,多由脑桥旁中央动脉闭塞引起,患侧凝视麻痹、周围性面瘫,对侧锥体束受损;⑥闭锁综合征,多由基底动脉脑桥旁中央支闭塞引起脑桥腹侧梗死所致。患者意识清楚,但四肢及面部瘫痪,不能张口说话和吞咽,仅保存睁闭眼和眼球垂直运动功能,并能以此表达自己的意愿;⑦延髓背外侧综合征,现已证实小脑下后动脉闭塞仅占10%,约75%由一侧椎动脉闭塞引起,其余由基底动脉闭塞所致,表现为突发眩晕、恶心、呕吐、眼球震颤、吞咽困难、声音嘶哑、软腭提升不能和咽反射消失,同侧面部和对侧偏身痛温觉障碍,同侧小脑性共济失调和同侧Horner综合征;⑧基底动脉尖综合征,由基底动脉顶端、双侧大脑后动脉、小脑上动脉、后交通动脉闭塞引起,临床表现为视觉障碍、动眼神经麻痹、意识障碍、行为异常、意向性震颤、小脑性共济失调、偏侧投掷及异常运动,肢体不同程度的瘫痪或锥体束征。

2)大脑后动脉血栓形成:皮质支闭塞时引起枕叶视皮质梗死,表现为对侧偏盲,但中心视野保存(黄斑回避);也可无视野缺损,但有其他视觉障碍,如识别物体、图片、颜色或图形符号的能力丧失。中央支闭塞可导致丘脑梗死,表现为丘脑综合征:对侧偏身感觉减退、感觉异常、丘脑性疼痛和锥体外系症状。

3)小脑梗死:由小脑上动脉、下前动脉或下后动脉闭塞引起。由于这些动脉常有分支至脑干,因此可伴脑干损害。小脑梗死常有急性小脑损害的表现:偏侧肢体共济失调,肌张力降低,平衡障碍和站立不稳,眼球震颤、眩晕、呕吐,但在最初数小时内一般无头痛和意识障碍,随后因继发性脑水肿、颅压升高,出现头痛、意识障碍,类似小脑出血的临床表现,应注意鉴别。

(三)辅助检查

1.血液常规和生化检查

血液化验包括血常规、血糖及血脂等,可发现红细胞、血小板增多等血液病变,不少患者有血糖、血脂高于正常。这些检查有利于发现脑梗死的危险因素。

2.头颅 CT

发病后应尽快进行 CT 检查。脑梗死发病后 24 小时内,一般无影像学改变。在 24 小时后,梗死区逐渐出现低密度病灶,发病后 2~15 日可见均匀片状或楔形的明显低密度灶。大面积脑梗死有脑水肿和占位效应,出血性梗死呈混杂密度影;2~3 周为梗死吸收期,由于水肿消退及吞噬细胞浸润可与周围正常脑组织等密度,CT 上难以辨认,称为"模糊效应",增强扫描有诊断意义;5 周后梗死灶为边缘清楚的持久性低密度灶。对于急性卒中患者,头颅 CT 是最常用的影像学检查手段,对于发病早期脑梗死与脑出血的识别很重要。缺点是小脑和脑干病变及小灶梗死显示不佳。

3.头颅 MRI

脑梗死发病 6~12 小时后,即可显示 T_1 低信号、T_2 高信号的病变区域,与 CT 相比,MRI 可以发现脑干、小脑梗死及小灶梗死、静脉窦血栓形成,功能性 MRI,如弥散加权成像(DWI)和灌注加权成像(PWI),可以在发病后的数分钟内检测到缺血性改变,DWI 与 PWI 显示的病变范围相同区域,为不可逆性损伤部位;DWI 与 PWI 的不一致区,为缺血性半暗带。功能性 MRI 为超早期溶栓治疗提供了科学依据。

4.血管造影

数字减影血管造影(DSA)、CT 血管造影(CTA)和磁共振动脉成像(MRA)可以显示脑部大动脉的狭窄、闭塞和其他病变,如血管炎、纤维性发育不良、颈动脉和椎动脉壁分离及 Moyamoya 病等。作为无创性检查,MRA 的应用较为广泛,但对小血管显影不清,因此尚不能代替 DSA 及 CTA。

5.彩色多普勒超声检查(TCD)

TCD 可发现脑动脉的狭窄、闭塞、痉挛和进行微栓子监测,可评估血管侧支循环建立情况。在溶栓后,TCD 可检测脑动脉的再通、再闭塞和栓子转移等。缺点是由于受血管周围软组织或颅骨干扰及操作人员技术水平影响,目前不能完全代替 DSA,只能用于高危患者筛查和定期血管病变监测,为进一步更加积极的治疗提供依据。

6.单光子发射计算机体层扫描(SPECT)和正电子发射计算机体层扫描(PET)

能在发病后数分钟显示脑梗死的部位和局部脑血流(CBF)的变化。通过对 CBF 的测定,可以识别缺血性半暗带,指导溶栓治疗,并判定预后。

7.脑脊液(CSF)检查

CSF 一般正常,当有出血性脑梗死时,CSF 中可见红细胞。在大面积脑梗死时,CSF 压力可升高,细胞数和蛋白质含量可增加。

(四)治疗

患动脉粥样硬化者应摄用低脂饮食,多吃蔬菜和植物油,少吃胆固醇含量高的食物如动物内脏、蛋黄和动物油等。如伴发高血压、糖尿病等,应重视对该病的治疗。注意防止可能引起血压骤降的情况,如降压药物过量、严重腹泻、大出血等。生活要有规律。注意劳逸结合,避免身心过度疲劳。经常进行适当的保健体操,加强心血管的应激能力。对已有短暂脑缺血发作者,应积极治疗。这是防止发生动脉硬化性脑梗死的重要环节。

(五)观察要点

(1)注意观察尿量、颜色、性质是否有改变,发现异常及时报告医师处理。

(2)据报道葛根素连续使用时间过长,易出现发热、寒战、皮疹等超敏反应,故使用过程中应注意观察患者有无上述不适。

(六)护理措施

1.常规护理

(1)一般护理:急性期不宜抬高患者床头,宜取头低位或放平床头,以改善头部的血液供应;恢复期枕头也不宜太高,患者可自由采取舒适的主动体位;应注意患者肢体位置的正确摆放,指导和协助患者家属被动运动和按摩患侧肢体,鼓励和指导患者主动进行有计划的肢体功能锻炼,如指导和督促患者进行 Bobath 握手和桥式运动,做到运动适度,方法得当,防止运动过度而造成肌腱牵拉伤。

(2)生活护理:卧床患者应保持床单位整洁和皮肤清洁,预防压疮的发生。尿便失禁的患者,应用温水擦洗臀部、肛周和会阴部皮肤,更换干净衣服和被褥,必要时洒肤疾散类粉剂或涂油膏以保护局部皮肤黏膜,防止出现湿疹和破损;对尿失禁的男患者可考虑使用体外导尿,如用接尿套连接引流袋等;留置导尿管的患者,应每天更换引流袋,接头处要避免反复打开,以免造成逆行感染,每 4 小时松开开关定时排尿,促进膀胱功能恢复。

(3)饮食护理:饮食以低脂、低胆固醇、低盐(高血压者)、适量糖类、丰富维生素为原则。少食肥肉、猪油、奶油、蛋黄、带鱼、动物内脏及糖果甜食等;多吃瘦肉、鱼虾、豆制品、新鲜蔬菜、水果和含碘食物,提倡食用植物油,戒烟酒。有吞咽困难的患者,药物和食物宜压碎,以利吞咽;教会患者用吸水管饮水,以减轻或避免饮水呛咳;进食时宜取坐位或半坐位,予以糊状食物从健侧缓慢喂入;必要时鼻饲流质,并按鼻饲要求做好相关护理。

(4)安全护理:对有意识障碍和躁动不安的患者,床铺应加护栏,以防坠床,必要时使用约束带加以约束。对步行困难、步态不稳等运动障碍的患者,应注意其活动时的安全保护,地面保持干燥平整,防湿防滑,并注意清除周围环境中的障碍物,以防跌倒;通道和卫生间等患者活动的场所均应设置扶手;患者如厕、沐浴、外出时需有人陪护。

2.用药护理

告知患者药物的作用与用法,注意观察药物的疗效与不良反应,发现异常情况,及时报告医师处理。

(1)使用溶栓药物进行早期溶栓治疗需经 CT 扫描证实无出血灶,患者无出血。溶栓治疗的时间窗为症状发生后 3 小时或 3～6 小时以内。使用低分子量肝素、巴曲酶、降纤酶、尿激酶等药物治疗时可发生变态反应及出血倾向,用药前应按药物要求做好皮肤过敏试验,检查患者凝血功能,使用过程中应定期查血常规和注意观察有无出血倾向,发现皮疹、皮下瘀斑、牙龈出血或女性患者经期延长等立即报告医师处理。

(2)应用血管药物时需缓慢静脉滴注,6～8 滴/分,100mL 液体通常需 4～6 小时滴完。如输液速度过快,极易引起面部潮红、头晕、头痛及血压下降等不良反应。前列腺素 E 滴速为10～20滴/分,必要时加利多卡因 0.1g 同时静脉滴注,可以减轻前列腺素 E 对血管的刺激,如滴注速度过快,则可导致患者头痛、穿刺局部疼痛、皮肤发红,甚至发生条索状静脉炎。葛根素连续使用时间不宜过长,以 7～10 天为宜。

(3)使用甘露醇脱水降颅内压时,需快速静脉滴注,常在 15～20 分钟内滴完,必要时还需加压快速滴注。滴注前需确定针头在血管内,因为该药漏在皮下,可引起局部组织坏死。甘露醇的连续使用时间不宜过长,因为长期使用可致肾功能损害和低血钾,故应定期检查肾功能和电解质。

(4)右旋糖酐 40 可出现超敏反应,使用过程中应注意观察患者有无恶心、苍白、血压下降和意识障碍等不良反应,发现异常及时通知医师并积极配合抢救。必要时,于使用前取本药0.1mL 做过敏试验。

3.健康教育

(1)保持正常心态和有规律的生活,克服不良嗜好,合理饮食。

(2)康复训练要循序渐进、持之以恒,要尽可能做些力所能及的家务劳动,日常生活活动不要依赖他人。

(3)积极防治原发性高血压、糖尿病、高脂血症、心脏病。原发性高血压患者降压药,要定时服用,不可擅自服用多种降压药或自行停药、换药,防止血压骤降骤升;使用降糖、降脂药物时,也需按医嘱定时服药。

(4)定期门诊复查,检查血压、血糖、血脂、心脏功能以及智力、瘫痪肢体、语言的恢复情况,并在医师的指导下继续用药和进行康复训练。

(5)如果出现头晕、头痛、视物模糊、言语不利、肢体麻木、乏力、步态不稳等症状时,请随时就医。

三、脑出血

脑出血是指原发性非外伤性脑实质出血,占急性脑血管病的 20%～30%。年发病率为 60～80/10 万,急性期病死率为 30%～40%,是急性脑血管病变中死亡率最高的。

(一)病因及发病机制

1.高血压并发细、小动脉硬化

是脑出血最常见的原因。细小动脉变性增厚、玻璃样变以及微小动脉瘤形成等病理变化是其脑出血的病理基础。

2.颅内动脉瘤

主要是先天性动脉瘤。动脉瘤经血流旋涡和血压的冲击,常使其顶端增大、破裂。

3.脑血管畸形

因血管壁发育异常,常较易出血。

4.其他

如脑动脉炎、脑底异常血管网病、血液病、抗凝及溶栓治疗等。

(二)临床表现

起病突然,病情发展迅速,大多数在情绪紧张、兴奋、活动、排便、用力时发病,数分钟至数小时内病情发展至高峰。主要表现为:头痛、呕吐、偏瘫、失语、意识障碍、大小便失禁等,血压常明显升高。由于出血部位和出血量不同,临床表现各异,分述如下。

1.壳核出血

最常见,占脑出血的 50%～60%。因出血最常累及内囊而表现"三偏征":偏瘫、偏身感觉障碍、偏盲。优势半球出血可有失语。出血量少(<30mL)时,临床症状轻,预后较好;出血量较大(>30mL)时,临床症状重,可出现意识障碍和占位效应,严重者可引起脑疝,甚至死亡。

2.丘脑出血

约占脑出血的 20%。患者常出现丘脑性感觉障碍(对侧偏身深浅感觉减退、感觉过敏或自发性疼痛)、丘脑性失语(言语缓慢而不清、重复语言、发音困难等)、丘脑性痴呆(记忆力和计算力减退、情感障碍等)和眼球运动障碍(眼球向上注视麻痹等)。出血侵及内囊可出现对侧肢体瘫痪,多为下肢重于上肢。

3.脑干出血

约占脑出血的10%,绝大多数为脑桥出血。常表现为突然发病,剧烈头痛、眩晕、复视、呕吐、一侧面部麻木等。出血常先从一侧开始,表现为交叉性瘫痪,头和眼转向非出血侧,呈"凝视瘫肢"状。出血量大时多迅速波及两侧,出现双侧面部和肢体瘫痪,双侧病理反射阳性。由于交感神经纤维受损,双侧瞳孔极度缩小,但对光反射存在。严重者由于出血破坏了联系丘脑下部调节体温的纤维出现中枢性高热、呼吸不规则,病情常迅速恶化,多数在24～48小时死亡。

4.小脑出血

约占脑出血的10%。常开始为一侧枕部的疼痛、眩晕、呕吐、病侧肢体共济失调,可有脑神经麻痹、眼球震颤、双眼向病变对侧同向凝视,可有肢体瘫痪。

5.脑叶出血

占脑出血的5%～10%。以顶叶出血多见,其次为颞叶、枕叶、额叶,40%为跨叶出血。

(1)顶叶出血:偏瘫较轻,而偏身感觉障碍较重;对侧下象限盲;优势半球出血可出现混合性失语。

(2)颞叶出血:对侧中枢性面舌瘫;对侧肢体瘫痪以上肢为主;对侧上象限盲;优势半球出血可出现感觉性失语或混合性失语;可有颞叶癫痫、幻嗅、幻视。

(3)枕叶出血:对侧同向性偏盲,可有一过性黑蒙和视物变形;多无肢体瘫痪。

(4)额叶出血:前额痛、呕吐、痫性发作、对侧偏瘫、精神障碍,优势半球出血表现运动性失语。

6.脑室出血

占脑出血的3%～5%。表现为突然头痛、呕吐,立即昏迷或昏迷加深;双侧瞳孔缩小,四肢肌张力增高,病理反射阳性,早期出现去大脑强直,脑膜刺激征阳性;常出现丘脑下部受损的症状和体征,如应激性溃疡、消化道出血、中枢性高热、血糖增高、尿崩症等。如出血量少,仅部分脑室出血,表现酷似蛛网膜下隙出血,患者意识清楚或仅有轻度障碍,预后良好。

(三)实验室检查

1.CT检查

临床疑诊脑出血时首选CT检查。可明确诊断出血的部位、范围、出血量及是否破入脑室。CT动态观察可发现进展型脑出血。

2.MRI检查

可发现CT不能辨认的脑干或小脑小量出血。

3.DSA检查

可清晰显示异常血管、破裂的血管和部位。

4.腰椎穿刺检查

多为血性脑脊液,压力常增高。已明确诊断的重症脑出血患者,不宜行腰椎穿刺检查,以免诱发脑疝。

5.血液检查

血常规、生化检查,有白细胞计数增高、血尿素氮和血糖升高。

6.其他检查

心电图、X 线。

(四)治疗

脑出血急性期的主要治疗原则是:控制脑水肿,防止再出血,维持生命功能和防治并发症。

1.控制脑水肿

脑出血后,由于脑实质内突然出现了血肿的占位效应,引起脑室受压,中线结构移位,颅内压急剧增高,可出现脑疝,危及生命。因此,控制脑水肿,降低颅内压是脑出血急性期处理的一个重要环节。根据病情,遵医嘱可选用甘露醇、甘油果糖、呋塞米、白蛋白等治疗。

2.调控血压

由于脑出血后颅内压升高,为保证脑组织供血的代偿性反应,急性期血压常升高,当颅内压下降时血压也会随之下降,故急性期一般不应用降压药。当收缩压超过 200mmHg 或舒张压超过 110mmHg 可适当使用温和的降压药如硫酸镁等。急性期后血压持续过高时可系统地应用降压药。

3.止血药和凝血药

仅用于并发消化道出血或有凝血功能障碍时,常用药物有 6-氨基己酸、氨甲环酸、酚磺乙胺、立止血等。

4.防治消化道出血

常用奥美拉唑、西咪替丁等药物,对预防和控制应激性溃疡导致的消化道出血有较好的效果。

5.手术治疗

手术宜在发病后 6～24 小时进行。如大脑半球出血量在 30mL 以上或小脑出血量在 10mL 以上,可考虑开颅手术清除血肿或行小脑减压术;出血破入脑室可行脑室穿刺引流;脑叶出血也可行颅骨钻孔微创颅内血肿清除术。

6.对症治疗

如吸氧、吸痰、保持呼吸道通畅、预防感染,维持水、电解质、酸碱平衡等。

7.早期康复治疗

脑出血病情稳定后宜尽早进行康复治疗。包括肢体康复、语言康复、吞咽功能康复、心理康复等。有条件者应由专业的康复治疗师进行康复治疗,可有效降低病死率和致残率,改善患者的预后,提高生活质量,缩短住院时间和减少医疗费用,有利于出院后的管理和社区治疗与康复。

(五)护理措施

1.基础护理

(1)休息与体位:急性期绝对卧床休息 2～4 周,抬高床头 15°～30°,以减轻脑水肿。

(2)环境与安全:保持环境安静、安全,严格限制探视,避免各种刺激,各项治疗护理应集中进行。有条件者可住单人房间。有谵妄、躁动患者,应加保护性床栏,必要时约束带适当约束。

(3)生活护理:①做好口腔清洁,每天协助口腔护理 2～3 次;②做好皮肤护理,预防压疮,每天床上擦浴 1～2 次;每 2～3 小时协助更换体位 1 次,注意在发病后24～48 小时变换体位时应尽量减少头部的摆动幅度,以防加重出血;保持床单元整洁、干燥,有条件者可使用气垫床或自动减压床;③协助患者床上大小便,尿失禁者做好接尿处理;④有肢体瘫痪者,协助做好良肢位的摆放,并指导和协助肢体进行主、被动运动,预防关节僵硬和肢体挛缩畸形。

(4)饮食护理:出血量少、意识清醒的患者,给予高蛋白、高维生素的清淡饮食。昏迷或有吞咽障碍者,遵医嘱予留置胃管鼻饲流食。

(5)心理护理:对意识清楚的患者,讲解疾病有关知识,消除其不良心理,避免情绪激动及过度紧张,注意保持情绪稳定。

2.疾病护理

(1)对症护理:主要是颅内压增高,及早发现脑疝先兆与急救处理。

1)评估有无脑疝的先兆表现:严密观察患者意识、瞳孔变化,定时测量生命体征,注意患者有无剧烈头痛、喷射性呕吐、烦躁不安、血压增高、脉搏减慢、呼吸不规则、一侧瞳孔散大、意识障碍加重等脑疝的先兆表现,一旦出现,应立即报告医师。

2)急救处理:①立即建立静脉通路,遵医嘱给予快速脱水、降颅内压药物,如20%甘露醇 250mL 在 15～30 分钟滴完;②保持呼吸道通畅,及时清除呕吐物和口鼻腔分泌物,防止舌后坠和窒息;③氧气吸入;④心电监护,监测生命体征、血氧饱和度变化;⑤备好气管插管包、气管切开包、呼吸机、抢救药物和脑室穿刺引流包等。

3)用药观察:使用脱水降颅内压药物时,注意监测尿量和电解质的变化,防止低钾血症和肾功能受损。

(2)并发症的护理:脑出血常见的并发症有肺部及泌尿系统感染、上消化道出血、中枢性高热、电解质紊乱、下肢深静脉血栓形成、癫痫发作等,最常见的并发症是上消化道出血,主要是因为病变导致下丘脑功能紊乱,继而引起胃肠黏膜血流量减少,胃、十二指肠黏膜出血性糜烂、点状出血和急性溃疡所致。

1)病情监测:①注意观察患者有无呃逆、上腹部饱胀不适、胃痛、呕血、便血、尿量减少等症状和体征;②留置胃管鼻饲的患者,注意回抽胃液,观察胃液的颜色,如发现为血色或咖啡色应立即报告医师;③观察有无黑便,并及时留取标本检测大便隐血试验;④如发现患者出现呕血或从胃管内抽出咖啡色胃液,解柏油样大便,同时伴有面色苍白、口唇发绀、呼吸急促、皮肤湿冷,烦躁不安、血压下降、尿少等,应考虑上消化道出血和出血性休克,要立即报告医师,积极止血、抗休克处理。

2)饮食护理:遵医嘱禁食,或给予清淡、易消化、无刺激性、营养丰富的流质饮食,注意少量多餐和温度适宜,防止损伤胃黏膜。

3)用药护理:遵医嘱给予保护胃黏膜和止血药物,如奥美拉唑、立止血、氢氧化铝凝胶等,注意观察用药后的反应。

3.健康教育

(1)避免诱因:应避免各种使血压骤然升高的各种因素,指导患者应注意以下事项。①保持情绪稳定和心态平衡,避免过分喜悦、愤怒、焦虑、恐惧、悲伤等不良心理和惊吓等刺激。②建立健康的生活方式,保证充足睡眠。③适当运动,避免体力或脑力的过度劳累和突然用力过猛。④养成定时排便的习惯,保持大便通畅,避免用力排便。⑤戒烟酒。⑥预防呼吸道感染,避免用力屏气、咳嗽和打喷嚏;天气变化时注意保暖。

(2)控制高血压:遵医嘱正确服用降压药,定时监测血压,维持血压稳定,减少血压波动对血管的损害。

四、蛛网膜下隙出血

蛛网膜下隙出血(SAH)是指脑底部或脑表面血管破裂,血液流入蛛网膜下隙。临床上将SAH分为损伤性和非损伤性两大类。非损伤性(自发性)又分两种:由于脑底部或脑表面的血管发生病变、破裂,血液直接流入或主要流入蛛网膜下隙时称为原发性SAH;脑实质出血后,血液穿破脑组织而进入脑室或蛛网膜下隙则称为继发性SAH。

(一)病因及发病机制

1.病因

最常见的是先天性颅内动脉瘤(50%～80%),其次是脑血管畸形,以及高血压、动脉粥样硬化、血液病、脑动脉炎等。

2.发病机制

脑动脉瘤好发于动脉交叉部,常位于脑底动脉环上。特别是大脑前动脉与前交通动脉,颈内动脉和后交通动脉分叉处最常见。当用力、情绪激动时,血管可发生破裂出血,血液流入蛛网膜下隙,刺激脑膜,引起颅压增高。

(二)临床表现

(1)高危人群:各年龄组都可发病,40～70 岁多见。

(2)诱发因素:多于用力或情绪激动时诱发。

(3)起病急骤,常于数分钟症状达高峰。最常见的症状是以头部极其剧烈的疼痛开始,患者常描述为劈裂样头痛,伴呕吐。部分患者意识清楚,但烦躁不安。部分患者意识障碍。最具特征性的体征为脑膜刺激征阳性,表现为颈项强直,Kernig 征及 Brudzinski 征阳性。脑神经损害以一侧动眼神经麻痹常见,提示该侧后交通动脉瘤破裂。若无脑实质继发出血,患者很少出现偏瘫、失语等神经定位体征。

(4)再出血发生率高,常发生在发病后 24 小时至 2 周内,1 个月内约 33％或以上,6 个月内约 50％,6 个月后仅约 3％。

(三)实验室及其他检查

1.脑脊液检查

血性 CSF 为本病特征之一,压力高,外观呈均匀一致血性。但腰椎穿刺有诱发脑疝和再出血的可能,慎做。

2.CT 检查

这是确诊的首选方法。24～48 小时内约 90％可见脑沟、脑池或外侧裂、脑室内有高密度影。

3.脑血管造影

可进一步查找病因及确定手术方案。目前多采用数字减影法全脑血管造影(DSA)。

(四)诊断要点

对突然出现的剧烈头痛、呕吐、脑膜刺激征阳性的患者,若脑脊液检查压力升高,呈均匀一致血性,结合头颅 CT 可基本确诊。

(五)治疗

治疗原则是:制止继续出血,防止继发性脑血管痉挛,对症处理,去除出血原因。

1.防止再出血

(1)诱因控制:严格绝对卧床休息 4～6 周;尽量避免一切可能使患者的血压和颅内压增高的因素,包括用力排便、用力咳嗽、情绪激动等。抽搐会增加再出血风险,对头痛和躁动不安者应用足量的止痛、镇静剂,以保持患者安静休息。

(2)止血药物:抗纤维蛋白溶解剂可防止动脉瘤周围的血块溶解,以免引起再度出血。①6-氨基己酸(EACA)4～6g 溶于 100mL 生理盐水或 5％葡萄糖注射液中静点,15～30分钟内滴完,然后持续静脉滴注1g/h,维持12～24小时,以后每天静脉滴注24g,持续7～10天,逐渐减量至8g/d,共用3周左右。肾功能障碍者慎用,不良反应为有增加血栓形成、发生脑积水的可能。②止血环酸、止血芳酸衍化物,作用较EACA强8～10倍,每次250～500mg加入5%葡萄糖注射液中静脉滴注,每天1～2次。

2.防止继发性脑血管痉挛

发病后立即持续静脉微泵注射尼莫地平,使用7～10天后,改为口服。

3.降低颅内压

静脉滴注甘露醇。

4.手术治疗

对颅内动脉瘤、颅内动静脉畸形,可采用手术切除、血管内介入治疗。

(六)常用护理诊断/问题

1.头痛

与蛛网膜下隙出血致颅内压增高、血液刺激脑膜、继发脑血管痉挛有关。

2.焦虑

与突然发疾病而造成头痛、卧床休息有关。

3.恐惧

与病情稳定后做DSA检查及手术有关。

4.潜在并发症

包括再出血、迟发性脑血管痉挛、脑疝、脑积水。

(七)护理措施

1.休息与体位

严格绝对卧床休息4～6周,限制探视,减少刺激,保证充分休息。避免剧烈活动和用力排便。避免精神刺激。

2.严密监护并发症的发生

密切监护神志、瞳孔、生命体征、头痛、呕吐、抽搐等症状和体征变化。预防并发症发生,一旦发生能早期发现,并通知医生及时处理。

(1)再出血:是SAH致命并发症。与出血破裂处形成的血凝块中的纤维蛋白被溶解有关。表现为病情稳定时,患者突然再次出现剧烈头痛、呕吐、抽搐发作、脑膜刺激征阳性等。

(2)迟发性脑血管痉挛:由血液流入蛛网膜下隙后,刺激脑膜和血管引起。在出血后不久可出现早发性脑血管痉挛,数十分钟至数小时缓解。但迟发性脑血管痉挛可发生在出血后4～15天,可继发脑梗死。

(3)脑疝:出血持续发生,血液流入蛛网膜下隙,颅内压力增加,严重时导致脑疝。

(4)脑积水:蛛网膜下隙内的血块阻塞蛛网膜粒或出血刺激脑膜导致无菌性脑膜炎,使蛛网膜粘连,导致脑脊液吸收功能障碍,出现不同程度的脑积水。

3.用药护理

在尼莫地平治疗过程中可能出现头晕、头痛、血压下降等。使用抗纤维蛋白溶解剂时,需观察是否有血栓形成的情况,如下肢静脉血栓、肺栓塞、脑血栓、急性心梗、肾静脉血栓等。

4.心理护理

耐心向患者解释头痛的原因,说明休息及避免各种诱因的重要性。告知患者再出血的高风险,使患者积极配合治疗和护理。

(八)健康教育

(1)女性患者1～2年内应避免妊娠及分娩。

(2)使患者明白再次出血的危害性。指导患者避免诱发因素,如剧烈活动、用力喷嚏、用力咳嗽、用力排便、情绪激动、饮酒等。配合医生及早做好脑血管造影或必要时手术治疗。

(于晓娜、袁　爽)

第四节　运动障碍疾病的护理

一、帕金森病

帕金森病(PD)又称震颤麻痹,是一种常见的老年运动障碍性锥体外疾病,以静止性震颤、肌强直、运动徐缓和步态姿势异常为特征,是以黑质多巴胺能神经元变性缺失和纹状体多巴胺递质变少为病理特征的一种慢性疾病。

(一)病因及发病机制

迄今病因未明,可能与遗传、环境及衰老有关。本病多见于老年人。有10%PD患者有家族史。环境中的某种工业毒素和农业毒素,能破坏黑质中的多巴胺能神经元。

(二)临床表现

多数患者为50岁以后发病,男性稍多于女性。起病缓慢,呈进行性加重。

1.静止性震颤

多数患者以一侧肢体静止性震颤开始起病。震颤多起于一侧上肢,然后波及同侧下肢,再延及对侧上下肢,上肢比下肢重。震颤频率每秒3～6次,静止时明显,随意运动过程中减轻或暂时消失,情绪激动时增强,入睡后消失。手指表现为粗大的节律性震颤(搓丸样或数钱样动作),以掌指关节及拇指不自主震颤为显著表现。

2.肌强直

在震颤发生后或同时,出现全身肌肉的僵硬,表现为齿轮样强直或铅管样强直(肌肉僵硬,伸肌、屈肌张力均增高,被动运动时有齿轮样或铅管样阻力感)。

3.运动徐缓

患者主动运动减少,反应慢,动作迟缓,面部表情运动少,呈呆滞状,两眼直视,眨眼动作很少,视听反射减少,呈"假面具脸"状。患者虽感觉身体某些姿势长时间不动不适,但很少变化姿势。颈肌、躯干肌强直而使躯体前屈,整个人比发病前变矮。

4.步态和姿势异常

患者行走时起动和终止均有困难,起动后则呈慌张步态。精细动作很难完成,系裤带、鞋带等不易进行;书写时手抖,并有字越写越小的倾向,称为"写字过小症",是PD的另一种早期征象;咀嚼、吞咽可出现困难;发声单调。

(三)诊断要点

根据中年以后发病、缓慢进行性加重的静止性震颤、运动徐缓、肌强直及步态和姿势异常等典型神经症状和体征,通常诊断并不困难。

(四)治疗

目前仍以药物治疗为主。由于本病病因不明,所以尚无根本治疗的方法。PD的病理生理在于纹状体内多巴胺递质减少及胆碱能神经功能相对增强,因此药物主要针对这两者。

1.常用药物

需长期服药、控制症状;对症用药、辨证加减量;最小剂量、最佳效果;权衡利弊、联合用药。

(1)抗胆碱能药物:针对胆碱能神经的功能相对增强,给予抑制胆碱能的药物。如苯海索(安坦),排泄迅速,无蓄积作用,毒性小可长期应用,应首选;对肌肉强直、运动徐缓及姿势异常症状效果好,对震颤效果稍差。

(2)左旋多巴:由于多巴胺递质减少,可直接补充多巴胺药物。由于多巴胺不能通过血脑屏障,需应用其先驱药物左旋多巴。复方左旋多巴目前仍是治疗帕金森病的"金标准"。左旋多巴制剂目前有两种:①美多巴,国内应用广泛;②息宁,即森纳梅脱控释片。

(3)金刚烷胺:具有提高突触前神经终末多巴胺的合成、贮存、释放,减少再吸收和部分抗胆碱能的作用,能调高左旋多巴的疗效。但可发生恶心、呕吐、白细胞减少、直立性低血压等不良反应。

(4)多巴胺受体激动剂:如溴隐亭,能直接兴奋多巴胺 D_2 受体,增加纹状体区多巴胺,对强直、运动徐缓、震颤均有效;与左旋多巴合用能缓解或减轻疗效减退、运动波动,并可使左旋多巴减量。从小剂量开始。可有头晕、胃肠道反应、直立性低血压、精神症状等不良反应。

2.外科手术治疗

采用立体定向手术破坏丘脑腹外侧核后部,可以制止对侧肢体震颤;破坏其前部,则可制止对侧强直。适应证为 60 岁以下患者,震颤、强直或运动障碍明显的一侧肢体为重,且药物治疗效果不佳或不良反应严重者。

(五)常用护理诊断/问题

1.生活自理缺陷

与震颤、肌肉强直、运动减少有关。

2.营养失调,低于机体需要量

与吞咽困难有关。

3.躯体移动障碍

与神经、肌肉受损,运动减少,随意运动减弱有关。

4.语言沟通障碍

与喉肌及面部肌肉强直,运动减少、减慢有关。

5.自我形象紊乱

与身体形象改变有关。

6.知识缺乏

缺乏本病相关知识和药物治疗知识。

(六)护理措施

1.日常生活护理

(1)饮食护理:饮食的目的在于维持患者较佳的营养和身体状况,并通过调整饮食使药物治疗达到更好的效果。患者因肌强直及震颤,静息耗能增加,所需能量常稍高于同年龄段的正常人;中晚期由于吞咽困难,抗帕金森病药物导致的消化系统不良反应会加重营养失调。因此,膳食中应注意满足碳水化合物和优质蛋白质的供应,以植物油为主,少进动物脂肪。多吃新鲜蔬菜和水果,能够提供多种维生素,并能促进肠蠕动,防治大便秘结。患者出汗多时,应注意补充水分。

(2)生活自理护理:随着病情的发展,患者运动功能发生一定程度的障碍,生活自理能力显著降低。指导患者促进生活自理的技巧。鼓励患者自我护理,如进食、穿衣、移动等,做自己力所能及的事情,增加其独立性,避免过分依赖别人。给患者足够的时间去完成日常生活活动(说话、写字、吃饭)。①走路时持拐杖助行。若患者如厕下蹲及起立困难时,可置高凳坐位排便。②洗澡时,在浴缸或喷头附近加装扶手,或是放张洗澡专用的小椅子以方便沐浴;浴室要防滑;使用挤压式液体香皂,解决肌肉僵直无法灵活使用固体香皂的问题;如果用毛巾擦干身体有困难,可改成直接穿吸水性佳的浴衣。③穿衣时,把要穿的衣物放在身边;将纽扣改为自黏胶带或尽量穿有拉链的衣服;选择有拉链或自黏胶带的鞋子,方便穿脱。④对于自行起床、起坐有困难者,可在床尾结一个绳子,便于患者牵拉起床;避免坐过软的沙发及深凹下去的椅子,尽量坐两侧有扶手的座椅。⑤对于端碗持筷困难者,要用大把手的叉子、汤勺及不易碎的餐具、水杯;若颤动严重,可协助进食。⑥对于吞咽困难者,应根据患者能量、口味需要,提供营养可口、制作精细、黏稠不易反流的食物,让患者每吃一口吞咽2~3次。

(3)便秘的预防:多饮水,多摄入含丰富纤维素的饮食。晨起可顺时针按摩腹部,养成定时排便的习惯,必要时遵医嘱服用缓泻剂。

2.药物护理

告知患者本病需要长期或终身服药治疗,让患者了解药物的用法、注意事项、疗效及不良反应的观察与处理。

(1)疗效观察:观察患者震颤、肌强直、运动徐缓、步态和姿势等的改善情况。

(2)不良反应的观察及处理:①左旋多巴制剂的不良反应在早期有消化道反应(食欲减退、恶心、呕吐、腹痛等)、直立性低血压、失眠、精神症状(幻觉、妄想)等。进食时服药或减少服药剂量,症状可逐渐消失。对于直立性低血压,当患者由卧位改为立位时,要先经过坐位来过渡,并注意放慢速度,如果感觉头晕,及时用手抓住床挡坐在椅子上或蹲下;当出现严重精神症状时,及时就诊,积极处理。长期服药后可出现运动障碍(异动症)和症状波动等。运动障碍表现为舞蹈样或肌张力障碍样异常不随意运动,表现为怪相、摇头及双臂、双腿及躯干的各种异常运动,一般在药物减量或停药后可改善或消失。症状波动包括开关现象和疗效减退两种。开关现象指每天多次突然波动于严重运动减少和缓解(伴有异动症)两种状态之间。"开"时,帕金森症状减轻,"关"时症状加重。此现象不可预知,要格外引起重视,尤其要注意安全问题。例如患者在过马路时,若突然发生严重运动减少,僵在路中间,会比较危险。因此对于这种患者应嘱其不要单独外出。减少每次剂量,增加服药次数而每天总药量不变,或适当加用多巴胺受体激动剂,减少左旋多巴用量,可以防止或减少症状发生。疗效减退指每次服药后药物的作用时间逐渐缩短,表现为症状有规律性的波动,与有效血药浓度有关,可以预知,故增加每天总剂量并分开多次服用可以预防。②抗胆碱能药物因阻断了副交感神经产生不良反应,如口干、唾液、汗液分泌减少,肠鸣音减少,排尿困难,瞳孔调节功能不良等。由于抗胆碱能药物影响记忆功能,也不宜用于老年患者。③金刚烷胺不良反应有不宁、恶心、失眠、头晕、足踝水肿、幻觉、精神错乱等。有肾功能不良、癫痫病史者禁用。

3.康复训练

(1)疾病早期:患者运动功能无障碍,应鼓励其坚持体育锻炼,应注意的是体力劳动不等于体育锻炼。应有计划、有目的地认真进行肢体功能锻炼,四肢各关节做最大范围的屈伸、旋转等活动,以防止肢体挛缩、关节僵直的发生。

(2)疾病中期:①对于行走障碍者,手杖可帮助限制前冲步态及维持平衡。步行时将脚抬高,尽量跨大步伐向前迈。双臂要自然摇摆,维持平衡。走平路时眼睛看前方,不要看地上。开步困难时想象前方有几条平行线,每跨一步都要跨越一条平行线。转身时,尽量不要原地转弯,而是以弧线前进,身体跟着移动。提供帮助时不要拉着患者走,只要伸出一只手让其牵附即可。②对于姿势平衡障碍者,可两脚交替性放在台阶上,训练双足站立时重心向左右前后移动,进行单足站立、躯干及骨盆旋转、上肢随之摆动、用足跟行走、爬行训练、向后和左右推拉保持平衡的训练。

(3)晚期患者做被动肢体活动和肌肉、关节的按摩,以促进肢体的血液循环。

4.病情观察

观察进行性加重的震颤、运动减少、强直和体位不稳等典型神经症状和体征等,观察药物的不良反应,也应注意观察有无因长期卧床并发肺炎、压疮等情况。

5.安全护理

不要单独使用煤气、热水器及锐利器械,防止受伤;避免进食带骨刺的食物和使用易碎的餐具;外出有人陪伴,佩戴手腕识别牌或外衣口袋内放置写有患者姓名、住址和联系电话的卡片,以防走失等。

6.心理护理

与患者讨论疾病的症状,如颤抖、流涎和言语含糊等,讨论身体健康状态的改变对自尊的影响。鼓励患者表达恐惧与关切,注意倾听。建议患者选择现实可行的支持系统,以面对疾病。纠正患者的错误概念,提供正确信息。必要时提供给患者隐蔽的环境,尤其是进行日常活动及进食时。

(七)健康教育

PD是慢性进行性疾病,经治疗可以减轻症状,病程可持续多年,轻症者甚至仍可工作。本病虽不致命,但若不坚持治疗、康复,病情严重时可全身肌肉强硬、主动活动困难,甚至卧床不起,致最后因发生心肺等合并症而死亡。因此,对PD患者要进行饮食、药物、康复、安全等多方面的综合健康教育。

二、多系统萎缩

多系统萎缩(MSA)是一类原因未明,临床表现为锥体外系、锥体系、小脑和自主神经等多系统损害的中枢神经系统变性疾病,包括橄榄、桥脑、小脑萎缩

(OPCA)、Shy-Drager 综合征(SDS)和纹状体黑质变性(SND)3 个亚型,是一类少见的疾病。基本病理表现为神经元缺失、胶质细胞增生,其病理诊断的特异性标志是少突胶质细胞包涵体(OCIs)。

(一)病因及发病机制

病因不清。目前认为 MSA 的发病机制可能有两条途径:一是原发性少突胶质细胞病变假说,即先出现以 α 突触核蛋白阳性包涵体为特征的少突胶质细胞变性,导致神经元髓鞘变性脱失,激活小胶质细胞,诱发氧化应激,进而导致神经元变性死亡;二是神经元本身 α 突触核蛋白异常聚集,造成神经元变性死亡。α 突触共核蛋白异常聚集的原因尚未明确,可能与遗传易感性和环境因素有关。MSA 患者很少有家族史。环境因素的作用尚不十分明确,有研究提示职业、生活习惯(如有机溶剂、塑料单体和添加剂暴露、重金属接触、从事农业工作)可能增加 MSA 发病风险,但这些危险因素尚未完全证实。

(二)临床表现

1.早期症状

男性患者最早出现的症状通常是勃起功能障碍,男性和女性患者早期都会有膀胱功能障碍,如尿频、尿急、排尿不尽,甚至不能排尿。其他早期症状还包括肢体僵硬、动作缓慢、行走困难、站立时头晕、眩晕、卧位时难以翻身及书写能力的改变。有些患者会变得反应迟钝或步态不稳。

2.自主神经功能不全

自主神经功能不全是 Shy-Drager 综合征(SDS)的首发和突出症状,也是其他亚型最常见的症状之一。常见的临床表现有:直立性低血压、无汗和对热不能耐受、便秘、偶可腹泻、吞咽困难、夜尿增多、尿频、尿急、尿失禁和尿潴留、阳痿和射精不能、瞳孔大小不等和 Horner 综合征、哮喘、呼吸暂停和呼吸困难,严重时需气管切开。斑纹和手凉是自主神经功能障碍所致,有特征性。男性患者最早出现的症状是阳痿,女性患者为尿失禁。

3.运动功能障碍

运动功能障碍可表现帕金森样症状,也可表现小脑症状。在多系统萎缩的晚期帕金森样症状和小脑症状可以同时出现,但如帕金森样症状显著时有时在检查中难以发现小脑症状。

(1)以帕金森样症状为主要表现的多系统萎缩:主要表现为肌强直和运动缓慢,而震颤罕见,双侧同时受累,但可轻重不同。姿势异常较常见。以帕金森样症状为主的患者其特点是对左旋多巴的反应差。只有一小部分患者对左旋多巴反应好,而且经常演变为左旋多巴诱导性的运动障碍。

(2)以小脑症状为主要表现的多系统萎缩:主要表现为指鼻试验、跟膝胫试验阳性,意向性震颤,宽基底步态等。大约5%的患者以小脑症状为首发症状。

4.锥体束征

锥体束征表现为肌张力增高、腱反射亢进、病理反射等。

5.其他

(1)20%的患者出现轻度认知功能损害。

(2)常见吞咽困难、发音障碍等症状。

(3)睡眠障碍,包括睡眠呼吸暂停、睡眠结构异常和REM睡眠行为异常等。

(4)其他锥体外系症状:腭阵挛和肌阵挛皆可见,手和面部刺激敏感的肌阵挛是MSA的特征性表现。抗胆碱能药苯海索治疗对肌阵挛有效,说明是胆碱能障碍的疾病。肌张力障碍在MSA中的出现率为12%～46%。

(5)部分患者出现肌肉萎缩,后期出现肌张力增高、腱反射亢进和巴宾斯基征、视神经萎缩。少数有眼肌麻痹、眼球向上或向下凝视麻痹。

(三)辅助检查

1.影像学检查

多系统萎缩有相对特征的MRI表现,尤其是高场强MRI对该病有较大的诊断价值,包括T_1可见壳核、小脑、脑干萎缩,呈稍短T_1信号;T_2见双侧壳核后外侧有裂隙状的短T_2信号,红核与黑质间正常的长T_2信号区变窄,经尸检证实这种裂隙状的短T_2信号改变与显著的小胶质细胞、星形胶质细胞增生以及病理性的铁质沉积有关。至少20%的多系统萎缩患者可以有上述MRI表现。PET也可发现额叶、颞叶、顶叶、纹状体、小脑、脑干等处出现代谢降低区。

2.神经电生理方面

有学者对126例MSA患者进行肛门和尿道括约肌肌电图(EMG)检查,82%出现异常;另有学者作了同样的研究,异常率为93%。脑干听觉诱发电位(BAEP)检查发现潜伏期及V/I波幅比例异常。专家的研究显示MSA患者早期即出现尿动力学异常。这些发现使MSA的早期诊断成为可能。

3.自主神经功能、神经内分泌试验、卧立位血压检测

卧位血压正常,站立时血压下降20～40mmHg或以上,而心率无明显变化者为阳性。

(四)治疗

目前无特殊治疗方法,主要是对症治疗,晚期主要是护理和预防并发症。

(五)护理措施

1.预防窒息

(1)由于患者喉环状勺肌的萎缩致声带外展不能和声带狭窄,常有异常鼾声、喘鸣和睡眠呼吸暂停,严重时窒息死亡。

（2）夜间查房时应近距离观察患者面色、呼吸次数,观察患者是否出现睡眠呼吸暂停、鼾声增强、喘鸣发作,发现异常者应及时叫醒,并行睡眠呼吸监测。

（3）对有严重声带外展麻痹引起气道梗阻症状明显者,应及时给予气管插管或气管切开。慎用或不用镇静药物,以免引起或加重呼吸障碍。

2.直立性低血压的护理

（1）卧位指导:指导患者于睡眠和平卧位时将头和躯干抬高,可使用摇床或将床头垫高,保持头高于下肢 $15°\sim20°$ 的卧位。采取头高足低位时,最好用血压监测仪动态监测血压变化,若发生低血压时,立即将头、躯干和下肢保持水平卧位。

（2）倾斜台面练习:训练患者体位变换时对血压波动的适应能力。训练中注意台面倾斜的速度不宜过快,观察患者有无面色苍白、恶心、低血压等症状,出现该症状立即停止或休息片刻,待症状缓解后再进行训练,以防加重直立性低血压。

（3）穿抗压服(如紧身裤)、弹力袜及使用腹带:向患者讲解使用该装备的目的是减少直立时下肢静脉淤积,增加回心血量,减少或减轻低血压发作次数和程度。特别在夏季使用该装备会出现出汗、身体不适,鼓励患者克服困难,配合治疗。

（4）饮食护理:为增加循环血量,鼓励患者摄入高盐饮食(以高钠饮食为主)。指导患者进食咸肉、咸菜、咸鸭蛋等高钠食品及香蕉、榨菜等高钾饮食,摄入高盐饮食治疗过程中要密切观察卧、立位血压,鼓励患者多饮水,饮水量 $2.0\sim2.5L/d$,以使血压处于相对稳定状态,并记录出入量,避免水潴留。有明显钠潴留、水肿时,应酌情调整水、钠入量。

3.安全防护

（1）体位性症状的防护:患者在体位变化和活动中易反复发生头晕、晕厥、摔倒、视物模糊,这种体位性症状在清晨、进食后、排尿时、活动时、发热、服退热药、感染后更易发生,应特别注意这些时间段的症状观察,加强保护措施,防止跌倒致头部和四肢发生外伤、骨折损伤。

（2）预防跌倒:针对本病四肢强直、行动迟缓、步态不稳等帕金森样症候,具有站立或行走中身体突然向后倾斜跌倒的特点,应特别注意患者身后的保护。

（3）防止皮肤烫伤:由于 MSA 患者的痛温觉减退,身体损伤时不易感知,易加重受损程度。因此要注意防止皮肤烫伤,洗手、洗足、使用热水袋前,先由他人试测温度,适宜后再予以使用,冬季注意患者睡眠时勿紧贴暖气,或在暖气上覆盖被褥、棉大衣等,防止皮肤烫伤。输入高渗液体时密切观察有无液体外渗,避免由于痛觉下降,加重输液部位组织损伤。

4.预防误吸

饮水呛咳、吞咽困难是本病累及双侧皮质脑干束出现假性延髓性麻痹的表现,应积极预防饮水呛咳和吞咽困难导致的误吸,并进行功能锻炼指导。进食水前将床头抬高至少 30°,指导患者饮水前吸足气、吞咽时憋住气,用勺匙将水少量分次喂入,先以 3~4mL 开始喂入,酌情增加至 1 勺匙,将饮食调成糊状,送至舌根部后,再嘱患者做吞咽动作、缓慢进食,逐渐增加喂入量;吞咽困难严重时给予鼻饲饮食,用针灸方法刺激局部瘫痪的吞咽肌,恢复吞咽功能。

5.排泄异常护理

(1)留置尿管的患者,给予定期膀胱冲洗,训练定期排尿功能。

(2)尿失禁患者,可使用接尿器或纸尿裤,勤换洗,保持会阴部清洁、干燥。

(3)腹泻患者遵医嘱给予止泻收敛药物,并做好肛周皮肤护理;便秘患者指导其多进食含纤维素高的食物,保证足够饮水量,每天定时坐于马桶上,养成定期排便的习惯。

6.预防并发症

大多数患者晚期全身症状严重、长期卧床,尿便行为异常,生活质量低,常因气道梗阻、吸入性肺炎、感染性休克等并发症致死。因此,病情晚期要加强基础护理,预防长期卧床患者的呼吸道感染、泌尿系统感染、压疮三大并发症。定时翻身、叩背,每 2 小时 1 次,及时清除呼吸道分泌物,保持气道通畅,防止发生吸入性肺炎;使用气垫床,骨突出部位垫软垫,预防压疮。

7.心理疏导

由于 MSA 患者常有情绪低落、淡漠或发展为抑郁,患者较少与他人交流,特别是性功能障碍等症状更不愿意诉说,往往给正确的诊治带来困难。应鼓励患者消除顾虑,取得其信任与配合,为正确的医疗诊断、避免误治提供可靠依据。

8.病情观察

密切观察、调节血压变化,注意测量立、卧位血压,观察其差值,最好用血压监护仪了解血压的动态变化。应特别注意夜间血压波动,严密监测用药期间的血压变化,防止血压过高。

9.健康教育

(1)预防晕厥的发生,告知患者及家属直立性低血压的诱发因素,低血压在高温、紧张、快速进餐、饱餐、饮酒、过度换气、排尿过度充盈、久卧后直立时加重,平卧位消失。指导患者避免长时间处于温度过高的环境,洗澡水温不宜过热(可洗温水浴),避免饱餐、饮酒、紧张刺激,保持平和的心态。对排尿、排便感觉异常的患者,指导其养成定时排尿、排便的习惯。

(2)指导患者变换体位时动作缓慢,勿动作过猛,循序渐进地完成坐起、离床、站立、行走过程,加强保护措施,防止头部和四肢发生外伤、骨折。变换体位后应先适应片刻,如起床时先在床上活动肢体后再坐起,站立前先坐一会儿,再慢慢站立、行走,以免直立性低血压的发生。

（3）教会患者因低血压引发不适的防护动作,立即平卧,避免快速体位变动和久站不动,不做导致呼吸困难的运动。在血压控制后,逐渐增加直立时间,做轻微的活动和行走,病情稳定后,可选择适宜的锻炼项目,如游泳。

（4）告知患者无症状的直立性低血压无须治疗,经过脑血管有效的自身调节,可保证脑的供血。

（勇　磊）

第五节　胃炎的护理

胃炎是指任何病因引起的胃黏膜炎症,常伴有上皮损伤和细胞再生,是最常见的消化道疾病之一。按临床发病的缓急和病程的长短,可分为急性胃炎和慢性胃炎。

一、急性胃炎

急性胃炎是多种原因引起的急性胃黏膜炎症。临床常急性发病,可有明显上腹部症状,内镜检查可见胃黏膜充血、水肿、出血、糜烂、浅表溃疡等一过性的急性病变。急性胃炎主要包括急性幽门螺杆菌（Hp）感染引起的急性胃炎和除幽门螺杆菌之外的病原体感染及其毒素对胃黏膜损害引起的急性胃炎和急性糜烂出血性胃炎,后者是指由各种病因引起的、以胃黏膜多发性糜烂为特征的急性胃黏膜病变,常伴有胃黏膜出血和一过性浅溃疡形成。

（一）病因与发病机制

引起急性糜烂出血性胃炎的常见病因有以下几种。

1.药物

常见的有非甾体抗炎药（NSAID）如阿司匹林、吲哚美辛等,某些抗肿瘤药、口服氯化钾及铁剂等。

2.应激

严重创伤、大面积烧伤、大手术、颅内病变、败血症及其他严重脏器病变或多器官功能衰竭等均可使机体处于应激状态而引起急性胃黏膜损害。

3.乙醇

由乙醇引起的急性胃炎有明确的过量饮酒史,乙醇有亲脂性和溶脂能力,高浓度乙醇可直接破坏胃黏膜屏障,引起上皮细胞损害、黏膜出血和糜烂。

（二）临床表现

1.症状

急性糜烂出血性胃炎通常以上消化道出血为主要表现,一般出血量较少,呈间歇性,可自止,但也可发生大出血引起呕血和(或)黑便。部分 Hp 感染引起的急性胃炎患者可表现为一过性的上腹部症状。不洁食物所致者通常起病较急,在进食污染食物后数小时至 24 小时发病,表现为上腹部不适、隐痛,食欲减退,恶心、呕吐等,伴发肠炎者有腹泻,常有发热。

2.体征

多无明显体征,个别患者可有上腹轻压痛。

(三)辅助检查

1.内镜检查

胃镜检查最具诊断价值,急性胃炎内镜下表现为胃黏膜局限性或弥散性充血、水肿、糜烂,表面覆有黏液和炎性渗出物,以出血为主要表现者常可见黏膜散在的点片状糜烂黏膜表面有新鲜出血或黑色血痂。

2.大便隐血检查

以出血为主要表现者,大便隐血试验阳性。

(四)治疗

(1)针对病因,积极治疗原发疾病。

(2)去除各种诱发因素。嗜酒者宜戒酒,如由非甾体抗炎药引起,应立即终止服药并用抑制胃酸分泌药物来治疗,如患者必须长期使用这类药物,则宜同时服用抑制胃酸分泌的药物。

(3)对症治疗:可用甲氧氯普胺(胃复安)或多潘立酮(吗丁啉)止吐,用抗酸药或 H_2 受体拮抗药,如西咪替丁、雷尼替丁或法莫替丁等,以降低胃内酸度,减轻黏膜炎症。保护胃黏膜可用硫糖铝、胶体铋等。

(五)护理措施

1.基础护理

(1)休息:病情较重者应卧床休息,注意胃部保暖。急性大出血者绝对卧床休息。

(2)环境:保持安静、舒适,保证患者睡眠。

(3)饮食:以无渣、温凉半流食或软饭为宜,提倡少量多餐,避免辛辣、生冷食物;有剧烈呕吐、呕血者禁食。

(4)心理护理:由于严重疾病引起出血者,尤其当出血量大、持续时间较长时,患者往往精神十分紧张、恐惧。护士应关心体贴患者,耐心加以解释,缓解患者紧张情绪,解除其恐惧心理,使患者积极配合治疗,促进身体早日康复。

2.疾病护理

(1)对症护理:观察腹痛的程度、性质及腹部体征的变化;呕吐物及排便的次数、量及性质;观察有无水、电解质酸碱平衡紊乱的表现等。有上消化道出血者更要注意出血量和性状、尿量等的观察。

（2）专科护理：遵医嘱用药，观察药物疗效及不良反应，有消化道出血者配合医师采取各种止血措施。

3.健康教育

（1）注意饮食卫生，进食规律，避免过冷过热及不洁的食物。

（2）尽可能不用非甾体抗炎药、激素等药物，如必须服用者，可同时服用抗酸药。

（3）嗜酒者劝告其戒酒。

（4）对腐蚀剂要严格管理，以免误服或被随意取用。

二、慢性胃炎

慢性胃炎是由各种病因引起的胃黏膜慢性炎症。主要组织病理学特征是炎症、萎缩和肠化生。发病率高，且随年龄增长而增高，占接受胃镜检查的门诊患者中的80%～90%。男性稍多于女性。

（一）病因与发病机制

慢性胃炎的病因目前还未完全阐明，认为与下列因素有关：

1.幽门螺杆菌（Hp）感染

现认为Hp感染是慢性胃炎最主要的病因。Hp在慢性胃炎的检出率高达80%～90%。Hp可以造成黏膜上皮细胞的变性坏死及黏膜的炎症反应。Hp的抗原物质还能引起宿主对于黏膜的自身免疫反应。

2.自身免疫反应

部分慢性胃炎患者血液中能检测到壁细胞抗体（PCA）和内因子抗体（IFA），说明慢性胃炎与自身免疫具有密切关系。这些自身抗体与壁细胞结合后，在补体的参与下，破坏壁细胞，壁细胞数目减少，最终造成胃酸分泌缺乏，维生素B_{12}吸收不良，导致恶性贫血。自身免疫性胃炎还可伴有其他自身免疫病如桥本甲状腺炎、白癜风等。

3.十二指肠液反流

幽门括约肌松弛或胃部手术胃肠吻合后，十二指肠液易发生反流，其中的胆汁和胰酶可以造成胃黏膜的损伤，产生炎症。

4.其他

研究发现慢性胃炎还与遗传、年龄、吸烟、饮酒、环境、饮食习惯等因素有关。如水土中含过多硝酸盐、微量元素比例失调等均可增加慢性胃炎发生的危险性并影响其转归。饮食中高盐和缺乏新鲜蔬菜水果与胃黏膜萎缩、肠化生及胃癌的发生密切相关。

(二)临床表现

目前我国临床上仍将慢性胃炎分为慢性浅表性和慢性萎缩性两类。根据炎症分布部位分为 A、B 两型。病变常局限于胃窦部,而胃体黏膜基本正常,称为胃窦胃炎,又称 B 型胃炎;少数病例炎症局限于胃体或胃底,称为胃体胃炎,又称 A 型胃炎。

慢性胃炎起病隐匿,症状多无特异性。症状的轻重与病变的严重程度无密切关系,而与病变是否处于活动期有关。由幽门螺杆菌引起的慢性胃炎多数患者无症状,有症状者表现为上腹痛、饱胀不适,以餐后明显,有时伴嗳气、反酸、恶心、呕吐,少数患者可有上消化道少量出血的表现。自身免疫性胃炎患者可伴有畏食、贫血、体重减轻等症状。恶性贫血患者尚有舌炎、四肢感觉异常等表现。

慢性胃炎除了上腹可有轻压痛外,一般无明显的腹部体征。

(三)辅助检查

1.内镜及胃黏膜活组织检查

二者结合是诊断慢性胃炎的最可靠方法,可通过活检确定胃炎的病理类型,并能检测幽门螺杆菌。按悉尼标准,慢性胃炎的胃镜表现可分类为:充血渗出性胃炎、平坦糜烂性胃炎、隆起糜烂性胃炎、萎缩性胃炎、出血性胃炎、反流性胃炎、皱襞增生性胃炎 7 种。

浅表性胃炎表现为黏膜充血与水肿混杂出现,镜下呈红白相间,以红为主,表面附着灰白色分泌物,可见局限性出血点和糜烂。萎缩性胃炎黏膜多苍白色或灰白色,黏膜变薄,可透见黏膜下血管纹,皱襞细平,常见糜烂出血灶;局部可见颗粒状或结节状上皮增生。

2.幽门螺杆菌检测

对活检标本检测幽门螺杆菌,可采取快速尿素酶检查和胃黏膜涂片、组织切片、培养等,以增加诊断的可靠性。根除幽门螺杆菌治疗后,可在胃镜复查时重复上述检查,也可采用非侵入性检查,如^{13}C 或^{14}C 尿素呼气试验。

3.血清学检查

自身免疫性胃炎血清促胃泌素水平常明显升高,血清中可测得 PCA 和 IFA。多灶萎缩性胃炎时,血清促胃泌素水平正常或偏低。

(四)诊断要点

慢性胃炎无特异性临床表现,确诊依赖于胃镜和黏膜活检。Hp 检查、免疫学检查有助于病因学分析。消化性溃疡、胃癌、胃肠神经官能症、慢性胆囊炎都可以表现为上腹不适,胃镜和胆囊 B 超可以鉴别。

(五)治疗

1.抗菌治疗

绝大多数慢性活动性胃炎患者胃黏膜中可检出幽门螺杆菌,而根除幽门螺杆菌可使胃黏膜炎症消退。根除幽门螺杆菌特别适用于：①伴有胃黏膜糜烂、萎缩及肠化生、异型增生者；②有消化不良症状者；③有胃癌家族史者。

2.保护胃黏膜

氢氧化铝凝胶、复方氢氧化铝片、硫糖铝等可保护胃黏膜不受 NSAID 和胆汁的侵害；但是，A 型胃炎不宜用抗酸药，对于低胃酸分泌的 B 型胃炎，不提倡摄入醋类酸性饮食，反而要应用抗酸药以减少 H^+ 的反弥散。

3.对症处理

对症处理是慢性胃炎药物治疗不可缺少的部分，可改善症状，树立治疗的信心。胃肠动力药如多潘立酮或西沙必利对于腹胀、恶心、呕吐、腹痛具有明显的疗效；助消化药有相似疗效，如乳酶生、多酶片、干酵母片、健胃消食片等均可选用；恶性贫血者应予以维生素 B_{12} 注射。

4.异型增生的治疗

慢性胃炎进一步发展，胃上皮或化生的肠上皮在再生过程中发生发育异常，可形成异型增生，表现为细胞异型性和腺体结构的紊乱，异型增生是胃癌的癌前病变，应予以高度重视。对轻度异型增生除给予上述积极治疗外，关键在于定期随访。补充多种维生素及微量元素对于逆转黏膜肠化生和不典型增生有一定效果。重度异型增生则宜予以预防性手术，目前多采用内镜下胃黏膜切除术。

(六)护理措施

1.起居护理

慢性胃炎急性发作时应卧床休息，注意上腹部保暖。慢性胃炎恢复期，患者生活要有规律，注意劳逸结合，避免过度劳累。

2.疼痛护理

遵医嘱给予局部热敷、按摩或给予止痛药、抗酸药等缓解上腹部的疼痛，同时应安慰、陪伴患者以使其精神放松，增强对疼痛的耐受力。还可采取中医方法止痛。

(1)熨敷：食盐适量炒热，敷熨胃痛部位，治疗胃寒作痛。

(2)推拿：用拇指在患者中脘、内关、足三里和至阳穴重压揉按，用力由轻至重，由重到轻，脘痛缓解后再按压5分钟。适用于胃脘痛诸证。

(3)刮痧：在患者上脘、中脘、下脘部和胸骨柄及脊椎两侧，适用于胃脘痛实证、热证。

(4)针刺：主穴常取合谷、内关、中脘、足三里、公孙穴。寒邪客胃和脾胃虚寒者，加灸。

(5)耳针：取穴神门、胃、交感、十二指肠、肝、脾。每次选用3~5个穴，毫针轻中度刺激，也可用王不留行贴压。

(6)探吐:食滞胃脘胀满疼痛欲吐者,可用盐汤探吐以涌吐宿食,缓解胃痛。

3.饮食护理

慢性胃炎患者应慎饮食。急性发作期少量多餐,一般进少渣、温热、清淡的流食或半流食为宜。恢复期鼓励患者以进食易消化食物,定时进餐,细嚼慢咽,减轻胃部负担为原则。不暴饮暴食,避免辛辣、生冷等刺激性食物。如胃酸缺乏者食物应完全煮熟后食用,可酌情食用酸性食物如山楂、食醋等;胃酸高者应避免刺激性食物,如烟酒、浓茶、甜腻之品。可结合中医辨证选食:易食滞腹胀者平素可选食宽中和胃消食之品,如萝卜、山楂、柑橘等;喜温者可适量补充温中健脾之品,如牛奶、鸡蛋、大枣、山药、生姜、饴糖等;舌红少津者宜多食益胃生津之品,如梨、甘蔗或石斛、麦冬煎汤代茶饮。

4.用药护理

遵医嘱用药,观察药物疗效及不良反应。

5.心理护理

精神因素也与慢性胃炎消化不良症状的发生密切相关。对焦虑不安的患者,应评估焦虑的程度,帮助患者降低现存的焦虑水平,提供安全和舒适的环境,减少对感官的刺激。表现出对患者的理解和同情,谈话时语速要缓慢,态度要和蔼,不与患者进行争辩。指导放松疗法,如深呼吸、按摩、热水浴等。如果焦虑症状明显,可遵医嘱给予对症治疗的药物。

6.健康教育

(1)介绍本病有关的病因,指导患者避免诱发因素,注意生活规律,劳逸结合,保持良好的心态。

(2)保持口腔清洁,避免咽、喉、口腔病灶细菌或病毒侵入胃内,引起细菌或病毒的感染。

(3)注意饮食调理和饮食卫生,多吃新鲜蔬菜、水果,尽量少吃或不吃烟熏、腌制食物。忌浓茶、咖啡,过冷、过热、粗糙和刺激性食物。

(4)对嗜烟酒患者应向其讲明危害,可与患者及家属共同制订。戒烟酒计划,让家属监督该计划的实施。

(5)指导患者遵医嘱服药,并介绍出院后常用药物的名称、药物作用,服用的剂量、方法及时间。服用对胃有刺激性的药物,如阿司匹林等非甾体抗炎药物时,需餐后服用,减少药物对胃的刺激。中成药如健胃消食片、午时茶、保和丸等均有助运化,家中可常备。

(6)慢性萎缩性胃炎有10%患者可转为胃癌,患者要坚持定期复诊,特别是胃黏膜异型增生者,应定期胃镜检查。

(刘　霞)

第六节　消化性溃疡的护理

消化性溃疡（PU）主要是指发生在胃和十二指肠的慢性溃疡，即胃溃疡（GU）和十二指肠溃疡（DU），溃疡的形成与胃酸/胃蛋白酶的消化作用有关。

本病是常见病，临床上十二指肠溃疡比胃溃疡多见，男性多于女性。十二指肠溃疡好发于青壮年，胃溃疡发病年龄较十二指肠溃疡约迟 10 年。消化性溃疡是自限性疾病，但易复发。多数消化性溃疡患者具有典型临床特点，即慢性、周期性、节律性上腹痛。秋冬和冬春之交是本病的好发季节。

一、病因与发病机制

消化性溃疡的病因和发病机制较为复杂，迄今尚未完全阐明。概括起来，是胃、十二指肠局部黏膜损害因素（致溃疡因素）和黏膜保护因素（黏膜抵抗因素）之间失去平衡所致，这是溃疡发生的基本原理。

（一）损害因素

1.幽门螺杆菌（Hp）感染

Hp 为消化性溃疡的一个重要发病原因。Hp 感染导致消化性溃疡的确切机制未明，可能的机制是 Hp 感染改变了黏膜侵袭因素与防御因素之间的平衡。一方面，Hp 凭借其毒力因子的作用，诱发局部炎症和免疫反应，损害局部黏膜的防御/修复机制。另一方面，Hp 感染可增加促胃液素和胃酸的分泌，增强侵袭因素。这两方面的协同作用造成了胃十二指肠黏膜损害和溃疡形成。故消除 Hp 可降低消化性溃疡复发率。

2.胃酸和胃蛋白酶

在损害因素中，胃酸—胃蛋白酶，尤其是胃酸的作用占主导地位。此外，胃蛋白酶的蛋白水解作用与胃酸的腐蚀作用一样，是引起消化性溃疡形成的组织损伤的组成部分。胃酸加胃蛋白酶更具有侵袭力。DU 患者多存在胃酸分泌增高，因该类患者多为慢性胃窦炎，胃体黏膜未受损或轻微受损，仍保留旺盛的泌酸能力。

3.药物

NSAIDs 是消化性溃疡的另一个常见病因，引起的溃疡以 GU 多见。NSAIDs 除可直接损害胃黏膜外，更主要的是此类药物通过抑制环氧化酶（COX）而导致胃肠黏膜生理性前列腺素 E 合成不足，削弱前列腺素对胃及十二指肠的保护作用。NSAIDs 所致的溃疡形成与药物的种类、剂量、用药持续时间具有相关性，高龄、同时服用抗凝血药或肾上腺糖皮质激素等因素可加重或促发 NSAIDs 所致的溃疡及其并发症发生的危险性。NSAIDs 和幽门螺杆菌是引起消化性溃疡发病的两个独立因素,至于两者是否有协同作用则尚无定论。

4.饮食失调

粗糙和刺激性食物或饮料可引起黏膜的物理性和化学性损伤。不定时的饮食习惯会破坏胃酸分泌规律。饮料与烈酒除直接损伤黏膜外,还能促进胃酸分泌,咖啡也能刺激胃酸分泌。这些因素均可能与消化性溃疡的发生和复发有关。

5.精神因素

持久和过度精神紧张、情绪激动等精神因素可引起大脑皮质功能紊乱,使迷走神经兴奋和肾上腺皮质激素分泌增加,导致胃酸和胃蛋白酶分泌增多,促使溃疡形成。

6.吸烟

研究证明吸烟可增加 GU 和 DU 的发病率,同时可影响溃疡的愈合,但机制尚不很清楚。

(二)保护因素

1.胃黏液—黏膜屏障

该屏障可以阻碍胃腔内 H^+ 反弥散入黏膜。

2.黏膜的血液循环和上皮细胞的更新

胃、十二指肠黏膜的良好血液循环和上皮细胞强大的再生力,对黏膜的完整性起着重要作用。

3.前列腺素

前列腺素对黏膜细胞有保护作用,能促进黏膜的血液循环,促进胃黏膜细胞分泌黏液及 HCO_3^-,是增强黏膜上皮更新,维持黏膜完整性的一个重要因素。

(三)其他因素

1.遗传因素

研究发现,O 型血比其他血型容易患 DU。家族中有患消化性溃疡倾向者,其亲属患病机会比没有家族倾向者高三倍。

2.全身疾病

慢性肾功能衰竭、类风湿关节炎、肝硬化等疾病可能与消化性溃疡的发病有关。

在上述因素中,胃酸/胃蛋白酶在消化性溃疡发病中起决定性作用,因胃蛋白酶活性受到胃酸的制约,所以胃酸是溃疡形成的直接原因。但胃酸的这一损害作用一般只在正常黏膜防御/修复功能遭受破坏时才能发生。GU 和 DU 的病因各有侧重,前者侧重于保护因素的削弱,而后者则侧重于损害因素的增强。

十二指肠溃疡好发部位为十二指肠球部,发生在十二指肠降部的溃疡称为球后溃疡。胃溃疡的好发部位为胃角和胃窦小弯侧。与糜烂不同,溃疡的黏膜缺损超过黏膜肌层。一般为单个溃疡,2个以上者称为多发性溃疡。溃疡形状多呈圆形或椭圆形,直径小于10mm,GU要比DU稍大,直径大于2cm的称为巨大溃疡。溃疡边缘光整、底部洁净,由肉芽组织构成,上面覆盖有灰白色或灰黄色纤维渗出物。活动期溃疡周围黏膜常有炎症水肿。溃疡浅者累及黏膜肌层,深者达肌层甚至浆膜层,溃破血管时引起出血,穿破浆膜层时引起穿孔。溃疡愈合时周围黏膜炎症、水肿消退,边缘上皮细胞增生覆盖溃疡面,其下的肉芽组织纤维转化,变为瘢痕,瘢痕收缩使周围黏膜皱襞向其集中。

二、临床表现

消化性溃疡临床表现不一,少数可无症状或以出血、穿孔等并发症为首发症状。典型的消化性溃疡有如下临床特点。①慢性过程,呈反复发作,病史可达数年至数十年。②周期性发作,发作与自发缓解相交替,反映了溃疡急性活动、逐渐愈合、形成瘢痕的病程周期。发作期可为数周或数月,缓解期也长短不一,短者数周、长者数年,因患者的个体差异、溃疡的发展情况和治疗效果及自我护理措施而异。发作与下列诱因有关:季节(多在秋冬或冬春之交发病)、精神紧张、情绪波动、饮食不调或服用与发病有关的药物等,少数也可无明显诱因。③发作时上腹痛呈节律性,以DU更明显。

(一)症状

1.上腹痛

为本病的主要症状。多位于中上腹,可偏右或偏左。高位或前壁溃疡常向胸部放射,后壁溃疡则放射至脊柱旁的相应部位。性质多为灼痛,也可为钝痛、胀痛、剧痛或饥饿样痛。一般为轻至中度持续性痛。可通过休息、进食、服制酸药物、以手按压疼痛部位、呕吐等方法而减轻或缓解。由于疼痛的发生与溃疡面接触胃酸和胃酸的酸度有关,而食物是引起胃液分泌的主要原因,因此,临床上疼痛常与饮食之间具有明显相关性,GU与DU的疼痛各有特点。部分患者仅表现为无规律性的上腹隐痛不适。也可因并发症而发生疼痛性质及节律的改变。

2.其他症状

可伴有反酸、嗳气、上腹胀、恶心、呕吐等,患者可因疼痛而减食或为止痛而多餐;也可有自主神经功能失调表现,如失眠、多汗、脉缓等。

(二)体征

溃疡缓解期无明显体征,活动期上腹部可有局限性轻压痛,胃溃疡压痛多在剑突下或左上腹,十二指肠溃疡压痛常偏右上腹。少数患者于背部第6～12胸椎棘突附近有压痛点(称为Boas征)。应当注意胃与十二指肠是空腔内脏,体表的定位不能完全确切反映病灶的解剖部位。

(三)特殊类型的消化性溃疡

1.复合溃疡

复合溃疡指胃和十二指肠同时发生的溃疡。DU往往先于GU出现。幽门梗阻发生率较高。

2.幽门管溃疡

幽门管溃疡与DU相似,胃酸分泌一般较高。幽门管溃疡腹痛的节律性不明显,对药物治疗反应较差,呕吐较多见,较易发生幽门梗阻、出血和穿孔等并发症。

3.球后溃疡

球后溃疡指发生在十二指肠球部以下的溃疡,多发生在十二指肠乳头的近端。具有DU的临床特点,但午夜痛及背部放射痛多见,对药物治疗反应较差,较易并发出血。

4.巨大溃疡

巨大溃疡指直径大于2cm的溃疡。对药物治疗反应较差、愈合时间较长,易发生慢性穿透或穿孔。胃的巨大溃疡注意与恶性溃疡鉴别。

5.老年人消化性溃疡

近年老年人发生消化性溃疡的报道增多。多发生在胃,且多见于胃体部,胃溃疡直径常>2.5cm。多发性溃疡和复合性溃疡在老年人均较常见。临床表现不典型,疼痛多无规律,食欲缺乏、恶心、呕吐、消瘦、贫血等症状突出,易误诊为胃癌。

6.无症状性溃疡

约15%消化性溃疡患者可无症状,而以出血、穿孔等并发症为首发症状。可见于任何年龄,以老年人较多见;NSAIDs引起的溃疡近半数无症状。

(四)并发症

1.出血

出血是消化性溃疡最常见的并发症,也是上消化道大出血最常见的病因,发生于15%～25%的患者,DU比GU易发生。溃疡基底部穿破血管为出血的主要原因。一般出血前腹痛加剧,出血后疼痛会有所缓解。出血量与被侵蚀的血管大小有关,轻者大便隐血阳性或黑便,重者呕血,超过1000mL可引起周围循环衰竭。

2.穿孔

溃疡病灶穿透浆膜层则并发穿孔,见于2%～10%病例,是消化性溃疡最严重的并发症。十二指肠溃疡比胃溃疡多见。临床上可分为3种。①急性穿孔:最常见,溃疡病灶多位于十二指肠前壁或胃前壁,又称游离性穿孔。穿孔后胃肠内容物渗入腹膜腔而引起急性弥散性腹膜炎。临床上可突然出现剧烈腹痛,腹肌高度强直,并有全腹压痛和反跳痛,肠鸣音减弱或消失,肝浊音界缩小或消失。②亚急性穿孔:邻近后壁的穿孔或游离穿孔较小,只引起局限性腹膜炎,症状较急性穿孔轻而体征较局限。③慢性穿孔:溃疡穿透并与邻近器官、组织粘连,穿孔时胃肠内容物不流入腹腔,又称穿透性溃疡。这种穿透性溃疡改变了腹痛规律,变得顽固而持续,疼痛常放射至背部。老年人消化性溃疡穿孔,腹痛及腹膜刺激征不明显。

3.幽门梗阻

主要是由 DU 或幽门管溃疡引起,见于 $2\% \sim 4\%$ 的患者。溃疡急性发作时可因炎症水肿和幽门部痉挛而引起暂时性梗阻,可随炎症的好转而缓解,内科治疗有效,故称为功能性或内科性幽门梗阻。反之,由于溃疡愈合、瘢痕形成和瘢痕组织收缩或与周围组织粘连而阻塞幽门通道者,则属持久性,非经外科手术不能缓解,称为器质性或外科性幽门梗阻。幽门梗阻临床表现为:餐后上腹饱胀、上腹疼痛加重,伴有恶心、呕吐,大量呕吐后症状可以改善,呕吐物含发酵酸性宿食。严重呕吐可致失水和低氯低钾性碱中毒,发生营养不良和体重减轻。体检可见胃型和胃蠕动波,空腹时胃有振水音。进一步作胃镜或 X 线钡剂检查可确诊。

4.癌变

DU 癌变者罕见,GU 癌变率在 1% 以下,对胃溃疡应提高警惕。长期慢性 GU 病史、年龄在 45 岁以上、经严格内科治疗 6～8 周疼痛无好转,出现进行性消瘦,大便隐血试验持续阳性者,应怀疑癌变,需进一步检查和定期随访。

三、辅助检查

(一)内镜和胃黏膜组织活检检查

这是确诊消化性溃疡首选的检查方法。可直接观察溃疡部位、大小、性质、分期。胃的良、恶性溃疡鉴别必须由活组织检查来确定。胃镜下溃疡可分为活动期(A 期)、愈合期(H 期)和瘢痕期(S 期)。A 期:溃疡灶周边炎症浸润,溃疡面白色苔。H 期:溃疡周边炎症消失,黏膜新生,溃疡变浅变小。S 期:溃疡灶内肉芽形成。

(二)X 线钡餐检查

此检查适用于对胃镜检查有禁忌或不愿接受胃镜检查者。龛影是直接征象,对溃疡诊断有重要价值。

(三)幽门螺杆菌检测

这是消化性溃疡的常规检查项目,有无幽门螺杆菌感染决定治疗方案的选择。检测方法分为侵入性和非侵入性两大类。侵入性需通过胃镜取胃黏膜活检,主要包括快速尿素酶试验、组织学检查和幽门螺杆菌培养。快速尿素酶试验是侵入性检查的首选方法。非侵入性主要有血清学检查及[13]C 或[14]C 尿素呼气试验,可作为根除治疗后复查的首选方法。

(四)胃液分析和血清胃泌素测定

此检查一般仅在疑有胃泌素瘤时作鉴别诊断之用。

(五)大便隐血试验

阳性提示溃疡处于活动期,一般经治疗1～2周内可转阴,如持续阳性,应考虑癌变。

四、诊断要点

根据慢性病程、周期性发作的节律性上腹疼痛病史,可做出初步诊断。确诊有赖胃镜检查。X线钡餐检查发现龛影也有确诊价值。

五、治疗

消化性溃疡以内科治疗为主,目的是消除病因、控制症状,促进溃疡愈合,防止复发和避免并发症的发生。目前根除Hp和抑制胃酸的药物是治疗溃疡病的主流,黏膜保护药物也起重要的作用。

(一)药物治疗

1.降低胃酸药物

包括抗酸药和抑制胃酸分泌药两类。

(1)抗酸药:为一类弱碱药物,口服后能与胃酸作用形成盐和水,能直接中和胃酸,并可使胃蛋白酶不被激活,迅速缓解溃疡的疼痛症状。常用药物有氢氧化铝凝胶、铝碳酸镁、复方氢氧化铝、乐得胃等。

(2)抑制胃酸分泌的药物。

1)H_2受体拮抗药(H_2RA):能阻止组胺与其H_2受体相结合,使壁细胞分泌胃酸减少。常用药物有西咪替丁、雷尼替丁和法莫替丁。不良反应较少,主要为乏力、头晕、嗜睡和腹泻。

2)质子泵抑制药(PPI):作用于壁细胞分泌胃酸终末步骤中的关键酶H^+-K^+-ATP酶(质子泵),使其不可逆失活,从而有效地减少胃酸分泌,其抑酸作用较H_2RA更强而持久,是已知的作用最强的胃酸分泌抑制药。常用的药物有奥美拉唑、兰索拉唑、泮托拉唑、雷贝拉唑和埃索美拉唑等。

2.保护胃黏膜药物

(1)胶体次枸橼酸铋(CBS):在酸性环境中,通过与溃疡面渗出的蛋白质相结合,形成一层防止胃酸和胃蛋白酶侵袭的保护屏障。CBS还能促进上皮分泌黏液和HCO_3^-,并能促进前列腺素的合成;此外,CBS还具有抗Hp的作用。一般不良反应少,但服药能使大便呈黑色。为避免铋在体内过量的蓄积,不宜长期连续服用。

（2）硫糖铝:其抗溃疡作用与 CBS 相仿,但不能杀灭 Hp。由于该药在酸性环境中作用强,故应在三餐前及睡前 1 小时服用,且不宜与制酸剂同服,不良反应轻,主要为便秘。

（3）米索前列醇:具有抑制胃酸分泌、增加胃十二指肠黏膜的黏液和碳酸氢盐分泌和增加黏膜血流等作用。常见不良反应为腹泻,因可引起子宫收缩,孕妇忌服。

3.根除幽门螺杆菌药物治疗

根除 Hp 可使大多数 Hp 相关性溃疡患者完全达到治疗目的。目前推荐以 PPI 或胶体铋为基础加上两种抗生素的三联治疗方案。疗程 1 周,Hp 根除率为 90% 以上。对于三联疗法失败者,一般用 PPI＋铋剂＋两种抗生素组成的四联疗法。

(二)手术治疗

适用于伴有急性穿孔、幽门梗阻、大量出血经内科积极治疗无效者和恶性溃疡等并发症的消化性溃疡患者。

六、常见护理问题

(一)腹痛

1.相关因素

胃酸直接作用于溃疡面引起化学性炎症,胃酸的直接刺激或炎症、水肿造成组织张力增加,刺激溃疡边缘和基底部神经末梢引起疼痛。胃肠动力异常如蠕动增强或胃内压增高虽不能直接引起疼痛,但可以使疼痛明显增加。

2.临床表现

（1）疼痛部位:胃溃疡疼痛部位常在剑突下或上腹部中线偏左;十二指肠溃疡则在剑突下偏右。

（2）疼痛性质:消化性溃疡的疼痛多为持续性钝痛、灼痛或饥饿痛,程度较轻多能忍受,可持续出现 30 分钟或数小时,疼痛的强度与溃疡的大小、胃酸水平无关,主要和患者的痛阈及对疼痛的反应性相关,存在明显的个体差异。

3.护理措施

（1）疼痛发生时,患者应卧床休息。

（2）向患者及其家属讲解疼痛的原因,消除患者的紧张心理,可采用交谈、听音乐等方法分散患者的注意力。

（3）用药护理:注意观察药效及其不良反应。

1)抗酸分泌药物。①质子泵抑制剂:服用时间为早餐前 1 小时或晚睡前,服用时应整粒吞服,不可咀嚼。少数患者可出现腹泻、便秘或腹胀。②H₂ 受体拮抗药:

服用时间为餐前,少数患者用药期间可出现一过性肝功能损害和粒细胞缺乏,可出现头痛、嗜睡等反应。此外,法莫替丁可使茶碱类药物的毒性增加。③制酸剂:此类药品已较少使用,在餐前或疼痛时咀嚼后服用。常见不良反应为便秘。

2)抗 Hp 药物。抗生素均于餐后服用。阿莫西林使用前应做青霉素皮试,并注意观察有无迟发性过敏反应的出现,如皮疹等。甲硝唑可引起恶心、呕吐等胃肠道反应,可根据医嘱适当用甲氧氯普胺、维生素 B_6 拮抗,甲硝唑的代谢产物可使尿液呈深红色。四环素可引起上腹部不适、口角炎等,日晒可出现光敏现象,建议患者服用本品期间不要直接暴露于阳光或紫外线下,一旦皮肤有红斑应立即停药。呋喃唑酮主要不良反应有恶心、呕吐、直立性低血压、低血糖等。

3)保护胃黏膜药物。①硫糖铝:有硫糖铝片和硫糖铝混悬液,只在酸性条件下有效,与制酸药物及多酶片同服,可降低硫糖铝的药效,如为片剂应嚼服,在餐前 1 小时服用,本药含糖量较高,故糖尿病患者应慎用,可有口干、恶心、便秘等不良反应。②铋剂:胶体枸橼酸铋因其在酸性环境中才起作用,故应餐前服用,不得与强制酸药物同时服用,服药期间大便可呈黑色,还应注意不得与牛奶同服。③米索前列醇:本品不常用,空腹服用。腹泻是其主要不良反应,前列腺素可引起子宫收缩,孕妇忌服。

(4)帮助患者减少或去除加重或诱发疼痛的因素。①对服用非甾体抗炎药者,应更换其他类药物或停药。②避免食用刺激性食物,以免加重对黏膜的刺激。③对嗜烟酒者,劝其戒除。因为乙醇可刺激黏膜引起损伤,烟中的尼古丁不仅能损伤黏膜,刺激壁细胞增生和胃酸分泌,还可降低幽门括约肌张力,使胆汁反流入胃,并抑制胰腺分泌 HCO_3^-,削弱十二指肠腔内对胃酸的中和能力。帮助患者制订切实可行的戒烟、戒酒计划,避免突然戒烟引起焦虑、烦躁,反过来刺激胃酸分泌。

(5)注意观察及详细了解患者疼痛的性质、部位及持续的时间,认真做好疼痛评估,根据疼痛的规律和特点,进行干预。①十二指肠溃疡疼痛表现为空腹痛或午夜痛,指导患者准备能中和胃酸的碱性食物,如苏打饼干等在疼痛时进食。②嘱患者定时进餐,每餐不宜过饱,以免胃窦部过度扩张而刺激胃酸分泌。③注意饮食结构,由于蛋白质食物具有中和胃酸作用,可适量摄取脱脂牛奶,宜安排在两餐之间饮用,但不宜多饮,因为钙质吸收会反过来刺激胃酸分泌。

(二)潜在并发症:上消化道出血

1.相关因素

溃疡侵蚀血管及黏膜引起出血。

2.临床表现

消化性溃疡出血的临床表现由出血的部位、速度和出血量决定。十二指肠后壁溃疡易穿透十二指肠动脉,导致急性上消化道大出血,而通常溃疡面渗血,则出血速度慢,出血量小。消化道大出血可表现为呕血、黑便或柏油样便,甚至可出现失血性休克。少量上消化道出血可表现为小细胞低色素性贫血及大便隐血阳性。一般出血量达到 5mL 即可发现大便隐血阳性,50～100mL 可出现黑便,1000mL 以上可出现循环功能改变,短时间内出血超过 1500mL 常导致休克。

3.护理措施

根据患者的血压、脉搏、呕血、黑便等临床表现综合判断患者的出血量。视出血量的多少,积极采取相应的措施。

(1)出血量不大,无呕血,仅有黑便或大便隐血阳性时,可进食冷流食,逐渐过渡到半流食。出血停止后可逐渐增加活动量。

(2)出血量较大,有呕血、黑便时:①立即协助患者绝对卧床休息,头偏向一侧,以防呕吐引起窒息;建立静脉通道,抽血验血型及交叉配血、备血;②按医嘱给予止血、制酸、补充血容量、输血等治疗;③安慰患者,避免因过度紧张而加重出血;④内镜下查找出血原因及止血治疗。

(三)潜在并发症:穿孔

1.相关因素

溃疡深达浆膜层时可发生穿孔。

2.临床表现

在饮酒、劳累、服用阿司匹林等诱因存在时,可出现突发的上腹部剧烈疼痛,大汗淋漓,烦躁不安,服用制酸剂不能缓解疼痛。当炎症迅速波及全腹时,即表现出急性弥散性腹膜炎的特征,部分患者可出现休克。此为急性穿孔的特征性表现。如果出现腹痛规律改变,疼痛顽固而持久向腰背部放射,则可能为慢性穿孔。腹部X 线检查可发现膈下有游离气体。

3.护理措施

(1)急性小的穿孔可行内科非手术治疗:①卧床休息,禁食;②密切观察病情,监测生命体征;③持续胃肠减压及抗酸治疗,以减少胃、十二指肠分泌液,阻止其继续流入腹腔;④维持水、电解质及酸碱平衡,联合应用广谱抗生素,防止腹腔感染。

(2)大的穿孔应尽快手术治疗,在积极抗休克、充分扩充血容量的基础上,做好术前的准备工作,如备皮、青霉素皮试、普鲁卡因皮试、血型、交叉配血及备血等。

(四)潜在并发症:幽门梗阻

1.相关因素

由于溃疡活动期,溃疡周围组织炎性充血、水肿或反射性地引起幽门痉挛,此类梗阻为暂时性的。另一类属于永久性的梗阻,非外科手术不能缓解,是由于复发性溃疡,造成局部瘢痕形成、瘢痕组织收缩或与周围组织粘连致使幽门狭窄。

2.临床表现

典型的幽门梗阻表现为胃潴留,其主要表现为呕吐,常间隔1～2天1次,1次呕吐量可超过1L,呕吐物呈酸腐味的宿食。还伴有上腹部疼痛、饱胀不适、食欲缺乏、嗳气、反酸等,病情严重者可出现明显体重减轻,水、电解质紊乱。体征于空腹时可见胃型蠕动波、上腹部振水音。

3.护理措施

(1)禁食。

(2)持续胃肠减压及抗酸治疗,以减少胃内潴留、抑制胃液分泌,使溃疡迅速消肿、愈合。观察胃液引流的颜色、性状、量。

(3)维持水、电解质平衡。

(4)定期监测血生化。

(5)准确记录出入量。

(6)禁用抗胆碱药物,如阿托品、山莨菪碱等,因为此类药物会延迟胃排空,加重胃潴留。

七、健康教育

(一)心理指导

消化性溃疡属于典型的心身疾病范畴,心理社会因素对发病起重要作用,因此乐观的情绪、避免过度紧张,无论在本病的发作期还是缓解期均很重要。

(二)饮食指导

1.急性发作期饮食指导

饮食的原则是严格限制对胃黏膜有化学性和物理性刺激的食物及减少胃的负担。食物易于消化、富含蛋白质和维生素、低脂、少量多餐。选择温和、无刺激、易于消化的少渣半流食或流食,如面汤、稀饭、藕粉、蛋羹、果汁等,限制牛奶、面汤、浓鸡汤的摄入。制备食物应变换花样,注意色、香、味的调配,待病情稳定后,进入缓解期饮食。

2.缓解期饮食指导

为巩固疗效,在病情稳定的情况下,可采用少渣软食,同时要注意蛋白质的补充。患者经过急性期一段时间的饮食限制,容易造成营养素的缺乏,因此应根据患者个人的耐受力增加食物内容并多样化,使营养达到充分的平衡。可增加一些容易消化的含少量膳食纤维的蔬菜,如冬瓜、西红柿,主食可逐渐吃一些馒头、面包等。

3.恢复期饮食指导

此期饮食应营养均衡,以促进溃疡的愈合,防止溃疡复发。改变传统的溃疡饮食习惯(如少量多餐,只吃细软食物,防止进食刺激性食物),提倡正常饮食和高纤维素饮食,原因如下。①少吃多餐可导致饮食无规律,不仅不能减轻溃疡病的症状,反而会加重病情。因为,食物进入胃内,虽然能中和一部分胃酸,但食物又会刺激胃酸,不利于溃疡愈合。因此,现在主张一般在有效的抗酸治疗条件下,大多数患者可进行正常饮食,不必过多限制,但应避免辛辣、过咸食物及浓茶、咖啡等。②高纤维饮食中存在一种脂溶性保护因子且含有较多的营养因子,这些具有防止溃疡发生和复发的作用。同时高纤维饮食可使口腔充分咀嚼,唾液充分分泌,不仅能帮助消化,而且有中和胃酸和提高胃黏膜屏障的作用,而细软的食物在口腔中咀嚼时间短,唾液不能充分分泌。

(三)作息指导

鼓励患者生活自理,适当的活动,如散步等。但不能剧烈或过度地运动,以免引起疲劳。疼痛时可卧床休息,减少活动。

(四)家庭防护指导

Hp可通过粪—口和(或)口—口途径在人与人之间传播,患者应与家人分餐,餐具进行消毒。

(五)出院指导

(1)秋末冬初、冬春之交,一般容易复发,此时应尤其注意休养,以免复发。

(2)按时服药、坚持服药。H_2受体拮抗药或质子泵抑制剂溃疡的疗程一般为十二指肠溃疡4～6周,胃溃疡6～8周。

(3)避免使用致溃疡药物,如保泰松、吲哚美辛、阿司匹林等,必须使用时应尽量采用肠溶剂型或小剂量间断应用或选用不良反应小者,同时必须进行充分的抗酸治疗和保护胃黏膜等非手术治疗。

(4)纠正不良的饮食习惯,如避免两餐间吃零食,睡前进食,暴饮暴食;戒烟、戒酒。

(5)门诊随访,出院后3个月需复查胃镜,当出现腹痛节律变化并加重、黑便等症状时应及时就诊。

(于晓娜)

第七节　伤寒的护理

伤寒是由伤寒杆菌引起的一种急性肠道传染病。临床特征为持续发热、表情淡漠、相对缓脉、玫瑰疹、肝脾肿大和白细胞减少等。有时可出现肠出血、肠穿孔等严重并发症。

一、病原学

伤寒杆菌为革兰阴性杆菌,属于沙门菌属,有菌体(O)抗原、鞭毛(H)抗原和表面(Vi)抗原,可诱生相应抗体(肥达反应),通过检测抗体有助于临床诊断。伤寒杆菌不产生外毒素,菌体裂解时释放的内毒素是主要致病因素。存活力较强,但对热及一般消毒剂敏感,消毒容易。

二、流行病学

(一)传染源
带菌者或伤寒患者为伤寒的唯一传染源。

(二)传播途径
伤寒杆菌通过粪—口途径感染人体。水源被污染是本病最重要的传播途径。食物被污染是传播伤寒的主要途径,有时可引起食物型的暴发流行。日常生活密切接触是伤寒散发流行的传播途径,苍蝇和蟑螂等媒介可机械性携带伤寒杆菌引起散发流行。

(三)人群易感性
未患过伤寒和未接种过伤寒菌苗的个体,均易感。发病以学龄期儿童和青年多见。

(四)流行特征
伤寒可发生于任何季节,但以夏秋季多见。

三、发病机制

伤寒杆菌摄入量达 10^5 以上才能引起发病,超过 10^7 或更多时将引起伤寒的典型疾病经过。而非特异性防御机制异常,如胃酸减少(胃酸的 pH 小于 2 时伤寒杆菌很快被杀灭)和原先有幽门螺杆菌感染等有利于伤寒杆菌的定位和繁殖,此时引起发病的伤寒杆菌数量也相应降低。未被胃酸杀灭的部分伤寒杆菌将到达回肠下段,穿过黏膜上皮屏障,侵犯肠系膜淋巴结经胸导管进入血液循环,形成第一次菌血症。此时,临床上处于潜伏期。伤寒杆菌被单核—巨噬细胞系统吞噬、繁殖后再次进入血液循环,形成第二次菌血症。伤寒杆菌向肝、脾、胆、骨髓和肾等器官组织播散,肠壁淋巴结出现髓样肿胀、增生、坏死,临床上处于初期和极期(相当于病程第1~3周)。在胆道系统内大量繁殖的伤寒杆菌随胆汁排到肠道,一部分随大便排出,一部分经肠道黏膜再次侵入肠壁淋巴结,使原先致敏的淋巴组织发生更严重的炎症反应,可引起溃疡形成,临床上处于缓解期(相当于病程第3~4周)。在极期和缓解期,当坏死或溃疡的病变累及血管时,可引起肠出血;当溃疡侵犯小肠的肌层和浆膜层时,可引起肠穿孔。随着机体免疫力增强,伤寒杆菌在血液和各个脏器中被清除,肠壁溃疡愈合,临床上处于恢复期。

伤寒杆菌释放脂多糖内毒素可激活单核吞噬细胞释放白细胞介素1和肿瘤坏死因子等细胞因子,引起持续发热、表情淡漠、相对缓脉、休克和白细胞减少等表现。

四、临床表现

潜伏期的长短与伤寒杆菌的感染量及机体的免疫状态有关,波动范围为3~60天,通常为7~14天。

(一)典型伤寒的临床表现

1.初期

病程第1周。起病缓慢,最早出现发热,可伴有畏寒;热度呈阶梯形上升,在3~7天后逐渐达到高峰,体温可达39~40℃。还可伴有全身疲倦、乏力、头痛、干咳、食欲减退、恶心、呕吐胃内容物、腹痛、轻度腹泻或便秘等表现。右下腹可有轻压痛。部分患者此时已能扪及肿大的肝脏、脾脏。

2.极期

病程第2~3周。出现伤寒特征性的临床表现。

(1)持续发热:体温上升达到高热后,多呈稽留热型。如果没有进行有效的抗菌治疗,热程可持续2周以上。

(2)神经系统中毒症状:由于内毒素的致热和毒性作用,患者表现为表情淡漠、呆滞、反应迟钝、耳鸣、重听或听力下降,严重者可出现谵妄、颈项强直,甚至昏迷。儿童可出现抽搐。

(3)相对缓脉:即体温每升高1℃,脉搏每分钟加快少于15~20次/分。成年人常见,并发心肌炎时,相对缓脉不明显。

(4)玫瑰疹:大约一半以上的患者,在病程7~14天可出现淡红色的小斑丘疹,称为玫瑰疹。主要分布在胸、腹及肩背部,四肢罕见,一般在2~4天内变黯淡、消失,可分批出现。有时可变成压之不退色的小出血点。

(5)消化系统症状:大约半数患者可出现腹部隐痛,位于右下腹或呈弥散性。便秘多见。仅有10%左右的患者出现腹泻,多为水样便。右下腹可有深压痛。

(6)肝脾肿大:大多数患者有轻度的肝脾肿大。

3.缓解期

病程第4周。体温逐渐下降,神经、消化系统症状减轻。本期小肠病理改变仍处于溃疡期,还有可能出现肠出血、肠穿孔等并发症。

4.恢复期

病程第5周。体温正常,神经、消化系统症状消失,肝脾恢复正常。

(二)其他类型

1.轻型

全身毒血症状轻,病程短,1~2周可恢复健康。

2.暴发型

急性起病,毒血症状严重,高热或体温不升,常并发中毒性脑病、心肌炎、肠麻痹、中毒性肝炎或休克等。

3.迁延型

起病初期的表现与典型伤寒相似,但发热可持续 5 周以上至数月之久,呈弛张热或间歇热,肝脾肿大明显。

4.逍遥型

起病初期症状不明显,患者照常生活,甚至工作,部分患者直接发生肠出血或肠穿孔才被诊断。

(三)特殊临床背景下以及病程发展阶段中伤寒的特点

1.小儿伤寒

一般起病急。呕吐和腹泻等胃肠症状明显,热型不规则,便秘极少。肝脾肿大明显,容易并发支气管炎或肺炎。

2.老年伤寒

发热通常不高,病程迁延。并发支气管肺炎和心力衰竭多见,病死率高。

3.再燃

部分患者于缓解期,体温还没有下降到正常时,又重新升高,持续 5~7 天后退热,称为再燃。此时血培养可再次出现阳性。

4.复发

10%~20%用氯霉素治疗的患者在退热后 1~3 周临床症状再度出现,称为复发。此时血培养可再获阳性结果,与病灶内的细菌未被完全清除,重新侵入血液有关。少数患者可有 2 次以上的复发。

五、辅助检查

(一)常规检查

1.外周血常规

白细胞计数一般为$(3\sim5)\times10^9/L$,中性粒细胞减少,可能与骨髓的粒细胞系统受到细菌毒素的抑制、粒细胞的破坏增加和分布异常有关。嗜酸性粒细胞减少或消失。血小板计数突然下降,应警惕出现溶血尿毒综合征或散发性血管内凝血等严重并发症。

2.尿常规

从病程第 2 周开始可有轻度蛋白尿或少量管型。

3.大便常规

腹泻患者大便可见少许白细胞。并发肠出血可出现潜血试验阳性或肉眼血便。

(二)细菌学检查

1.血培养

是确诊依据,病程第1～2周阳性率最高,应在抗生素使用前采血。

2.骨髓培养

骨髓培养的阳性率比血培养稍高,适合已使用抗生素治疗而血培养阴性的患者。

3.大便培养

病程第2周起阳性率逐渐增加,第3～4周阳性最高,大便排菌呈间歇性,故应采集多份标本。

4.尿培养

初期多为阳性,病程第3～4周的阳性率仅为25％左右。采集标本时避免大便污染。

5.其他

玫瑰疹刮取液培养在必要时也可进行。

(三)血清学检查

肥达试验多数患者在病程第2周起出现阳性,第3周阳性率大约50％,第4～5周可上升至80％,痊愈后阳性可持续几个月。

六、诊断要点

(一)流行病学特点

当地的伤寒疫情,既往是否进行过伤寒杆菌苗预防接种,是否有过伤寒史,最近是否与伤寒患者有接触史及夏秋季发病等流行病学资料均有重要的诊断参考价值。

(二)临床症状及体征

持续发热1周以上,伴全身中毒症状,表情淡漠、食欲下降、腹胀、腹痛、腹泻或便秘,相对缓脉,玫瑰疹和肝脾肿大等体征。如并发肠出血或肠穿孔对诊断更有帮助。

(三)实验室依据

血和骨髓培养阳性有确诊意义。外周血白细胞数减少,淋巴细胞比例相对增多,嗜酸性粒细胞减少或消失。肥达试验阳性有辅助诊断意义。

七、治疗

目前对氯霉素敏感的伤寒菌株或耐氯霉素的菌株都有特效抗菌药物。

（一）一般治疗

按肠道传染病进行消化道隔离,发热期卧床休息,给予流质或无渣半流食,少量多餐。退热后2周才能恢复正常饮食。

（二）对症治疗

高热患者可适当应用物理降温,不宜用强烈发汗退热药,以免虚脱。便秘者用开塞露或用生理盐水低压灌肠,禁用泻剂。腹泻患者可用收敛药。有严重毒血症者,可在足量有效抗生素治疗配合下使用激素。

（三）病原治疗

在没有伤寒药物敏感性试验的结果之前,伤寒经验治疗的首选药物推荐使用第三代喹诺酮类药物,儿童和孕妇伤寒患者宜首选应用第三代头孢菌素。对新生儿、孕妇和肝功能明显异常的患者禁用氯霉素,外周白细胞少于 $0.25 \times 10^9/L$ 时停用氯霉素。另外,氨苄西林、复方甲噁唑用于敏感菌株的治疗。

（四）带菌者的治疗

氯霉素在胆汁的浓度较低,一般仅是血浓度的 $25\% \sim 50\%$,大部分经肝脏与葡萄糖醛酸结合为无抗菌活性的代谢产物,不适宜用于伤寒杆菌慢性带菌者的治疗,可选用下列药物:氧氟沙星或环丙沙星;氨苄西林或阿莫西林。

合并胆石或胆囊炎的慢性带菌者,病原治疗无效时,需做胆囊切除,以根治带菌状态。

（五）复发治疗

病原治疗的抗菌药物与伤寒初治相同。

八、常见护理问题

（一）传染性

1.相关因素

与伤寒杆菌随大便排出体外,造成传播有关。

2.护理措施

(1)消化道隔离,同病种收治一室。

(2)密切接触患者时应穿隔离衣,接触患者或污物后必须洗手。被患者大便污染的物品要随时消毒。

(3)限制家属入室探望,必要时先接受消毒隔离指导后再入室探望。

(4)患者隔离治疗至粪便培养2次阴性。对共同生活的密切接触者,要宣教伤寒的防治知识,要求其被观察2周。如有发热,及时就诊。

（二）发热

1.相关因素

与伤寒杆菌释放内毒素,导致内毒血症有关。

2.临床表现

体温阶梯样上升,呈稽留热热型。

3.护理措施

(1)体温监测:观察发热的程度及热型变化,了解病程的进展。观察抗菌治疗后体温的变化,了解治疗效果。观察发热的伴随症状,了解有无并发症。

1)体温阶梯样上升,呈稽留热热型,病程进入极期。

2)经治疗退热1~3周后,再度发热伴血嗜酸性粒细胞减少或消失,临床症状再现,为伤寒"复发",多见于治疗不彻底,机体抵抗力低下者。

3)病程进入恢复期前,体温未降至正常又重新升高,为伤寒"再燃",再燃时症状随之加剧。与菌血症未控制有关。

4)病程第2~4周,出现黑便或紫红色血便,体温骤降后回升,血压下降,脉搏细速,提示肠出血。

5)病程第2~4周,突发右下腹剧痛,伴有恶心、呕吐,体温与血压下降,1~2小时后体温又回升,并伴有腹膜刺激征,提示肠穿孔。

(2)休息:①发热期卧床休息,以减少热量和营养物质的消耗;②退热后2~3天,床上稍坐活动;③退热1周后,无并发症时,逐渐增加活动量。

(3)降温:①高热者物理降温,如32~36℃温水或25%~50%乙醇擦浴、冰袋物理降温。②慎用退热药,以免体温骤降,大汗虚脱。必要时用常规1/3量。③擦浴时避免腹部加压用力,以免引起肠出血、肠穿孔。

(4)基础护理:①口腔护理每天4次,保持口腔清洁,防止口腔感染及化脓性腮腺炎发生;②退热过程中,及时更换衣服,防止受凉;③高热伴谵妄者,加设床栏,定时巡视,防止坠床;④长期卧床者,多咳嗽多翻身,改变体位,防止压疮和坠积性肺炎发生。

(5)用药护理:遵医嘱使用抗生素,但在使用过程中,应掌握抗生素的特性,观察疗效,避免或减少不良反应的发生。①喹诺酮类抗生素可影响骨骼发育,妊娠妇女、儿童慎用。长期大量应用时,本药可在肾小管内结晶,引起血尿或梗阻性肾病,用药期间多饮水。②左氧氟沙星静脉注射时,速度要慢,为20滴/分,防止血栓性静脉炎。③氯霉素可引起骨髓抑制,观察血常规的变化,有报道,大量氯霉素治疗伤寒时,因细菌死亡,释放大量内毒素,可引起"治疗休克"(也称为赫氏样反应),应加强观察。

(6)标本采集:①血培养,病程第1周阳性率高,在应用抗菌药物前,体温上升阶段采血;②大便培养,第3周阳性率高,留取新鲜大便,不要混入尿液;③尿培养,在病程后期阳性高,采集方法与中段尿培养留取法相同;④骨髓培养,在病程各期阳性率均高,配合医师做好骨髓穿刺前准备及穿刺后护理。

(三)营养失调:低于机体需要量

1.相关因素

与高热、食欲缺乏、腹胀、腹泻有关。

2.临床表现

消瘦、体重减轻。

3.护理措施

(1)饮食营养:①高热期,流质饮食,补充适量的 B 族维生素及维生素 C;②腹泻、腹胀者,限制糖、牛奶、豆浆的摄入,减少肠道气体的产生;③体温正常 5～7 天后,进食无渣半流食;④恢复期,逐渐增进稀饭、软饭,忌吃坚硬多渣食物,如蔬菜、水果、坚果类食品、米饭等;⑤肠出血者禁食 24 小时;⑥退热 2 周后,无并发症,可恢复正常饮食;⑦限制患者家属送食物。

(2)多饮水,摄入液量为 2000～3000mL/d(包括饮食在内)。如因病重不能进食者,可由静脉输液补充。

(3)监测体重、血红蛋白、血清蛋白的变化。

(四)潜在并发症:肠出血、肠穿孔

1.相关因素

与病程中,肠壁溃疡侵蚀血管或浆膜层所致有关。

2.临床表现

(1)肠出血:多见于病程第 2～3 周,有腹泻者较易发生。出血量多少不等,少者仅大便隐血试验阳性,多者出现黑便或紫红色血便,体温骤降后回升,血压下降,脉搏细速。

(2)肠穿孔:穿孔部位多在回肠末端。患者骤觉右下腹剧痛,伴有恶心、呕吐及休克样症状,1～2 小时后症状短暂缓解,不久又有高热,腹部胀气,腹壁紧张及压痛,肝浊音界消失。X 线检查可见腹腔内有游离气体。血常规示白细胞总数升高。

3.护理措施

(1)病情观察:观察生命体征,腹部体征及大便性状,及早识别并发症的发生。

(2)诱因处理:饮食不当、腹泻、腹胀、便秘、滥用泻药、排便用力及高压灌肠是肠出血、肠穿孔的诱因。

1)便秘者:忌用泻药,开塞露或生理盐水低压灌肠,灌肠溶液不超过 500mL,压力要低,液面不超过肛门口 30cm。

2)腹泻者:调整饮食,对症处理。

3)腹胀者:饮食中减少产气食品,松节油腹部热敷及肛管排气,禁用溴新斯的明类药物,以免刺激肠蠕动,引起腹泻,诱发肠出血。

(3)肠出血:①卧床休息,保持镇静,必要时给予镇静药;②轻度肠出血者禁食24小时,以后根据病情给予少量流食,以免因饥饿引起肠蠕动增强,促使出血加重;出血较多有休克征象者应禁食,并进行抗休克处理;③观察面色、脉搏和血压变化,准确记录大便性状和量;④严禁灌肠、腹部冷敷,以免加重出血。

(4)肠穿孔:①术前禁食,胃肠减压;②抗菌治疗,严密观察病情变化。

(五)潜在并发症:中毒性心肌炎

1.相关因素

与伤寒杆菌及内毒素作用心肌所致有关。

2.临床表现

心电图异常者占 $30\% \sim 84\%$,包括低电压、心律失常、传导异常,ST 段及 T 波改变等。儿童表现为心动过速,成人则有心音低钝、脉细弱、单音律等。偶有心脏扩大、心力衰竭等。

3.护理措施

(1)病情观察:①成人脉搏>120 次/分,小儿脉搏>140 次/分,心音低纯,无休克征象者,提示心肌炎的发生;②常规监测心电图变化。

(2)绝对卧床休息,避免激动和烦躁,多休息和睡眠,减轻心脏负担。

(3)呼吸困难者斜坡卧位,必要时给氧。

(4)测量呼吸、脉搏时必须准确计数 1 分钟,注意脉搏节律、强弱。

九、健康教育

(一)隔离指导

(1)介绍隔离病房的设施,活动的范围。

(2)告知伤寒的传播途径、肠道隔离的方法及需要配合的注意事项。

(3)做到饭前便后洗手。

(4)对于共同生活的密切接触者,应对其宣教伤寒的防治知识,要求观察 2 周。如有发热,及时就诊治疗。

(5)指导家庭生活用具的消毒方法。

(6)出院终末消毒。

(二)饮食指导

(1)宣教饮食治疗的重要性及注意事项。

(2)向患者家属宣教伤寒患者饮食的注意事项,不要擅自给患者带饮食。

（3）病程第 3 周为并发症高峰期,饮食不当是诱因,应指导患者正确饮食。

（4）恢复期,指导患者逐渐增加食量。

（三）疾病知识教育

（1）讲解疾病知识,消除患者恐惧心理。

（2）病程第 2～3 周,讲解可能出现的并发症及症状,教会观察大便,便秘或腹泻时及时汇报。

（3）正确留取标本。

（4）抗菌药物使用情况的观察。

（四）出院指导

（1）休息 1～2 周后逐渐增加活动量和工作量。

（2）定期门诊随访,及时送大便培养。

（3）2 周内进食少渣软食。

（4）指导患者养成良好的个人卫生习惯:①饭前便后洗手;②不饮生水、不生食水产品及海产品;③肉类、蛋类食物烧熟煮透,防止病从口入。

（5）保护易感人群,可进行伤寒和副伤寒甲、乙三联菌苗预防接种,皮下注射 3 次,间隔7～10 天,各 0.5mL、1.0mL、1.0mL;免疫期为 1 年。

（林秀云）

第八节　细菌性痢疾的护理

细菌性痢疾是由一些病原菌,如志贺菌、侵袭性大肠埃希菌、空肠弯曲菌等感染引起的急性肠道传染病。临床特点为腹痛、腹泻、里急后重和黏液脓血便,可伴有发热及全身毒血症症状,严重者有感染性休克和(或)中毒性脑病。

一、病原学

志贺菌属为革兰阴性的无鞭毛杆菌,需氧,不能运动,无荚膜,不形成芽孢的杆菌。在 37℃ 培养基上生长良好。志贺菌属存在于患者和带菌者的大便中。对外界环境的抵抗力以宋内菌最强,福氏菌次之,志贺菌最弱。在大便中可存活 11 天,水中可生存 5～9 天,食物中可生存 10 天,在蔬菜、瓜果、食品及被污染的物品上可生存 1～2 周。温度越低其生存时间越长,在低温潮湿处可生存数月。在日光照射下 30 分钟、加热至 60℃ 10 分钟或 100℃ 1 分钟死亡。对常用消毒剂如苯扎溴铵、漂白粉、过氧乙酸、含氯制剂等均敏感。

二、流行病学

(一)传染源

患者和带菌者是传染源。非典型、慢性和带菌者由于症状轻或无,而易被忽略,在传播上作用重大。病后带菌者也有一定的传播作用。带菌期长短不一,成人较小儿为长,福氏菌痢较宋内菌长。

(二)传播途径

通过消化道传播。病菌随患者或带菌者大便排出,通过污染食物、水、生活用品、手,经口使人感染;也可通过苍蝇等污染食物而传播。

(三)易感性

人群普遍易感性,病后可获得一定的免疫力,但短暂而不稳定,且不同菌群及血清行之间无交叉免疫。

(四)流行特征

本病全年均可发生,夏秋季节多发。发病人群以儿童发病率最高,其次中青年。

三、发病机制

痢疾杆菌侵入人体消化道肠黏膜上皮细胞和固有层中繁殖,引起肠黏膜的炎性反应和固有层小血管循环障碍,肠黏膜出现炎症、坏死和溃疡,而出现腹痛、腹泻、里急后重、黏液和脓血便。痢疾杆菌产生的内毒素可引起发热及毒血症症状,加之机体对之敏感而产生强烈的过敏反应、血中儿茶酚胺等多种血管活性物质增加,致全身小血管痉挛引起急性微循环障碍。由于内毒素损伤血管壁引起 DIC 机化血栓形成,加重微循环障碍,引起感染性休克及重要脏器功能衰竭;脑组织病变严重者,引起脑水肿甚至脑疝,出现昏迷、抽搐及呼吸衰竭。

四、临床表现

潜伏期:数小时至 8 天,大多数为 1～3 天。

痢疾志贺菌感染临床表现多较重,宋内痢疾菌感染多较轻,福氏痢疾菌感染病情介于上述菌感染之间,但易转为慢性。

(一)急性细菌性痢疾

1.普通型(典型)

起病急,发热可伴发冷寒战,继之出现腹痛、腹泻和里急后重,大便每天 10 多次至数 10 次,量少,因此失水不多见。开始为稀便,可迅速转为黏液脓血便,左下腹压痛及肠鸣音亢进。

2.轻型(非典型)

不发热或低热,腹泻每天数次,稀便有黏液而无脓血,轻微腹痛而无明显里急后重。

3.中毒型菌痢

儿童多见。起病急,高热,体温可达 40℃ 以上,伴全身严重毒血症症状,精神萎靡、嗜睡、昏迷及抽搐,可迅速发生循环及呼吸衰竭,以严重毒血症、休克和(或)中毒性脑病为主要临床表现,而肠道症状较轻甚至开始无腹痛及腹泻症状,发病后24 小时内可出现腹泻及痢疾样大便,按临床表现不同可分为以下 3 型。

(1)脑型:由于脑血管痉挛引起脑缺血、缺氧、脑水肿及颅内压升高,严重者可发生脑疝。早期有嗜睡、烦躁不安、血压正常或轻度增高,晚期可有昏迷、频繁或持续性惊厥、瞳孔大小不等、对光反射迟钝或消失、呼吸深浅不匀、节律不整,患儿可突然呼吸停止。

(2)休克型:由于全身微血管痉挛,有面色苍白、四肢厥冷、皮肤花斑及发绀,早期血压正常,但也可降低甚至测不出,脉搏细速甚至测不到,少尿或无尿,不同程度的意识障碍。

(3)肺型:早期烦躁不安,面色黯红,呼吸频率>35 次/分,进行性呼吸困难,肺部呼吸音减低,X 线可见肺部网状阴影。血气分析,pH>7.45,氧分压<8.0kPa(60mmHg),二氧化碳分压<4.67kPa(35mmHg);晚期出现的吸气性呼吸困难,发绀进行性加重,肺部出现捻发音和啰音,X 线见肺部片状阴影或两肺广泛实变。血气分析 pH<7.35,氧分压<5.33kPa(49mmHg)。二氧化碳分压<5.99kPa(45mmHg)。

(4)混合型:休克型和其他型同时存在或先后出现。

(二)慢性细菌性痢疾

急性细菌性痢疾反复发作或迁延不愈超过 2 个月,即为慢性细菌性痢疾。可分为以下 3 型。

1.急性发作型

半年内有急性细菌性痢疾史,因进食生冷饮食、劳累或受凉等诱因引起急性发作,出现腹痛、腹泻及脓血便,但发热及全身毒血症症状多不明显。

2.慢性迁延型

长期反复出现的腹痛、腹泻,大便常有黏液及脓血,伴有乏力、营养不良及贫血,也可腹泻与便秘交替进行。

3.慢性隐匿型

1 年内有急性菌痢史,临床无明显症状,大便培养痢疾杆菌阳性,乙状结肠检查肠黏膜有炎症甚至溃疡等病变。

(三)并发症及后遗症

1.志贺菌败血症

多发生于儿童。主要为严重的菌痢表现,可出现溶血性贫血、感染性休克、溶血性尿毒综合征、肾功能衰竭及 DIC。

2.关节炎

急性恢复期或恢复期偶尔并发大关节的渗出性关节炎,局部肿胀疼痛,无后遗症。

3.赖特综合征

表现为眼炎、尿道炎和关节炎。眼炎及尿道炎于数天至数周内消失,关节炎症状可长达数年。

4.小儿脑型中毒性菌痢

可有耳聋、失语、急性心肌炎及肢体瘫痪等后遗症。

五、实验室及辅助检查

(1)外周血显示白细胞轻、中度增多,以中性粒细胞为主。

(2)大便镜检有较多白细胞及红细胞并可见吞噬细胞。

(3)大便细菌培养阳性。

(4)乙状结肠镜或纤维结肠镜检查。慢性菌痢可见结肠黏膜充血、水肿及浅表溃疡,黏膜可呈颗粒状或有息肉增生。

(5)血清电解质及二氧化碳结合力测定。中毒型菌痢的血钠、血钾、血氯及二氧化碳结合力多偏低。

六、治疗

(一)急性细菌性痢疾

1.一般治疗

保证足够水分、电解质及酸碱平衡,脱水轻且不呕吐者可用口服补液,如因严重吐泻引起脱水、酸中毒及电解质紊乱,须静脉补液,酸中毒时须输入碱性液体。

2.抗菌治疗

(1)喹诺酮类:诺氟沙星、环丙沙星、左旋氧氟沙星、司帕沙星等。

(2)复方磺胺甲噁唑(SMZ-TMP)

3.对症治疗

高热用退热及物理降温,腹痛剧烈用解痉药如阿托品或颠茄。毒血症严重可酌情小剂量应用肾上腺皮质激素。

(二)慢性细菌性痢疾

(1)全身治疗,如生活规律、适当锻炼、合理营养饮食。

(2)抗菌治疗。

(3)治疗肠黏膜病变:药物灌肠、中医治疗、药物治疗。如培菲康、乳酶生、双歧杆菌制剂、乳酸菌素等。

(三)中毒型菌痢治疗

1.降温镇静

物理降温、药物降温,冬眠疗法。

2.休克型

(1)扩充血容量及纠正酸中毒:右旋糖酐(儿童 10～15mL/kg,成人 500mL)及葡萄糖盐水,待休克好转维持,补液量视患者情况及尿量而定。同时给予 5%碳酸氢钠 3～5mL/kg 纠正酸中毒。

(2)血管活性药:山莨菪碱,成人每次 10～60mg,儿童每次 1～2mg/kg,静脉输入,每 10～15 分钟 1 次,直至面色变红润,四肢循环好转血压开始回升,尿量增多,即延长给药时间,每隔 0.5～1 小时给药 1 次,然后每 1～22 小时 1 次静脉滴入,维持用药至休克症状消失。

(3)有心力衰竭者用毛花苷 C。

3.脑型

(1)防治脑水肿:20%甘露醇或 25%山梨醇 1.0g/kg 静脉注射,4～6 小时 1 次,与 5%葡萄糖注射液交替应用。

(2)积极改善微循环:山莨菪碱。

(3)防治呼吸衰竭:吸氧,出现呼吸衰竭应用呼吸兴奋药,必要时行气管切开及应用人工呼吸机。

(4)止惊:地西泮、复方氯丙嗪。

4.肺型

(1)限制输液量。

(2)应用血管扩张药:山莨菪碱、酚妥拉明。

(3)强心。

(4)利尿。

(5)氧疗:吸氧、人工呼吸疗法以提高氧分压,当出现重度缺氧而吸氧不能缓解时,可采用呼吸道持续正压呼吸(CPAP)或呼气末正压呼吸(PEEP)。

5.其他治疗

(1)患者出现 DIC 时,可用肝素治疗。

(2)注意预防和纠正急性肾功能衰竭。

七、护理措施

(一)一般护理

执行消化道隔离至临床症状消失,大便培养连续 2 次阴性。卧床休息以减少体力消耗;创造安静、安全、舒适的休息治疗环境;加强安全防护;抽搐、躁动、小儿加床栏;做好口腔、皮肤等基础护理。

(二)病情观察

监测生命体征;神志,瞳孔大小、形状、两侧是否对称、对光反射,面色,表情;有无惊厥、抽搐先兆,抽搐发作次数,抽搐部位及间隔时间;准确记录出入量,每小时记录尿量。

(三)饮食护理

进食高营养、易消化、无油、无渣、无污染的饮食(少食或不食牛奶、蔗糖、豆制品,以免产气加重腹胀)。

(四)循环衰竭护理

1.体位

休克患者应采用头部与下肢均抬高 30°的体位。因抬高头部有利于膈肌活动,增加肺活量,使呼吸运动更接近于生理状态。抬高下肢有利于下肢静脉回流。

2.氧气吸入

鼻导管给氧,氧流量 2～4L/min,必要时 4～6L/min。

3.扩容纠酸

按医嘱快速输入扩容液体,以尽快补充血容量、恢复有效循环、保证组织器官供氧;补充碱性液体,纠正酸中毒。密切观察血压、脉搏、尿量、神志、末梢循环等情况,在快速扩容阶段,还应注意观察呼吸次数、肺底啰音等,以便早期发现急性肺水肿。

4.应用血管活性药的护理

在扩容及纠正酸中毒基础上应用血管活性药。循环衰竭早期常用扩张血管药,如升压效果不满意则改用收缩血管的药物。应用时注意药物的量、浓度、滴速及不良反应。如扩张血管药可引起口干、心动过速、尿潴留、视物模糊等。

5.循环衰竭患者的末梢循环不良

应注意保暖,尽量减少暴露部分,但要防止烫伤。

(五)心理护理

由于腹泻时间长可导致营养障碍,出现体重下降、维生素缺乏。另外,还可对患者生活及心理造成影响,产生焦虑、抑郁等心理障碍。护士应耐心、细致为患者护理,介绍疾病的进展,使患者树立战胜疾病的信心。

(六)健康教育

(1)广泛宣讲细菌性痢疾病原及传播方式,使群众了解切断传播途径是预防细菌性痢疾的主要措施,养成良好的卫生习惯,特别注意饮食和饮水卫生。

(2)进行急性细菌性痢疾有关的知识教育,大力宣传有关细菌性痢疾的病因、传播途径、临床特征、疾病过程、治疗药物、疗程、药物不良反应、预后等知识;告知菌痢的消毒、隔离知识、预防措施及并发症的发生时间。讲解患病时对休息、饮食、饮水的要求;教给患者作肛周皮肤护理的方法;留取大便标本的方法;还应告知患者遵医嘱及时、按时、按量、按疗程坚持服药。一定要在急性期彻底治愈,以防转变成慢性痢疾。影响今后的生活及工作。

(3)向慢性痢疾患者介绍急性发作的诱因,如进食生冷食物、暴饮暴食、过度紧张、劳累、受凉和情绪波动等均可诱发慢性菌痢急性发作。帮助患者寻找诱因,注意加以避免,并嘱患者应加强体育锻炼,尽量保持生活规律。增强体质,复发时应及时治疗。

(潘永珍)

第九节　流行性脑脊髓膜炎的护理

流行性脑脊髓膜炎简称流脑,是由脑膜炎双球菌所致的急性化脓性脑膜炎。病原菌自鼻咽部黏膜侵入血液循环,形成败血症,进而在脑膜、脊髓膜形成化脓性炎症。临床特征为突发高热、头痛、频繁呕吐、皮肤黏膜瘀点瘀斑及颈项强直等。脑脊液呈化脓性改变。

一、病因和发病机制

(一)病原学

本病病原为脑膜炎球菌,属奈瑟菌属,革兰染色阴性双球菌,常呈凹面相对、成双排列,菌体表面有菲薄的荚膜,荚膜多糖是血清学分型的依据,可分为 A、B、C、D、29E、H、J、K、L、W135、X、Y、Z 13 个菌群,不同时期不同地区流行菌株可有所不同,我国流行菌株主要为 A 群。该菌能产生毒力较强的内毒素,仅存在于人体。本菌含自溶酶,故在培养过程中易破坏。其为专性需氧菌,普通的培养基中不能生长,在 37℃含 5%～10% CO_2、pH 为 7.4～7.6 条件下,血液琼脂或巧克力培养基中生长良好。人是本菌唯一的天然宿主,脑膜炎球菌在体外免疫力较弱,容易自溶死亡,对干燥、湿热、寒冷、各种消毒剂极敏感。

(二)流行病学

1.传染源

为患者及带菌者。本病隐性感染率高,流行期间人群带菌率可高达 50% 以上,故被认为是主要传染源。非流行期人群带菌率低而稳定,我国以 B、C 群为主,若 A 群带菌率超过 20％时提示有流行可能。

2.传播途径

病原菌借助于咳嗽、喷嚏、说话等飞沫由呼吸道直接传播。由于体外免疫力弱,故通过日常生活用品间接传播的机会极少。家庭成员间的密切接触对 2 岁以下的婴幼儿的发病有意义。

3.人群易感性

人群普遍易感,但以 5 岁以下儿童尤其是 6 个月至 2 岁的婴幼儿为多,病后可获短暂免疫力。新生儿有母体免疫力。成人中 70％～80％者有脑膜炎球菌抗体。

4.流行特征

本病遍布全球,但有明显季节性,多发生在冬春季,11～12 月上升,3～4 月达高峰,5 月下降。我国曾有 4 次大流行,流行菌株以 A 群为主,自开展 A 群疫苗接种之后,发病率持续下降。但近几年又有上升趋势,尤其是 B 群和 C 群有增多的趋势,在安徽等省份先后发生过 C 群引起的局部流行。

(三)发病机制

病原菌侵入人体通常局限于鼻咽部繁殖,成为带菌状态或上呼吸道炎。仅当机体免疫力低下或病菌数量多毒力强时,侵入血流形成菌血症或败血症。部分病菌可进入脑脊髓膜,引起化脓性炎症。脑膜炎双球菌自溶或经吞噬细胞消灭死亡后,可释放出大量内毒素,可造成血管系统的严重损害及全身症状,导致感染性休克和 DIC。少数患者由于治疗不彻底或免疫功能低下,形成慢性败血症或慢性脑膜炎。

二、临床表现与诊断

(一)临床表现

本病潜伏期为 1～7 天,一般为 2～3 天,最短 1 天,最长 7 天。按病情轻重及病程分为普通型、轻型、暴发型和慢性败血症型。

1.普通型

约占全部病例的 90％。

(1)前驱期(上呼吸道感染期):多表现为鼻咽部炎症充血而无明显症状,少数可有咽痛及发热,一般持续 1～2 天。但因发病急,进展快,此期常被忽视。

(2)败血症期:骤起寒战、高热,伴头痛、恶心、呕吐、全身不适等毒血症状,结膜充血。约 70％患者在发病后 24～48 小时内出现皮肤黏膜瘀点、瘀斑,开始为鲜红色,后为紫色,严重者瘀斑迅速扩大,其中央因血栓形成而坏死,以四肢较多见;部分患者可有关节痛、脾肿大,1～2 天内发展为脑膜炎。

(3)脑膜炎期:脑膜炎症状可与败血症同时出现,有时出现稍晚,多数于发病后24小时左右较明显。患者持续高热,在全身瘀点、瘀斑的基础上,有剧烈头痛、呕吐频繁及脑膜刺激症状。血压可升高而脉搏缓慢,重者有谵妄、神志障碍及抽搐。通常在2～5天后进入恢复期。

幼儿脑膜刺激征可不明显,可有不安、高声尖叫、双眼发直、拒乳、呕吐、腹泻、发热、易受惊等。流行末期,有些患儿仅表现低热、吐奶、烦躁不安等不典型症状,易误诊。

(4)恢复期:体温逐渐下降,皮肤瘀斑、瘀点消失,症状好转,体征消退。

2.轻型

在流行期间,可有发热、头痛及脑膜刺激征,皮肤可有散在瘀点,也可有阳性血培养及脑脊液改变,但无意识障碍,可在1～2周内自愈。

3.暴发型

起病急骤,病势凶险,如不及时抢救,常于24小时内死亡。

(1)休克型:除普通型败血症期表现外,短期内出现广泛皮肤黏膜瘀点或瘀斑,且迅速扩大融合成片,伴中央坏死。循环衰竭是本型的特征,表现为面色苍白,唇指发绀、四肢湿冷、皮肤发花,脉搏细数,血压下降,体温不升等。

(2)脑膜脑炎型:主要为脑实质和脑膜的损伤。突发高热,剧烈头痛及频繁呕吐,意识障碍加重,并进入昏迷,锥体束征阳性。血压上升,瞳孔忽大忽小,双侧不等,可出现枕骨大孔疝、小脑幕切迹疝等。

(3)混合型:兼有上述两种表现,同时或先后出现,病情严重,病死率高。

4.慢性败血症型

较为少见,成人多于儿童。其表现为长达数月的不规则发热,反复发生的瘀点、瘀斑或皮疹,游走性关节痛,少数有脾大。多次病原培养可获阳性结果。

(二)诊断

1.临床诊断

冬春季节遇有发热、头痛、呕吐、脑膜刺激征、皮肤黏膜瘀点、外周血常规白细胞计数及中性粒细胞数增多者,可拟诊为流脑。年龄及当地流行情况、流脑接触史等流行病学资料可做参考。拟诊患者应做病原学及免疫学检查以便确诊。

2.实验诊断

(1)外周血常规:白细胞总数多大于$(10～20)×10^9/L$,中性粒细胞占比超过0.80,并发 DIC 者血小板计数减少。

(2)脑脊液检查:是明确诊断的重要方法。压力增高,外观混浊如米汤或脓样,白细胞计数明显升高,常$>1.0×10^9/L$,中性粒细胞占 90%;糖及氯化物减少,蛋白明显增多。

（3）病原学检查：可取血及脑脊液标本进行细菌培养,取脑脊液及瘀点涂片染色镜检。标本应尽快送检,以免病菌自溶死亡。

（4）免疫检查：可用酶联免疫吸附试验检测血及脑脊液中 A 群奈瑟菌多糖抗原的 IgM 和 IgG 抗体或用玻片法葡萄球菌 A 蛋白协同凝集试验查脑脊液中脑膜炎球菌抗原。亦可采用对流免疫电泳、反向间接血凝、血凝抑制、免疫荧光等方法检测血清、脑脊液中脑膜炎球菌抗原、抗体。

三、治疗

（一）普通型流脑的治疗

1.对症治疗

强调早期诊断,就地住院隔离治疗。高热者给予物理降温或酌情给予糖皮质激素、解热镇痛药等;烦躁不安者可给予地西泮、苯巴比妥钠、水合氯醛、复方氯丙嗪等镇静止惊药物等,忌用吗啡镇静,以免抑制呼吸。

2.病原治疗

一旦高度怀疑流脑,应在 30 分钟内予以抗菌治疗,首选抗菌药物为大剂量青霉素,常用剂量成人为 1200 万～2400 万 U/d,儿童为 20 万～40 万 U/kg,分 3～4 次静脉使用,至症状、体征消失,一般疗程为 5～7 天。也可选用氯霉素、氨苄西林、头孢噻肟或头孢曲松等药物。

（二）暴发休克型流脑的治疗

在抗菌治疗的基础上,给予积极抗感染性休克的救治。通过扩充血容量及纠正酸中毒、提高氧分压、改善微循环、增强心功能等综合措施迅速纠正休克,并适当选用糖皮质激素及肝素,以减轻中毒症状和抗凝作用。同时注意保护重要脏器的功能。

（三）暴发性脑膜脑炎型流脑的治疗

本型流脑的治疗重点应为减轻脑水肿,防止脑疝和呼吸衰竭。应用脱水、冬眠等疗法降低颅内压,选用呼吸兴奋剂,必要时行气管插管人工辅助呼吸。

（四）暴发性混合型流脑的治疗

此型患者病情复杂严重,应在积极治疗休克的同时,加强脑水肿的治疗。

四、护理措施

（一）一般护理

按呼吸道隔离至症状消失后 3 天,一般不少于病后 7 天。创造舒适、安静的环境,集中治疗和护理操作,确保患者安静充分休息,以减少机体能量消耗,保证脑组织及重要脏器供氧。病室内应保持空气流通、舒适、安静,尽量减少人员流动。

(二)病情观察

流脑发病急骤,在住院 24 小时内有从普通型转为暴发型,病情急剧恶化的可能,应观察:生命体征,以早期发现循环衰竭及呼吸衰竭;神志、瞳孔大小及形状变化;皮疹是否继续增加、融合;面色、表情、末梢循环变化;休克、惊厥、抽搐和脑疝的先兆表现;记录出入量。

(三)饮食护理

应给予高热量、高蛋白、高维生素、易消化的流食或半流食,鼓励患者尽可能多进食。意识障碍 48 小时以上者鼻饲流质。鼓励患者少量、多次饮水,保证摄入量 2000~3000mL/d。频繁呕吐不能进食及意识障碍者应按医嘱静脉输液,注意维持水、电解质平衡、酸碱平衡。

(四)对症护理

1.高热

乙脑患者的高热呈稽留热热型,而且不易被一般药物所降低或降后很快又回升,所以宜用综合降温措施,使体温保持在 38℃(小儿肛温 38.5℃)左右,室温降至 25℃以下。本病的降温方法如下。

(1)物理降温:为主要的降温措施,高热者可用 30%~50%乙醇擦浴,在腹股沟、腋下及颈部等大血管走行部位放置冰袋,也可用冰帽、降温毯、降温床等专用设备。也可用冷盐水灌肠。冰敷和湿敷时应注意逐渐增加冷刺激,并且每 4 小时更换 1 次,以避免皮肤因低温而坏死。流脑患者不宜使用乙醇擦浴。

(2)药物降温:配合物理降温对幼儿或年老体弱者可用 50%安乃近滴鼻,也可用吲哚美辛栓纳肛等。

(3)亚冬眠疗法:主要用于持续性高热反复抽搐的患者。

1)优点:冬眠药物有降温、镇静、止惊作用。其可减少人体代谢消耗的需要,特别是降低脑组织的新陈代谢和氧的需要量,从而提高神经细胞对缺氧的耐受性,减少脑细胞的损害。

2)缺点:较大剂量的冬眠药物能抑制呼吸中枢及咳嗽反射,呼吸道的分泌物排出困难,使支气管分泌物积聚,导致气管阻塞,加重缺氧,故在临床应用时应权衡利弊或短期应用。

3)方法:用氯丙嗪,成人每次 25~50mg,儿童为 0.5~1mg/kg 加等量异丙嗪,4~6 小时肌内注射,将体温控制在 36~38℃。一般连续用 3~5 天。

4)注意事项:用药之前应注意补充血容量,用药过程应注意生命体征的观察,避免搬动。高热而又四肢冰凉者,禁用冰水和乙醇擦浴等急剧降温方法,以免引起寒战反应或虚脱,可用温水(比体温低 2℃)擦浴 10 分钟,然后用毛巾擦干,特别适用于周围循环较差的患者。

(4)针刺降温:可选用曲池、合谷穴或加大椎、风府穴进行针刺降温。

2.头痛

头痛不重者无须处理,头痛较重者可按医嘱给予止痛或进行脱水治疗,并向患者说明原因。

3.呕吐

呕吐时患者应取侧卧位,头偏向一侧,以免引起误吸,呕吐后及时清洗口腔,并更换脏污的衣裤、被褥,创造清洁的环境。呕吐频繁者可给予镇静剂或脱水剂,并应观察有无水、电解质平衡紊乱表现。

4.皮疹

流脑患者可出现大片瘀斑,甚至坏死,应注意皮肤护理。

(1)随时保持床褥、皮肤的清洁,内衣、被褥应干燥、清洁、松软,并勤换洗。并应防止汗液、尿液、大便、碎屑等刺激。

(2)翻身时避免拖、拉、拽等动作,防止皮肤擦伤。也可用海绵垫、气垫等保护,尽量不使其发生破溃。

(3)皮疹发生破溃后应及时处理,小面积者涂以抗菌软膏,大面积者用消毒纱布外敷,防止继发感染。如有继发感染者应定时换药。

(4)病室内应保持整洁、定时通风,定时空气消毒。

(五)用药护理

1.青霉素

为治疗本病的常用药物,应注意给药剂量、间隔时间、疗程及青霉素过敏反应。如用磺胺类药物应注意其对肾脏的损害(尿中可出现结晶,严重者可出现血尿),需观察尿量、颜色、性状及每天检查尿常规并鼓励患者多饮水,以保证足够入量或给予口服(静脉)碱性药物。应用氯霉素者应注意观察皮疹、胃肠道反应及定期检查血常规。

2.脱水剂

应注意按规定时间输入脱水剂,严防药液渗漏至皮下引起组织坏死。准确记录尿量,明确脱水效果,注意观察有无水、电解质平衡紊乱表现及注意患者心功能状态。

3.肝素

暴发型流脑并发 DIC 时常用肝素进行抗凝治疗。应注意用法、剂量、间隔时间,并注意观察有无过敏反应及有无自发性出血,如发现皮肤黏膜出血、注射部位渗血、血尿及便血等情况时,应立即报告医生。

(六)心理护理

流脑患者起病急、疾病进展快,加之暴发型、混合型流脑病情危重,病死率高,患者、家属均难免产生紧张、焦虑及恐惧心理。此时,护理人员要冷静、沉着,以严谨的工作作风、认真负责的工作态度向患者及家属讲解心理因素对疾病的影响,守候患者,尊重患者,主动关心、体贴、照顾患者,耐心解释、安慰、鼓励患者。以丰富的专业知识和熟练的操作技术,解答患者提出的疑问,创造安静、安全、舒适的环境,满足患者安全和自尊的需要。加强护患之间的沟通,使患者增强治疗信心,与医护人员合作,提高抢救成功率。

(七)健康教育

(1)个人养成良好的卫生习惯,如讲究个人卫生,冬春季节居室定时开窗通风,有条件者可经常用樟脑、艾叶等熏蒸消毒空气,不随地吐痰。

(2)在冬春季节,如有高热、抽搐、意识障碍及皮肤瘀点者,应及早送至医院诊治。

(3)讲述流脑的病因、传播途径、临床特征、疾病过程、治疗用药、注意事项、皮肤自我护理方法及预后等;告知流脑的消毒、隔离知识、预防措施及并发症的发生时间、临床表现;说明早诊早治的重要性,普通型流脑如果治疗及时则预后良好;暴发型流脑预后较差,病死率10%左右,及时治疗仍有可能痊愈。

(陈　艳)

第十节　视神经脊髓炎的护理

视神经脊髓炎又称德维克病(Devic disease),是主要累及视神经和脊髓的急性或亚急性中枢神经系统脱髓鞘疾病。临床上以视神经和脊髓同时或相继受累为主要特征,呈进行性或缓解与复发病程,目前多认为是多发性硬化的一个变异型。

一、病因和发病机制

视神经脊髓炎的病因、发病机制尚不清楚。虽然目前普遍认为视神经脊髓炎是多发性硬化症(MS)的一个亚型,但其是否为一独立的疾病仍有争议。白种人具有MS的种族易患性,以脑干病损为主;非白种人则对视神经脊髓炎具有易患性,以视神经和脊髓损害最常见。这可能是遗传和种族差异有关。视神经脊髓炎是一种严重的单相病程疾病,但许多病例呈复发病程。

二、病理

视神经脊髓炎的病理改变为神经纤维脱髓鞘、血管周围炎性细胞浸润及坏死空洞的形成。视神经损害主要累及视神经和视交叉,脊髓损害好发于胸段和颈段(以上胸段及下颈段多见,腰段少见)。视神经脊髓炎与多发性硬化比较,其病变范围较为局限,一般仅限于视神经和脊髓。

三、临床表现

(1)患者发病年龄为5～60岁,21～41岁最多,也有许多儿童患者,60岁以上的患者少见,以青少年为多;女性稍大于男性。半数患者起病前数日或数周有上呼吸道或消化道感染史。

(2)急性起病患者可以在数小时或数日内出现脊髓或眼部症状。亚急性起病者症状在1～2个月内达高峰,少数患者呈慢性起病,在数月内稳步进展,呈进行性加重。急性横贯性播散性脊髓炎以及双侧同时或相继发生的视神经炎是本病特征性表现,在短时间内连续出现,导致截瘫和失明,病情进展迅速,可有缓解—复发。

(3)多数患者先发生眼部症状。双眼可以同时出现症状,也可以先一侧出现间隔数日或数周后再发展到另一侧,少数经数月或1年以上另眼才被累及,仅有单眼受累者很少。约1/8的患者有反复发作。有视力障碍者多起病较急,并有缓解—复发的特点。发病早期患者感觉眼睛疼痛,尤以眼球转动时或受压时疼痛明显,或有诉说前额部疼痛,同时伴有视力模糊。部分急性发病者可以在几小时或几天内视力完全丧失。眼底可见视神经乳头炎、球后视神经炎、视野改变。

(4)脊髓损害的常见部位为胸髓,其次为颈髓,腰段脊髓较少见。颈髓病变可见Horner综合征。临床常见的脊髓体征是不对称和不完全的,多呈现播散性脊髓炎、不完全横贯性脊髓半离断或上升性脊髓炎的征象。临床特征为快速进展的(数小时或数天)下肢轻瘫、躯干部的感觉平面、括约肌功能障碍和双侧Babinski征等。下肢进行性无力,早期腱反射减弱,后期出现锥体束征和病理反射。除感觉、运动和括约肌功能障碍外,常有痛性痉挛发作。括约肌障碍一般与肢体瘫痪同时发生,早期表现为尿潴留,以后可以转为尿失禁。大多数患者的括约肌功能恢复与肢体瘫痪的好转相一致。视神经与脊髓症状多先后发生,也有同时出现,二者出现的间隔时间可为数天、数周、数月或数年。

四、辅助检查

1.脑脊液(CSF)检查

脑脊液压力与外观一般正常。CSF生化检查糖和氯化物含量一般正常,蛋白质含量正常或轻度增高。部分病例免疫球蛋白(IgA、IgG)含量有增高,蛋白质电泳检查出现寡克隆区带。当脊髓肿胀明显或伴发蛛网膜炎时,可能出现髓腔不完全梗阻,蛋白含量可明显升高。可以高达每升数克。脊髓病变发作期,单相病程和复发型患者约半数病例CSF中的白细胞增高,但通常不超过100×10^6/L,分类中以淋巴细胞和单核细胞为主。个别病例白细胞超过300×10^6/L。

2.影像学检查

CT 和 MRI 检查:由于 CT 对本病的分辨率低,且不能做矢状面扫描,显示病灶效果不佳;MRI 在一定程度上能清楚地显示出脊髓内脱髓鞘病灶,一般表现为长 T_1(低信号)、长 T_2(高信号)影像,矢状面可以显示出病灶上、下界限,横切面显示病灶以背侧、外侧多见。复发型患者在一次脊髓炎发作后 8 周内做脊髓 MRI 检查,异常率为 94%,复检查的脊髓纵向融合病变超过 3 个或以上脊柱节段发生率是88%,通常为 6~10 个节段。

3.电生理学检查

大部分病例视觉诱发电位异常,表现为 P100 潜伏期的延长及波幅降低。躯体感觉诱发电位有可能发现临床上的病灶。

脑电图的改变临床报道的不多,但 Kuroiwa 认为脑电图改变是很常见的,大多数是非特异性和非发作性的。

4.实验室周围血液检查

(1)血常规:急性发作时白细胞可增高,以多形核白细胞为主。

(2)红细胞沉降率:急性发作期可加快。

(3)免疫学指标:急性发作时,外周血 Th/TS(辅助性 T 细胞/抑制性 T 细胞)比值升高,总补体水平升高,免疫球蛋白升高。随病情缓解而趋下降。

五、诊断和鉴别诊断

(一)诊断标准

(1)以视神经及横贯性脊髓损害为主症,两者可同时或数月、数年内相继出现。

(2)常在呼吸道及消化道等感染后急性或亚急性起病。

(3)当分别出现视神经和脊髓损害时,应排除其他疾病,如视神经炎、急性脊髓炎等。

(4)血和脑脊液免疫球蛋白常有增高,脑脊液的细胞计数可有增高。

(5)视觉和体感诱发电位检查可显示早期异常。

(6)脊髓磁共振成像对确定病变的部位和范围价值较大。

(二)鉴别诊断

1.急性视神经炎

包括视神经盘炎和球后视神经炎。部分病例由于感染引起。视神经的损害症状与视神经脊髓炎的眼部表现大致相同,但决无脊髓症状。对复发性的急性视神经炎要注意观察有无脊髓症状,以区别间隔期较长的视神经脊髓炎。

2.急性脊髓炎

急性脊髓炎的临床表现与本病的脊髓症状基本相同,但是起病更急,瘫痪更重,最主要的是病程无缓解复发,无视神经受损的表现。

3.急性播散性脑脊髓炎和急性出血性白质脑炎

多在感染或接种后发病,病势严重,可出现截瘫和视神经损害,但多伴有头痛、发热、呕吐、昏迷、抽搐及共济失调等广泛的脑与脊髓受累征象,病程多自限,少有复发。与视神经脊髓炎鉴别较容易。

4.亚急性脊髓视神经病

多见于小儿,临床表现为腹痛、下痢等腹部症状,有肢体无力和视力下降,但以感觉异常为主,无反复发作,CSF 也无明显改变。

5.多发性硬化

视神经脊髓炎的诊断是在视神经与脊髓都先后受损的基础上做出的。而多发性硬化临床表现以散在多灶病损的症状和体征为主,有明显的其他神经受累征象,肢体瘫痪形式不定,不但有眼底的改变,还有眼肌麻痹、共济失调等脑干、小脑症状;临床很少出现传导束型感觉障碍,病变水平以下的营养障碍也少见。病程缓解复发常伴有新发病灶。MRI 所见对 NMO 与 MS 鉴别很有意义。高达 90% 以上 MS 患者 CSF 存在寡克隆带,但 NMO 患者不常见。病理上多发性硬化的病灶较多,缺乏血管周围的炎症,无组织坏死,胶质细胞增生明显。

六、治疗

1.糖皮质类激素

近年来,视神经脊髓炎主要的治疗是大剂量糖皮质类激素,如甲泼尼龙 500～1000mg,静脉滴注,每天 1 次,连用 3～5 日,继之以大剂量泼尼松口服,对终止或缩短视神经脊髓炎的恶化是有效的。氢化可的松、地塞米松静脉滴注,急性期可以减轻病势或阻止病情发展;肌内注射促肾上腺皮质激素可以加快疾病的恢复过程。环磷酰胺、硫唑嘌呤等细胞毒性药物在上述药物治疗效果不满意时可以合并应用。糖皮质类激素的大量使用,可以使肌体免疫功能低下,继发各种感染、血糖增高、骨质疏松及精神症状等,合并环磷酰胺等药物治疗时更要注意肝、肾功能及骨髓抑制。

2.免疫增强剂治疗

常用的药物有转移因子、干扰素等。应用免疫增强剂目的是纠正患者的异常免疫结构和功能,其疗效有待进一步观察。

3.血浆置换

糖皮质类激素治疗无反应者,经血浆置换有望使症状改善。

七、护理要点

1.常规护理

(1)加强心理护理:鼓励患儿保持良好的心态,树立战胜疾病的信心。

(2)保持正常排泄:做好便秘、尿失禁、尿潴留的护理。

2.专科护理

(1)视力障碍护理:帮助患儿熟悉住院环境和生活环境。指导患儿眼睛疲劳或有复视时尽量闭眼休息。给患儿创造方便日常生活的环境,如使用大字的阅读材料和书籍,呼叫器置于患儿手边等,必要时给予帮助。

(2)预防并发症:注意保暖,避免受寒,取卧位并经常拍背,协助排痰。

3.健康教育

(1)指导家长给予患儿加强营养,增强体质。

(2)指导家长协助患儿加强肢体锻炼,促进肌力恢复。锻炼时要加以保护,以防跌伤等意外。

(3)指导患儿及其家长制订预防压疮、肺部感染及泌尿系感染的计划。

（王林霞）

第二章

外科疾病护理

第一节 急性阑尾炎的护理

急性阑尾炎是阑尾的急性化脓性感染。是腹部外科的常见病,在急腹症中最为多见。

阑尾腔梗阻是促使阑尾炎发生的重要原因。阑尾是与盲肠相通的弯曲盲管,管腔狭小、蠕动慢、易被食物残渣、粪石及寄生虫等因素造成腔内梗阻,此时腔内分泌物积聚,压力增高,黏膜受损,腔内细菌即可乘机侵入引起感染。当胃肠道功能紊乱时,阑尾管壁痉挛造成排空和管壁血运障碍,也易致细菌侵入发生感染。

急性阑尾炎据其病理严重程度,可分为单纯性、化脓性和坏疽性3种病理类型,临床表现也会依次加重。急性阑尾炎的演变主要取决于机体免疫力,其结局可能有3种情况。①炎症消退:炎症完全消退,不遗留病理改变;或瘢痕性愈合,留下阑尾腔狭窄,与周围组织粘连,易复发;或迁延成慢性阑尾炎。②炎症局限化:化脓性、坏疽性阑尾炎被大网膜包裹,粘连成炎症包块;或形成阑尾周围脓肿。③炎症扩散:阑尾坏疽穿孔形成弥散性腹膜炎;细菌扩散到肝门静脉系统,引起肝门静脉炎;病情恶化可致感染性休克。

一、护理评估

(一)健康史

了解疾病发生的诱因,有无急性肠炎、慢性炎性肠病、蛔虫病等,以便做好预防指导;了解既往有无类似发作史,如属慢性阑尾炎急性发作,更应给患者解释手术治疗的必要性;还应了解患者的年龄;成年女性患者应了解有无停经、月经过期、妊娠等。

(二)身体状况

1.腹痛

急性阑尾炎典型的表现为转移性右下腹痛。因初期炎症仅局限于黏膜和黏膜下层,由内脏神经反射引起上腹或脐周出现疼痛,范围较弥散。数小时后炎症波及阑尾浆膜层和壁腹膜,刺激躯体神经,此时腹痛转移并固定于右下腹。若病情发展快,腹痛一开始即可局限于右下腹,而无转移性右下腹痛病史。若持续性剧痛范围扩大,波及腹大部或全腹,是阑尾坏死或穿孔并发腹膜炎的表现。

2.消化道症状

早期有反射性恶心、呕吐,部分患者因肠功能紊乱可有便秘或腹泻。如盆位阑尾炎时,炎症刺激直肠和膀胱,引起排便次数增多、里急后重及尿痛。若并发弥散性腹膜炎可出现腹胀等麻痹性肠梗阻症状。

3.全身表现

多数患者早期仅有乏力、低热,炎症加重可有全身中毒症状,如寒战、高热、脉快、烦躁不安或反应迟钝等。阑尾穿孔引起弥散性腹膜炎时,可有心、肺、肾等器官功能不全的表现。若发生化脓性门静脉炎还可引起轻度黄疸。

4.体征

(1)右下腹压痛:是急性阑尾炎的重要体征。压痛点通常位于麦氏点,也可随阑尾位置变异而改变。但始终表现为一个固定位置的压痛。有些患者在发病早期腹痛尚未转移至右下腹时,即可出现右下腹固定压痛。压痛的程度与炎症程度相关,若阑尾炎症扩散,压痛范围也随之扩大,但压痛点仍以阑尾所在部位最明显。

(2)腹膜刺激征:包括压痛、反跳痛、腹肌紧张。这是由于壁腹膜受炎症刺激的一种防御性反应,常提示阑尾炎症加重,有炎性渗出、化脓、坏疽或穿孔等。但在特殊年龄阶段、体质较弱及阑尾位置变化的患者,如小儿、老人、孕妇、肥胖、虚弱者及盲肠后位阑尾炎等,腹膜刺激征可不明显。

(三)心理—社会状况

了解患者及家属对急性腹痛及阑尾炎的认知程度、心理承受能力及对手术的认知程度;妊娠期患者及其家属对胎儿风险的认知程度、心理承受能力及应对方式。

(四)辅助检查

1.实验室检查

多数患者的血常规检查可见白细胞计数和中性白细胞占比增高。尿常规可有少量红细胞,是输尿管受局部炎症刺激所致。如尿中出现大量红细胞,提示可能是输尿管结石。

2.B超检查

可显示阑尾肿大或阑尾周围脓肿。

(五)治疗要点及反应

急性阑尾炎宜行阑尾切除术,延误治疗可发生急性腹膜炎,术后应注意防止内出血、切口感染、粘连性肠梗阻以及阑尾残端破裂所形成的粪瘘等并发症。但对单纯性阑尾炎及较轻的化脓性阑尾炎,也可试用抗生素、中药等非手术疗法。对有局限化倾向的阑尾周围脓肿则不宜手术,采用抗感染等非手术疗法,待肿块消失后3个月,再行手术切除阑尾。

二、护理诊断及合作性问题

(一)急性疼痛

与阑尾炎症、手术创伤有关。

(二)体温过高

与化脓性感染有关。

(三)潜在并发症

急性腹膜炎、术后内出血、术后切口感染、术后粘连性肠梗阻、术后粪瘘等。

三、护理目标

患者疼痛缓解;体温恢复正常;非手术治疗的患者能说出预防方法。

四、护理措施

(一)非手术疗法及手术前的护理

1.一般护理

(1)体位:卧床休息,取半卧位。

(2)饮食和输液:禁食或流食,并做好静脉输液护理。

2.病情观察

观察患者的神志、生命体征、腹部症状和体征及血白细胞计数的变化。例如,体温明显增高,脉搏、呼吸加快,或白细胞计数持续上升,或腹痛加剧且范围扩大,或出现腹膜刺激征,说明病情加重。同时,应注意各种并发症的发生。

3.治疗配合

(1)抗感染:遵医嘱应用有效的抗生素,注意药物用量及配伍禁忌。

(2)对症护理:有明显发热者,可给予物理降温;对诊断明确的剧烈疼痛者,可遵医嘱给予解痉或止痛剂,禁用吗啡或哌替啶。

此外,按胃肠道手术常规做好手术前准备。

(二)手术后护理

1.一般护理

(1)体位:根据不同的麻醉方式安置适当的体位。血压平稳后改为半卧位。

(2)饮食:术后1～2天胃肠功能恢复,肛门排气后可给流质饮食,如无不适改半流食。术后4～6天给软食。

（3）早期活动：轻症患者术后当天麻醉反应消失后，即可下床活动，重症患者在床上多翻身、活动四肢，待病情稳定后，及早起床活动，以促进肠蠕动恢复，防止肠粘连发生。

2.病情观察

密切观察生命体征、腹部症状和体征，及时发现并发症。

3.配合治疗

遵医嘱使用抗生素，并做好静脉输液护理。

4.术后并发症的观察和护理

（1）腹腔内出血：常发生在术后24小时内，表现为腹痛、面色苍白、脉速和血压下降等内出血表现。一旦发生，立即将患者置于平卧位，快速静脉输液、输血，报告医生并做好紧急手术止血的准备。

（2）切口感染：切口感染是术后最常见的并发症。表现为术后3天左右切口出现红肿、压痛甚至波动感，体温升高。遵医嘱给予抗生素、理疗等治疗，如已化脓应拆线引流。

（3）腹腔脓肿：多见于化脓性或坏疽性阑尾炎术后。常发生在术后5～7天，表现为体温升高或下降后又上升，并有腹痛、腹胀、腹部包块或排便、排尿改变等。腹腔脓肿一经确诊，积极配合医生行B超引导下抽脓、冲洗或置管引流。

（4）粘连性肠梗阻：粘连性肠梗阻是阑尾切除术后较常见的远期并发症，与局部炎症重、手术损伤、切口异物、术后卧床等多种因素有关。术后早期离床活动可预防此并发症。

（5）粪瘘：少见，其主要表现为发热、腹痛，并有少量粪性肠内容物从腹壁流出。经抗感染、支持疗法、局部引流等处理后，大多数能闭合，如经久不愈可考虑手术。

（三）心理护理

向患者及其家属讲解手术目的、方法、注意事项，使患者能积极配合治疗。

（刘光华）

第二节　肠梗阻的护理

一、解剖生理概要

小肠分为十二指肠、空肠、回肠三部分。小肠的血液供应来自肠系膜上、下动脉。静脉的分布与动脉相似，最后集合成肠系膜上静脉，与脾静脉汇合成门静脉干。小肠是食物消化和吸收的主要部位。

二、病因与发病机制

肠内容物运行和通过障碍统称为肠梗阻,是常见的外科急腹症之一。按发病原因分为机械性肠梗阻、动力性肠梗阻、血运性肠梗阻。机械性肠梗阻最为常见,主要由肠道异物堵塞、肠管受压、肿瘤、肠套叠等肠壁疾病引起;动力性肠梗阻又可分为麻痹性肠梗阻和痉挛性肠梗阻两类;血运性肠梗阻是由于肠管血供障碍,发生缺血、坏死。按梗阻处肠管有无血运障碍分为单纯性肠梗阻和绞窄性肠梗阻。按梗阻部位分为高位(如空肠上段)和低位(如回肠末段和结肠)两种。根据梗阻的程度,又分为完全性肠梗阻和不完全性肠梗阻。按病程分为急性肠梗阻和慢性肠梗阻。

梗阻部位以上肠段蠕动增强、肠腔扩张、肠腔内积气和积液,肠壁充血水肿、血供受阻,发生坏死、穿孔。由于频繁呕吐和肠腔积液,血管通透性增强使血浆外渗,导致水分和电解质大量丢失,造成体液失衡。肠腔内细菌大量繁殖并产生大量毒素以及肠壁血运障碍致通透性增加,细菌和毒素可以透过肠壁引起腹腔内感染,经腹膜吸收引起全身性感染和中毒,甚至发生感染性休克。

三、护理评估

(一)健康史

评估患者的一般情况,发病前有无体位及饮食不当、饱餐后剧烈运动等诱因;有无腹部手术或外伤史,有无各种急慢性肠道疾病病史及个人卫生史等。

(二)身体状况

1.症状

肠梗阻的四大典型症状是腹痛,呕吐,腹胀和肛门排气、排便停止。

(1)腹痛:单纯性机械性肠梗阻表现为阵发性腹部绞痛;绞窄性肠梗阻表现为持续性疼痛,阵发性加剧;麻痹性肠梗阻腹痛特点为全腹持续性胀痛;肠扭转所致闭袢性肠梗阻多为突发性持续性腹部绞痛伴阵发性加剧。

(2)呕吐:呕吐与肠梗阻的部位、类型有关。肠梗阻早期,呕吐多为反射性,呕吐物以胃液及食物为主。高位肠梗阻呕吐出现早而频繁,呕吐物为胃及十二指肠内容物、胆汁等;低位肠梗阻呕吐出现晚,呕吐物为粪样物;绞窄性肠梗阻呕吐物为血性或棕褐色液体;麻痹性肠梗阻呕吐呈溢出性。

(3)腹胀:腹胀程度与梗阻部位有关,症状发生时间较腹痛和呕吐略迟。高位肠梗阻腹胀程度轻,低位肠梗阻腹胀明显。

(4)肛门排气、排便停止:完全性肠梗阻出现肛门停止排气、排便。但高位完全性肠梗阻早期,可因梗阻部位以下肠内有大便和气体残存,仍存在排气、排便。绞窄性肠梗阻如肠套叠、肠系膜血管栓塞或血栓形成可排出血性黏液样便。

2.体征

(1)腹部体征。

1)视诊:腹式呼吸减弱或消失。单纯机械性肠梗阻常可见肠型及肠蠕动波,腹痛发作时更明显。肠扭转可见不对称性腹胀;麻痹性肠梗阻腹胀明显,呈全腹部均匀性膨胀。

2)触诊:单纯性肠梗阻腹壁软,可有轻度压痛;绞窄性肠梗阻有腹膜刺激征、压痛性包块(绞窄的肠襻);蛔虫性肠梗阻常在腹中部扪及条索状团块。

3)叩诊:呈鼓音。绞窄性肠梗阻腹腔有渗液时,叩诊有移动性浊音;麻痹性肠梗阻全腹呈鼓音。

4)听诊:机械性肠梗阻时肠鸣音亢进,有气过水声或金属音。麻痹性肠梗阻肠鸣音减弱或消失。

(2)全身表现:单纯性肠梗阻早期可无全身表现,梗阻晚期或绞窄性肠梗阻者,可有脱水、代谢性酸中毒体征,甚至体温升高、呼吸浅快、脉搏细速、血压下降等中毒和休克征象。

(三)心理—社会状况

评估患者对疾病的认知程度,有无接受手术治疗的心理准备。了解患者的家庭、社会支持情况。

(四)辅助检查

1.X线检查

机械性肠梗阻,腹部立位或侧卧透视、X线摄片可见多个气液平面及胀气肠襻;绞窄性肠梗阻可见孤立的胀气肠襻。

2.实验室检查

(1)血常规:肠梗阻患者出现脱水、血液浓缩时可出现血红蛋白含量、红细胞比容及尿比重升高。绞窄性肠梗阻多有白细胞计数及中性粒细胞占比的升高。

(2)血气分析及血生化检查:血气分析、血清电解质检查,有助于水、电解质及酸碱平衡失调的判断。

(五)治疗要点与反应

肠梗阻的治疗原则是尽快解除梗阻,纠正全身生理紊乱,防止感染,预防并发症。

1.非手术疗法

禁食、胃肠减压;纠正水、电解质和酸碱平衡失调,必要时可输血浆或全血;及时使用抗生素防治感染;解痉、止痛。

2.手术治疗

适用于各种绞窄性肠梗阻、肿瘤及先天性肠道畸形引起的肠梗阻及非手术疗法不能缓解的肠梗阻。常用的手术方式有肠粘连松解术、肠套叠或肠扭转复位术、肠切除吻合术、肠短路吻合术、肠造口或肠外置术等。

(六)四种常见的机械性肠梗阻

1.粘连性肠梗阻

粘连性肠梗阻是肠粘连或肠管被粘连带压迫所致的肠梗阻,较为常见,多为单纯性不完全性肠梗阻,主要是由于腹部手术、炎症、创伤、出血、异物等所致。多数患者采用非手术疗法可缓解,如非手术治疗无效或发生绞窄性肠梗阻时,应及时手术治疗。

2.蛔虫性肠梗阻

由于蛔虫聚集成团并刺激肠管痉挛致肠腔堵塞,多见于2~10岁儿童,常见诱因为驱虫不当。主要表现为阵发性脐周疼痛,伴呕吐,腹胀不明显。腹部可扪及条索状团块。单纯性蛔虫堵塞多采取非手术治疗,如无效或并发肠扭转、腹膜炎,应行手术治疗。

3.肠扭转

肠扭转是指一段肠管沿其系膜长轴旋转而形成的闭袢性肠梗阻,常发生在小肠,其次是乙状结肠。①小肠扭转:多见于青壮年,常在饱餐后立即进行剧烈运动时发病,主要表现为突发腹部绞痛,呈持续性伴阵发性加剧,呕吐频繁,腹胀不明显。②乙状结肠扭转:多见于老年人,常有便秘史,主要表现为腹部绞痛,明显腹胀,呕吐不明显,X线钡剂灌肠可见"鸟嘴状"阴影。肠扭转可在短时间内发生绞窄、坏死,一经诊断,急诊手术治疗。

4.肠套叠

肠套叠是指一段肠管套入与其相连的肠管内,好发于2岁以下的婴幼儿,以回结肠型最多见。典型表现为阵发性腹痛、果酱样血便和腊肠样肿块(多位于右上腹)。X线空气或钡剂灌肠可见"杯口状"或"弹簧状"阴影。早期肠套叠可试行空气灌肠复位。无效者或病程超过48小时,疑有肠坏死或肠穿孔者,行手术治疗。

四、护理诊断及合作性问题

(一)急性疼痛

与肠蠕动增强或肠壁缺血有关。

(二)体液不足

与频繁呕吐、肠腔内大量积液及胃肠减压有关。

(三)潜在并发症

肠坏死、肠穿孔、急性腹膜炎、休克、多器官功能衰竭等。

五、护理目标

使患者腹痛得到缓解;体液得到补充;并发症得到有效预防。

六、护理措施

(一)非手术疗法及手术前护理

1.一般护理

(1)体位:取低半卧位,有利于减轻腹部张力,减轻腹胀,改善呼吸和循环功能;休克患者应改成平卧位,并将头偏向一侧,防止误吸而导致窒息或吸入性肺炎。

(2)饮食护理:早期多须绝对禁食禁水,梗阻解除后 12 小时可进少量流食,48 小时后试进半流食。

2.病情观察

非手术疗法期间应密切观察患者生命体征、症状、体征及辅助检查的变化,高度警惕绞窄性肠梗阻的发生。出现下列情况者应高度怀疑发生绞窄性肠梗阻的可能:①起病急,腹痛持续而固定,呕吐早而频繁;②腹膜刺激征明显,体温升高,脉搏增快,血白细胞升高;③病情发展快,感染中毒症状重,休克出现早或难纠正;④腹胀不对称,腹部触及压痛包块;⑤移动性浊音或气腹征(+);⑥呕吐物、胃肠减压物、肛门排泄物或腹腔穿刺物为血性;⑦X 线显示孤立、胀大肠袢,不因时间推移而发生位置的改变,或出现假肿瘤样阴影。

3.治疗配合

(1)胃肠减压:一般采用较短的单腔胃管。低位小肠梗阻,可应用较长的米—阿氏管,其下端带有可注气的薄膜囊,借肠蠕动推动气囊将导管带到梗阻部位。注意固定胃管,保持通畅,持续负压吸引。每天用滴管向插有胃管的鼻孔内滴入数滴液状石蜡,减少胃管对鼻黏膜的刺激。如从胃管注入豆油等,每次只能注入 100mL 左右,以免呕吐。

(2)解痉止痛:单纯性肠梗阻可肌内注射阿托品以减轻腹痛,禁用吗啡类止痛剂,以免掩盖病情。

(3)记录出入液体的数量和性状:包括呕吐物、胃肠减压引流物、尿及输入液体。

(4)液体疗法护理:急性肠梗阻可出现不同程度的体液失衡,应根据脱水的性质和程度、血清电解质浓度测定和血气分析结果制定补液方案。

(5)防治感染和中毒:应用抗生素防治感染和中毒,对单纯性肠梗阻时间较长,特别是绞窄性肠梗阻及手术治疗的患者应该及早使用。

（6）有手术指征者，积极做好术前常规护理。

（二）手术后护理

原则上同急性腹膜炎的手术后护理，但应注意以下三点。

1.胃肠减压

在肠蠕动恢复前，继续保持有效胃肠减压，注意引流液的颜色和量。

2.饮食调整

术后禁饮食，通过静脉输液补充营养。当肛门排气后，即可拔除胃管。拔管当日可每隔1～2小时饮水20～30mL；第2日喝米汤50～80mL，每2小时一次，每天6～7次；第3日改进流食，每次100～150mL，以藕粉、蛋汤、肉汤为宜，每天6～7次；第4日可增加稀粥；1周后改半流食，如蛋羹、面片，每天5～6餐；2周后可吃软饭，忌生硬、油炸及刺激性食物（酒、辛辣食物），每天5～6餐，直至完全恢复。

3.早期活动

术后应鼓励患者早期活动，以利肠功能恢复，防止肠粘连。

（三）心理护理

向患者解释该病治疗的方法及意义；介绍手术前后相关知识；消除患者焦虑和恐惧心理，鼓励患者及家属配合治疗。

（四）健康教育

（1）少食刺激性强的辛辣食物，宜食营养丰富、高维生素、易消化吸收的食物；反复发生粘连性肠梗阻的患者少食粗纤维食物，避免暴饮暴食，饭后忌剧烈活动。

（2）便秘者应注意通过调整饮食、腹部按摩等方法保持大便通畅，无效者可适当予以口服缓泻剂，避免用力排便。

（3）加强自我监测，若出现腹痛、腹胀、呕吐等不适，及时就诊。

（4）保持心情愉悦，每天进行适量体育锻炼。

（孙巧玲）

第三节　胆道损伤的护理

一、概述

胆道损伤是由于创伤或腹部手术误伤引起的肝内、肝外胆管损伤，分为创伤性和医源性胆道损伤两类，后者占绝大多数。

在创伤性胆道损伤中，创伤性胆管损伤很少见，常发生于交通事故、高处坠落、挤压伤、利器刺伤等情况，多合并上腹部其他器官或组织的复合伤，如肝内胆管损伤多伴有肝外伤,肝外胆管损伤多伴有十二指肠、胰腺损伤等。

医源性胆道损伤:是指在上腹部手术过程中造成的肝外胆管的意外损失。可分为胆管横断伤和部分损伤(胆管狭窄)。绝大多数(90%以上)发生于胆囊切除术中。其中,最常见的是腹腔镜胆囊切除术中,其次是开腹胆囊切除术、胆总管探查术、胃大部切除术、肝叶切除术。最常见的损伤部位是右肝管和肝总管(占70%),胆总管下端的损伤常不被察觉,易忽视和遗漏。

二、病因

(一)创伤性胆道损伤

很少见,常合并于上腹部的复合外伤中。

(二)医源性胆道损伤

造成术中胆道损伤的因素是多方面的,如患者肥胖;对胆道和血管的解剖变异缺乏认识;再次获多次胆道手术,局部粘连严重,瘢痕形成;手术技术不规范等。

三、诊断要点

(一)临床表现

(1)手术中发现胆汁漏出。

(2)胆囊切除标本剖开后,胆囊管处出现2个开口。

(3)手术中胆道造影胆管显影中断、狭窄或造影剂外溢。

(4)胆管狭窄:因胆流不畅、胆管梗阻,胆管内压力增高,继发化脓性胆管炎;术后远期反复发作胆管炎,形成结石,合并梗阻性黄疸、胆汁性肝硬化、门静脉高压症、上消化道出血、肝功能衰竭等。

(5)胆道术后发生胆汁性腹膜炎,出现高热、黄疸、腹胀,腹腔引流管引流出胆汁样液体。

(二)辅助检查

B超、MRCP、ERCP、实验室检查(白细胞升高、核左移、肝肾功能衰竭)等。

四、治疗

医源性胆道损伤及时发现、及时处理非常重要。

处理方法应根据发现的时间、损伤的程度、损伤胆管及周围组织的炎症情况、患者的肝功能及全身情况采取不同的治疗方法和手术方式。胆道的再次手术,不仅增加患者的身心痛苦和经济负担,也可因处理方法不当而造成胆道的严重感染、胆道出血、肝功能衰竭等严重的并发症。

(一)非手术治疗

对损失不重,引流量不多或逐渐减少,局部症状在逐步减轻或消失的,给予禁食、补液、抗感染、保肝支持治疗,保持腹腔引流管的通畅,有效的胃肠减压,密切观察生命体征、腹部体征和引流液的情况,并为需要再次手术者做好术前准备。

(二)手术治疗

(1)术中发现胆管损伤:小裂伤(<3mm)一般可用 5-0 可吸收线或 6-0 无损伤线直接缝合修补,可不必放置内支撑管;较大裂伤或横断伤,胆管壁缺损长度<2cm,应争取施行胆管对端吻合术,并通过吻合口放置内支撑管 6 个月;胆管损伤范围大、缺损长度>2cm、对端吻合张力大或组织缺血等,要进行肝门部胆管与空肠 Roux-en-Y 吻合,并放置吻合口内支撑管 6 个月以上。

(2)术后几小时或稍长时间发现胆汁外漏或胆漏,48 小时内腹腔引流量增加,出现胆汁性腹膜炎的症状、体征,并有加重的趋势,应急诊手术探查,引流腹腔、引流胆管。

(3)手术中没有发现的肝外胆管横断伤或结扎,术后出现梗阻性黄疸,除合并胆汁性腹膜炎、腹痛、高热时需要急诊手术外,原则上应早期手术。在明确诊断,并做好了再次手术的准备,应于术后 7～10 天后再次手术,一般行肝总管与空肠 Roux-en-Y 吻合术。

(4)肝外胆管损伤所致的胆管狭窄:需要进行手术处理。处理原则是解除狭窄、重建或恢复通畅的胆肠引流。建立大口、无张力的胆管空肠吻合术。

五、预防

医源性胆道损伤是最常见的胆管损伤原因,也是胆管狭窄和梗阻性黄疸的常见原因,可以导致极为严重和难以恢复的后果,如反复发作的胆道感染、胆汁性肝硬化、肝功能衰竭等,甚至死亡。因此积极预防医源性胆道损伤极其重要。在行胆囊切除手术时,需加强对胆管系统的解剖变异和局部病理因素的警惕性。

(1)术中要保持术野的良好显露,结扎切断胆囊管前要确认胆囊管、肝总管和胆总管之间的解剖关系。

(2)结扎胆囊管时,应保持胆囊管处于无张力状况,结扎线距胆总管壁应稍长于 0.5cm。

(3)遇有胆囊动脉异常出血时,可将左手示指和拇指分别置于小网膜孔和肝十二指肠韧带前方,压迫肝动脉以止血,待积血吸净后,放松指压,直视下看清出血点后再行钳夹结扎或缝扎止血,切忌在"血池"中盲目钳夹。

(4)如顺行法切除胆囊困难,可改用逆行胆囊切除。

(5)接近胆管处禁用电刀做电凝止血或组织分离,以防止胆管热源性损伤。

(6)避免过多剥离胆管周围组织,注意保护胆管周围血管丛,以防止胆管缺血性损伤。

(7)腹腔镜胆囊切除有困难时,应及时中转开腹手术。

六、护理问题

(一)焦虑/恐惧
与患者对疾病的发生发展的焦虑和恐惧、担心预后有关。

(二)舒适的改变
与疼痛、腹胀、各种管道刺激等有关。

(三)体液不足
与摄入不足或丧失过多有关。

(四)营养失调——低于机体需要量
与丢失、摄入不足、严重感染所致的消耗增加有关。

(五)体温异常
与胆道感染有关。

(六)潜在并发症
胆漏及胆汁性腹膜炎,黄疸,感染性休克,水、电解质平衡紊乱,多器官功能衰竭。

(七)清理呼吸道低效
与术后伤口疼痛及全身麻醉术后呼吸道分泌物增加有关。

(八)有皮肤完整性受损的危险
与胆汁渗漏、长期卧床等有关。

(九)生活自理能力下降
与疾病和手术创伤有关。

(十)有引流管引流异常的危险
与引流管脱出、引流阻塞、逆行感染等有关。

七、护理目标

(1)患者的焦虑、恐惧心理降低至最低程度,配合治疗及护理。

(2)减轻患者痛苦,使不适消失或降至最低限度。

(3)恰当补充体液,纠正体液不足。

(4)营养能及时得到补充,营养状况得到改善或维持。

(5)体温维持在正常范围。

(6)术后未发生相关并发症,或并发症发生后能得到及时治疗与处理。

（7）有效清理呼吸道分泌物，保持呼吸道通畅，无肺部并发症发生。

（8）保持皮肤的完整性。

（9）自我护理能力增强，促进机体康复。

（10）保证各引流管畅通引流，以促进疾病康复和病情的观察判断。

八、术前护理措施

（一）心理护理

（1）患者因疾病出现异常变化和因此异常带来的疼痛、腹胀、发热，甚至休克等不适，会出现紧张、焦虑甚至恐惧等心理，此时，应该在多安慰患者，解释出现的异常，并积极处理，以增强患者的信心和稳定期情绪。

（2）向患者解释治疗处理的方法、重要性及配合的注意事项。

（3）教会患者自我放松的方法。

（4）针对个体情况进行针对性心理护理。

（5）鼓励患者家属和朋友给予患者关心和支持。

（二）饮食及营养

（1）胆道损伤比较重，出现胆汁性腹膜炎、感染症状重、梗阻性黄疸时应该禁饮禁食，待病情稳定、瘘口缩小后，逐渐进流食、半流食，并注意观察进食后的反应。

（2）营养支持治疗，纠正水、电解质、酸碱失衡。

（三）病情观察及护理

（1）密切观察患者的生命体征、神志、黄疸、尿量的变化，腹水及腹胀的情况。

（2）关注患者的主诉，腹痛的性质、持续时间、严重程度，腹部体征的变化，并做好记录。

（3）保持各种引流管的通畅和有效引流，注意引流液的颜色、性状和量。

（4）保持有效的补液，纠正水、电解质、酸碱失衡，进行营养支持，准确使用抗生素，并注意用药后的效果和反应。

（5）关注患者及家属的情绪变化及心理状态。

（6）了解各种辅助检查的结果。

（7）准确记录 24 小时出入量。

（四）卧位及休息

患者取半坐卧位，以利于漏出液的引流和流到盆腔，减少膈下脓肿的形成概率；由于患者病情变化、疼痛、腹水、腹胀等导致睡眠质量差、精神差，应嘱咐患者多卧床休息。在卧床休息期间要注意预防压疮。

(五)对症护理

(1)疼痛的护理：教会患者放松方法,分散注意力,必要时按医嘱给予止痛剂,以保证患者的休息。

(2)高热的护理：观察体温变化情况,及时补充体液,进行物理降温。

(3)黄疸和凝血机制障碍的患者应注射维生素 K。

(4)腹水患者：严格遵医嘱使用利尿剂,关注患者主诉腹胀的情况,观察腹围、尿量、肝肾功能的变化。

(5)胆漏及皮肤护理：保持引流通畅,保护瘘口周围皮肤,胆漏时要及时清洗并涂擦氧化锌油膏加以保护。

九、术后护理措施

(一)外科术后护理常规

按胆道损伤的一般外科护理常规护理即可。

(二)饮食护理

1.胆肠吻合术、腹膜炎症状不明显的患者

术后1~2天,根据患者有无腹胀腹痛及肠道功能恢复情况,拔除胃管后,指导患者术后从进流食、半流食到软食,低脂饮食。进食早期注意避免进食产气的食物,如牛奶、豆浆、糖及含糖的水果等。

2.胆管引流和腹腔引流术患者

在腹膜炎控制前应禁食,给予胃肠外营养;在腹膜炎控制腹部体征基本消失后,通过空肠造瘘管进行肠内营养,或经口进食流质饮食,给予高热量、高蛋白、高维生素、低脂、易消化流食,少量多餐。如无异常逐渐过渡到半流食、软食。

(三)健康教育

(1)饮食指导：指导患者选择低脂、高热量、高蛋白、高维生素易消化饮食,忌油腻食物及饱餐。

(2)活动：根据患者自身的情况,循序渐进,逐步过渡到正常活动,避免劳累及精神过度紧张。

(3)指导肿瘤患者保持良好乐观向上的心态,教导自我调节情绪的方法。

(4)带"T"形管或支撑管出院者,指导其学会自我护理：①妥善固定引流管,保持其引流通畅,活动时注意防折叠,扭曲及脱落,每周更换引流袋1~2次,并注意无菌操作；②注意引流管周围皮肤的护理,并告知伤口感染征象；③若发现胆汁引流量减少或增多,引流物浑浊或血性伴有腹痛,应及时就医；④术后1个月复查,若出现黄疸、发热、腹痛等症状,应及时就诊。

(苗媛媛)

第三章

妇产科疾病护理

第一节　女性生殖系统炎症的护理

一、外阴部炎症

(一)外阴炎

外阴炎是指外阴皮肤与黏膜的炎症。由于外阴暴露于体外,与尿道口、肛门等部位邻近,因而易发生炎症。

1.护理评估

(1)健康史:询问患者有无阴道炎性分泌物刺激,尿液、大便浸渍,穿化纤内裤,外阴不洁和局部使用化学药物过敏等诱因。

(2)身体评估。①临床表现:外阴皮肤瘙痒、疼痛、有灼热感,在性交、排尿、活动时加重;检查局部可发现充血、肿胀、糜烂、溃疡或湿疹等。②心理—社会状况:患者因外阴部不适而影响工作、睡眠,因而产生情绪低落、焦虑。

2.护理诊断/合作性问题

(1)组织完整性受损:与炎症刺激、搔抓或用药不当有关。

(2)焦虑:与治疗效果不佳有关。

3.护理措施

(1)一般护理。①皮肤护理:外阴皮肤出现皮疹破溃的患者,密切观察皮损大小、严重程度及消退情况,保持皮肤清洁,床单位平整。告知患者内裤应柔软洁净,需每天更换,污染的内裤单独清洗,避免交叉、重复感染。②饮食:禁酒;优化膳食结构,避免进食油腻、辛辣刺激性食物。③生活护理:如患者因局部皮肤破溃活动受到限制时,协助患者大小便,将呼叫器置于患者易触及处,并采取预防跌倒、坠床护理措施;保持会阴部清洁,遵医嘱给予会阴擦洗、冲洗、烤灯等;及时更换清洁病号服、床单位及中单等。

(2)病情观察。①皮肤:关注患者主诉;密切观察外阴皮肤有无皮疹、破溃、局部充血、肿胀(包括皮损大小,严重程度及消退情况)。②分泌物:观察患者外阴皮损及阴道分泌物的性质、气味、量,警惕异常情况预防感染。

(3)应用高锰酸钾的护理。①药理作用:本品为强氧化剂,对各种细菌、真菌等病原体有杀灭作用。②用法:取高锰酸钾加温水配成1:5000约40℃溶液,肉眼观为淡玫瑰红色进行坐浴,每次坐浴15~30分钟,每天2次。③适应证:用于急性皮炎或急性湿疹,特别是伴继发感染时的湿敷及清洗小面积溃疡。④禁忌证:月经期禁用、禁口服。⑤注意事项:a.本品仅供外用,因其腐蚀口腔和消化道,出现口内烧灼感、上腹痛、恶心、呕吐、口咽肿胀等;b.本品水溶液易变质,故应临用前用温水配制,并立即使用;c.配制时不可用手直接接触本品,以免被腐蚀或染色,切勿将本品误入眼中;d.应严格在医生指导下使用,长期使用高锰酸钾,会引起阴道菌群紊乱,如浓度过高会刺激皮肤及黏膜;e.用药部位如有灼烧感、红肿等情况,应停药,并将局部药物洗净,必要时向医生咨询;f.不可与碘化物、有机物接触或并用,尤其是晶体,否则易发生爆炸。⑥不良反应:高浓度反复多次使用可引起腐蚀性灼伤。

(4)心理护理。倾听患者主诉,耐心解答患者的疑问,消除患者顾虑,使其积极配合治疗。许多患有非特异性外阴炎的患者普遍觉得羞于启齿,患者在医生为其检查、治疗等过程中易产生复杂的心理反应。为了尽快使患者适应陌生的环境,护士应有针对性地实施有效的心理护理。对患者的尊重与关爱是建立良好医患关系的关键,护士应给予患者安全感和信任感,在态度上应该和蔼可亲。通过身心护理使患者得到人性化的服务,提高医疗和护理服务的质量。

(5)健康教育。①饮食:a.禁烟酒;b.优化膳食结构,避免进食辛辣刺激性食物(辣椒、姜、葱、蒜等),应多食新鲜蔬菜和水果,以保持大便通畅;c.多饮水,防止合并泌尿系感染。②休息与活动:急性期应卧床休息。养成劳逸结合的生活习惯。避免骑自行车等骑跨类运动,减少摩擦。③高锰酸钾坐浴指导:注意配制的浓度不宜过高,以免灼伤皮肤,每次坐浴15~30分钟,每天2次。坐浴时要使会阴部浸没于溶液中,月经期禁止坐浴。④出院指导:指导患者注意个人卫生,勤换内裤,保持外阴清洁干燥。局部严禁搔抓,勿用刺激性药物或肥皂擦洗。做好经期、孕期、分娩期及产褥期卫生,不穿化纤类及过紧内裤。⑤感染防控:外阴破溃者要预防继发感染,使用柔软无菌会阴垫,减少摩擦和混合感染的机会。外阴溃疡或烧灼感时,建议硼酸粉坐浴、维生素E霜外用。

(二)前庭大腺炎

前庭大腺炎包括前庭大腺脓肿和前庭大腺囊肿。前庭大腺开口于小阴唇与处女膜间沟内,因性交、分娩或因外阴卫生不良,病原体易侵入前庭大腺引起炎症。

1.护理评估

初期外阴局部肿胀、发热、压痛明显,如脓肿形成时直径可达5~6cm,有波动感。慢性期则形成前庭大腺囊肿,外阴有坠胀感或性交不适。

2.护理诊断/合作性问题

(1)疼痛:与前庭大腺脓肿形成有关。

(2)焦虑:与治疗效果不佳有关。

3.护理措施

(1)一般护理:急性期患者应卧床休息,保持外阴清洁。

(2)治疗配合:局部热敷或坐浴可减轻疼痛、促进炎症吸收。前庭大腺囊肿、脓肿形成者,可行切开引流或造口术。

(3)健康教育:注意个人卫生,积极治疗原发病。术后按时擦洗、坐浴,促进伤口愈合。

二、滴虫性阴道炎

(一)病因及发病机制

滴虫性阴道炎由阴道毛滴虫引起的阴道炎症。传播途径包括经性交直接传播及经使用公共浴池、浴盆、浴巾、游泳池、坐式便器、污染的器械及敷料等间接传播。

(二)临床表现

潜伏期4~28天。典型症状是稀薄的泡沫状白带增多及外阴瘙痒。若合并其他细菌感染,分泌物则呈脓性,可有臭味。

(三)辅助检查

1.悬滴法

玻璃片上加1滴生理盐水,取阴道后穹隆处分泌物少许,滴入玻璃片上的盐水中混匀,即刻在低倍显微镜下找滴虫。

2.涂片染色法

将分泌物涂在玻璃片上,待自然干燥后,用不同染液染色,不仅能看到滴虫,还能看到并存的细菌、念珠菌和癌细胞,借以排除其他病因。

3.培养法

阴道分泌物涂片可见大量白细胞而未能从镜下检出滴虫者,可采用培养法。

(四)诊断

从阴道分泌物中,采用悬滴法找到滴虫,诊断即可成立。近来开始运用荧光标记单克隆抗体检测、酶联免疫吸附法和多克隆抗体乳胶凝集法诊断,敏感度为76%~95%。

(五)治疗

1.全身用药

初次治疗推荐甲硝唑2g,单次口服;或替硝唑2g,单次口服;或甲硝唑400mg,每天2次,连服7日。孕早期及哺乳期妇女慎用。

2.局部用药

将甲硝唑阴道泡腾片 200mg 塞入阴道,每晚 1 次,7 天为一个疗程。

3.性伴侣的治疗

滴虫性阴道炎主要由性行为传播,性伴侣应同时进行治疗,治疗期间禁止性交。

(六)护理评估

1.病史评估

评估患者本次发病的诱因,有无高危因素(不洁性生活史;与他人共用浴池、浴盆、浴巾等),有无合并症状如尿频、尿痛等,目前的治疗及用药;评估既往病史、家族史、过敏史、手术史、输血史。

2.身体评估

评估患者的意识状态、神志与精神状况、生命体征、营养及饮食情况、BMI、排泄形态、睡眠形态;评估有无大小便困难,是否采取强迫体位,外阴皮肤情况,有无因抓挠造成的皮损及破溃等。

3.风险评估

患者入院 2 小时内进行各项风险评估,包括患者压疮危险因素评估、患者跌倒和坠床危险因素评估、日常生活能力评定。

4.心理—社会评估

了解患者的文化程度、工作性质、患者家庭状况及家属对患者的理解和支持情况。

5.评估患者

评估患者的卫生习惯、生活习惯、性格特征,有无烟酒嗜好,了解其对疾病认知及自我保健知识掌握程度等。

(七)护理措施

1.一般护理

(1)皮肤护理:避免搔抓,保持皮肤清洁、床单位平整,内裤柔软洁净、每天更换,污染的内裤单独清洗。

(2)饮食:禁酒,忌辛辣食物。

(3)休息与活动:劳逸结合,避免过度劳累。

(4)生活护理:阴道上药前后,协助患者摆放舒适体位,注意保护患者隐私。阴道上药后嘱患者短暂卧床,将呼叫器置于患者手边可触及处。及时更换清洁病号服、床单位及中单等。

2.病情观察

(1)皮肤、黏膜:关注患者主诉,如瘙痒、灼热感有无加重,观察外阴皮肤情况,观察阴道黏膜充血、散在红色点状皮损情况。

（2）分泌物：观察阴道后穹隆分泌物性状、颜色、量、气味。

（3）其他症状：观察有无尿频、尿痛、血尿等泌尿系感染症状。

3.专科指导

指导患者自我护理，注意个人卫生，勤换内裤，保持外阴清洁干燥，尽量避免搔抓外阴部，避免性生活。内裤、坐浴及洗涤用物应煮沸 5～10 分钟以消灭病原体，避免交叉感染、重复感染。指导患者养成良好的卫生习惯，避免无保护性交，减少疾病的发生。

4.甲硝唑的用药护理

（1）药理作用。本品为硝基咪唑衍生物，可抑制阿米巴原虫的氧化还原反应，使原虫氮链发生断裂。本品有强大的杀灭滴虫的作用，其机制未明。甲硝唑对厌氧微生物有杀灭作用，它在人体中还原时生成的代谢物也具有抗厌氧菌作用，抑制细菌的脱氧核糖核酸的合成，从而干扰细菌的生长、繁殖，最终致细菌死亡。

（2）用法。①全身用药：初次治疗推荐甲硝唑 2g，单次口服；或替硝唑 2g，单次口服；或甲硝唑 400mg，每天 2 次，连服 7 日。孕早期及哺乳期妇女慎用。②局部用药：将甲硝唑阴道片 200mg 塞入阴道，每晚 1 次，7 天为一个疗程。

（3）适应证。用于治疗肠道和肠外阿米巴病（如阿米巴肝脓肿、胸膜阿米巴病等），还可用于治疗阴道滴虫病、小袋虫病和皮肤利什曼病、麦地那龙线虫感染等。目前还广泛用于厌氧菌感染的治疗。

（4）禁忌证。对本品过敏者禁用；有活动性中枢神经系统疾患和血液病者禁用。

（5）不良反应。以消化道反应最为常见，包括恶心、呕吐、食欲缺乏、腹部绞痛，一般不影响治疗；神经系统症状有头痛、眩晕，偶有感觉异常、肢体麻木、共济失调、多发性神经炎等，大剂量可致抽搐。少数病例发生荨麻疹，皮肤潮红、瘙痒、膀胱炎、排尿困难、口中有金属味及白细胞减少等，均属可逆性，停药后自行恢复。

（6）注意事项。①对诊断的干扰：本品的代谢产物可使尿液呈深红色。②原有肝脏疾病患者剂量应减少。出现运动失调或其他中枢神经系统症状时应停药。重复一个疗程之前，应做白细胞计数检查。厌氧菌感染合并肾功能衰竭者，给药间隔时间应由 8 小时延长至 12 小时。③本品可抑制酒精代谢，用药期间应戒酒，饮酒后可能出现腹痛、呕吐、头痛等症状。

5.心理护理

大多滴虫性阴道炎患者有较大的心理负担，担心疾病治不好，影响夫妻关系，应热情接待每一位患者，通过亲切的交谈告诉患者滴虫阴道炎是可以治愈的，但一定要在医生指导下进行治疗，治疗必须规范且持之以恒，必须夫妻同治。

6.健康教育

(1)饮食。①忌食:忌辛辣食品,避免加重症状。忌进补。忌海鲜食物,以免使外阴瘙痒加重,不利于炎症的消退。忌甜、腻食物,油腻食物如猪油、奶油、牛油等,高糖食物如巧克力、甜点心等,这些食物有助湿增热的作用,会增加白带的分泌量,并影响治疗效果。②宜食:宜食清淡食物,多饮水,多食蔬菜,多食用含维生素 B 丰富的食物,如小麦、高粱、芡实、蜂蜜、豆腐、鸡肉、韭菜、牛奶等。③忌烟、酒:烟草中的尼古丁可使动脉血与氧的结合力减弱。

(2)休息活动。劳逸结合,避免过度劳累。

(3)用药指导。①口服药:指导患者及配偶同时进行治疗;告知患者服用甲硝唑期间及停药 24 小时内、服用替硝唑期间及停药 72 小时内禁止饮酒;妊娠期是否用甲硝唑治疗目前尚有争议,用药前应取得患者知情同意。②外用药:指导阴道用药的患者采取下蹲位将药片送入阴道后穹隆部。

(4)疾病相关知识宣教。指导患者配合检查,讲解滴虫的特性,提高滴虫检出率。告知患者治愈的标准及随访要求:每次月经干净后复查,连续 3 次滴虫检查阴性者为治愈。告知患者妊娠期滴虫性阴道炎可导致胎膜早破、早产及低出生体重儿,应及时治疗。

三、盆腔炎性疾病

盆腔炎性疾病(PID)是指女性上生殖道及其周围组织的一组感染性疾病,主要包括子宫内膜炎、输卵管炎、输卵管卵巢脓肿、盆腔腹膜炎。炎症可局限于一个部位,也可同时累及几个部位,最常见的是输卵管炎。PID 大多发生在性活跃期、有月经的妇女,初潮前、绝经后或未婚者很少发生 PID。若发生 PID 也往往是邻近器官炎症的扩散。

(一)病因及发病机制

1.急性盆腔炎

产后或流产后感染、宫腔内手术操作后感染、性生活不洁或过频、经期卫生不良、邻近器官炎症蔓延等。

2.慢性盆腔炎

常为急性盆腔炎未经彻底治疗或患者体质较差病程迁延所致,但也可无急性盆腔炎病史。

(二)临床表现

1.急性盆腔炎

(1)症状:下腹痛伴发热,严重者可出现高热、寒战。

(2)体征:患者体温升高,心率加快,下腹有压痛、反跳痛,宫颈充血有举痛,双侧附件压痛明显,呈急性病容。

2.慢性盆腔炎

(1)症状:全身症状多不明显,有时出现低热、乏力。有些患者可有神经衰弱症状,如精神不振、周身不适、失眠等。局部组织主要是下腹部坠痛、腰骶部酸痛,且在月经前后加重;月经量增多,可伴有不孕。

(2)体征:子宫及双侧附件有轻度压痛,子宫一侧或双侧有增厚。

(三)辅助检查

实验室检查 B 超检查;X 线检查;分泌物涂片检查;心电图等。

(四)诊断

1.急性盆腔炎

有急性感染病史;下腹隐痛,肌肉紧张,有压痛、反跳痛,阴道出现大量脓性分泌物,伴心率加快、低热,病情严重时可有高热、头痛、寒战、食欲缺乏,大量的黄色白带、有味,小腹胀痛,压痛,腰部酸痛等;有腹膜炎时出现恶心、呕吐、腹胀、腹泻等;有脓肿形成时,可有下腹包块及局部压迫刺激症状,包块位于前方可有排尿困难、尿频、尿痛等,包块位于后方可致腹泻。

2.慢性盆腔炎

全身症状为有时低热、易疲劳,部分患者由于病程长而出现神经衰弱症状,如失眠、精神不振、周身不适等,下腹部坠胀、疼痛及腰骶部酸痛,常在劳累、性交后、月经前后加剧。由于慢性炎症而导致盆腔淤血,月经往往过多,卵巢功能损害时会出现月经失调,输卵管粘连会导致不孕症。

(五)治疗

于 PID 发作 48 小时内开始联合应用广谱抗生素,一次性彻底治愈。

1.门诊治疗

若患者一般状况好,症状轻,能耐受口服抗生素,并有随访条件,可在门诊给予口服或肌内注射抗生素治疗。

2.住院治疗

若患者一般情况差,病情严重,伴有发热、恶心、呕吐;或伴有盆腔腹膜炎、输卵管卵巢囊肿;或经门诊治疗无效;或不能耐受口服抗生素;或诊断不清者均应住院给予抗生素药物治疗为主的综合治疗。

3.中药治疗

主要为活血化瘀、清热解毒药物,如银翘解毒汤、安宫牛黄丸或紫雪丹等。

4.其他治疗

合并盆腔脓性包块,且抗生素治疗无效者,可行超声引导下包块穿刺引流术。

(六)护理评估

1.病史评估

评估患者本次发病的诱因,有无急性感染病史,有无发热,有无尿频、尿痛、腹泻等;评估病程长短,月经情况,有无不孕等情况;了解目前的治疗及用药;评估既往病史、家族史、过敏史、手术史、输血史等。

2.身体评估

评估意识状态、神志、精神状况、生命体征、营养及饮食情况、BMI、排泄形态、睡眠形态,有无大小便困难,是否采取强迫体位。

3.风险评估

患者入院 2 小时内进行各项风险评估,包括患者压疮危险因素评估、患者跌倒和坠床危险因素评估、日常生活能力评定。

4.心理社会评估

了解患者的文化程度、工作性质、患者家庭状况以及家属对患者的理解和支持情况。评估个人卫生、生活习惯,有无烟酒嗜好,对疾病认知以及自我保健知识掌握程度。

(七)护理措施

1.一般护理

(1)皮肤、黏膜护理:高热患者,皮肤长期处于潮湿状态,全身抵抗力也下降,易发生压疮、感染,应及时更换潮湿的衣裤、床单,保持床单位平整,定时翻身;高热患者的唾液分泌减少,口腔黏膜干燥,口腔内食物残渣易发酵,细菌易生长繁殖,应嘱患者多饮水,多漱口,必要时给予口腔护理;行冰袋降温时,选择合理部位(如腋下、额头、腹股沟等),禁忌用于枕后、耳郭、心前区、腹部、足底等处,并定时更换冷敷部位,避免冻伤,酒精擦浴浓度不宜过高,以 25%～35% 为宜,注意酒精过敏者禁用,避免对皮肤造成损伤。盆腔炎症患者有时会伴阴道大量脓性分泌物,长期刺激外阴皮肤会出现皮疹、破溃,应密切观察会阴部皮肤情况,告知患者保持清洁,每天更换内裤,污染的内裤单独清洗,避免交叉、重复感染。

(2)饮食:高热期间应选择高营养易消化的流食,如豆浆、藕粉、果泥、菜汤等;体温下降或病情好转时,可进食半流食或普食,如面条、粥,配以高蛋白、高热量、高维生素易消化的菜肴,如精瘦肉、豆制品、蛋黄及各种新鲜蔬菜等。

(3)生活护理:保持室内清洁舒适、通风良好,合理降低室温,有利于降低患者体温;高热、大汗时注意保暖;必要时遵医嘱给予口腔护理,预防口腔疾病;长期高热者,机体处于高代谢状态,食欲不佳,活动耐力下降,更应加强生活护理,如协助患者起床如厕等;将呼叫器置于患者手边,实施预防跌倒、坠床护理措施;保持会阴部清洁,遵医嘱给予会阴擦(冲)洗,及时更换清洁、干燥的病号服、床单位及中单等。

2.病情观察

(1)生命体征:密切观察体温的变化,有预见性地给予护理干预,体温过高时给予物理降温;监测患者的出入量,预防脱水。

(2)疼痛:观察患者疼痛的性质、程度,及早发现病情变化给予积极处理。

(3)皮肤、黏膜:观察口腔黏膜情况,预防口腔炎症;观察高危部位皮肤情况,预防压疮。

(4)并发症:警惕因长期高热导致严重脱水、高热惊厥甚至循环衰竭、酸中毒等情况的发生;预防感染控制不佳造成的全身感染,如菌血症、败血症等。

3.用药护理

(1)头霉素类或头孢菌素类药物:头霉素类,如头孢西丁钠 2g,静脉滴注,每 6 小时 1 次;或头孢替坦二钠 2g,静脉滴注,每 12 小时 1 次。常加用多西环素 100mg,每 12 小时 1 次,静脉或口服。头孢菌素类,如头孢呋辛钠、头孢唑肟钠、头孢曲松钠,头孢噻肟钠也可选用。临床症状改善至少 24 小时后转为口服药物治疗,多西环素 100mg,每 12 小时 1 次,连用 14 日。对不能耐受多西环素者,可用阿奇霉素替代,每次 500mg,每天 1 次,连用 3 日。对输卵管卵巢脓肿的患者,可加用克林霉素或甲硝唑,从而更有效地对抗厌氧菌。

(2)克林霉素与氨基糖苷类药物联合方案:克林霉素 900mg,每 8 小时 1 次,静脉滴注;庆大霉素先给予负荷量(2mg/kg),然后给予维持量(1.5mg/kg),每 8 小时 1 次,静脉滴注。临床症状、体征改善后继续静脉应用 24～48 小时,克林霉素改为口服,每次 450mg,每天 4 次,连用 14 日;或多西环素 100mg,口服,每 12 小时 1 次,连服 14 日。

4.专科指导

预防炎症扩散,禁止阴道冲洗,尽量避免阴道检查。严格执行无菌操作,防止医源性感染。

5.心理护理

盆腔炎患者一般病程较长,患者心理较为复杂,多有焦虑,应做好心理疏导,减轻患者心理压力。注意倾听患者主诉,耐心解答患者疑问,消除患者顾虑,有针对性地实施有效的心理护理,使其积极配合治疗。患者多会担心发生盆腔炎性疾病后遗症,影响家庭生活和夫妻感情,护士应获取患者的信任,告知患者疾病及预防知识,使患者树立治疗疾病的信心,保持乐观情绪。

6.健康教育

(1)饮食:健康合理的饮食调理有利于患者免疫力及体质的增强。患者应加强营养,多饮水,避免进食生冷、辛辣等刺激性食物,定时定量进食。发热时选择高营养易消化的流食,如豆浆、藕粉、果泥、菜汤等,体温下降或病情好转时,可进半流食或普食,如面条、粥,配以高蛋白、高热量、高维生素易消化的菜肴,如精瘦肉、豆制品、蛋黄及各种新鲜蔬菜等。

(2)休息活动:急性期采取半卧位卧床休息使感染局限。得到控制后应加强锻炼,增加机体抵抗力,预防慢性盆腔炎急性发作。

(3)用药指导:指导患者连续彻底用药,及时治疗盆腔炎性疾病,防止后遗症发生。

(4)宣讲疾病相关知识:①讲解盆腔炎发病原因及预防复发的相关知识;②急性期应避免性生活及阴道操作;指导患者保持外阴清洁、养成良好的经期及性生活卫生习惯;③对沙眼衣原体感染高危妇女进行筛查和治疗可减少盆腔炎性疾病的发病率;虽然细菌性阴道炎与盆腔炎性疾病相关,但检测和治疗细菌性阴道炎能否降低盆腔炎性疾病发病率,至今尚不清楚;④及时治疗下生殖道感染。

(于　菲)

第二节　盆底功能障碍性疾病的护理

一、盆腔器官脱垂

盆腔器官脱垂是指盆腔器官脱出于阴道内或阴道外。阴道前壁脱垂即阴道前壁膨出,阴道内 2/3 膀胱区域脱出称为膀胱膨出。若支持尿道的膀胱宫颈筋膜受损严重,尿道紧连的阴道前壁下 1/3 以尿道口为支点向下膨出,称尿道膨出。阴道后壁膨出又称直肠膨出,阴道后壁膨出常伴随子宫直肠陷凹疝,如内容为肠管,称为肠疝。子宫从正常位置沿阴道下降,宫颈外口达坐骨棘水平以下,甚至子宫全部脱出阴道口以外,称为子宫脱垂。

(一)临床表现

1.症状

轻症患者一般无不适,重度脱垂韧带筋膜有牵拉,盆腔充血,患者有不同程度的症状,腰骶部酸痛或下坠感;阴道前壁膨出患者可出现尿频、排尿困难等,易并发尿路感染;阴道后壁膨出患者常表现为便秘,甚至需要手助压迫阴道后壁帮助排便;肿物自阴道脱出。轻者经休息后可自行还纳,重者则不能还纳。

2.子宫脱垂分度

目前有两种分度方法,其中一种方法将子宫脱垂分为如下 3 度。

(1)Ⅰ度:轻型为宫颈外口距处女膜缘<4cm,未达处女膜缘;重型为宫颈已达处女膜缘,阴道口可见宫颈。

（2）Ⅱ度：轻型为宫颈及部分阴道前壁脱出阴道口外，宫体仍在阴道内；重型为宫颈与部分宫体脱出阴道口外。

（3）Ⅲ度：为宫颈与宫体全部脱出阴道口外。

3.阴道前壁膨出分度

临床上传统分为3度。以屏气下膨出最大限度来判定。

（1）Ⅰ度：阴道前壁形成球状物，向下突出，达处女膜缘，但仍在阴道内。

（2）Ⅱ度：阴道壁展平或消失，部分阴道前壁突出于阴道口外。

（3）Ⅲ度：阴道前壁全部突出于阴道口外。

4.阴道后壁膨出分度

临床上传统分为3度。以屏气下膨出最大限度来判定。

（1）Ⅰ度：阴道后壁达处女膜缘，但仍在阴道内。

（2）Ⅱ度：阴道后壁部分脱出阴道口外。

（3）Ⅲ度：阴道后壁全部脱出阴道口外。

（二）评估和观察要点

1.评估要点

（1）健康史：询问患者年龄、婚育史及性生活情况。如患者生育过，注意询问患者有无产程过长、难产、阴道助产及盆底组织撕裂伤等病史。

（2）评估盆腔器官脱垂发生时间和程度。

（3）评估患者营养情况，产后恢复体力劳动的情况及有无慢性咳嗽、便秘等情况，以及对日常生活的影响程度。

（4）心理—社会状况：评估患者有无焦虑、情绪低落，评估其社会家庭支持程度及对疾病的认知程度、对于手术治疗的接受程度等。

2.观察要点

（1）询问患者有无下腹部坠胀、腰痛、排尿和排便困难，观察阴道肿物脱出情况。

（2）观察阴道有无黏膜糜烂、溃疡、出血和感染等。

（3）观察患者在腹压增加时上述症状有无加重，卧床休息后症状有无好转。

（三）护理措施

1.术前护理

（1）一般护理：按照妇科阴式手术护理常规进行护理。

（2）病情观察：①观察患者内外科慢性疾病的症状，积极有效治疗和控制原发性慢性疾病，如高血压、糖尿病等。对于有慢性咳嗽的患者，遵医嘱给予镇咳药物，避免因咳嗽而影响手术效果；②术前保持患者排便通畅，多吃粗纤维食物，必要时遵医嘱给予缓泻剂软化大便；③给予患者用药指导，对于子宫脱垂患者尤其是有溃疡的患者,遵医嘱局部要涂抹雌激素软膏于阴道内,促进局部溃疡愈合。

2.术后护理

(1)一般护理:按照妇科阴式手术护理常规进行护理。

(2)病情观察:①监测患者生命体征。观察意识情况、切口有无渗血、阴道出血的量和颜色、引流液的量和颜色、麻醉不良反应、肠蠕动恢复情况;②注意阴道分泌物,观察阴道分泌物的量、性状、颜色及有无异味,如有异常及时通知医师并予以处理;③止血:阴道内放置的止血纱布,术后12~24小时取出,观察排尿及阴道出血情况;④镇痛:如有疼痛遵医嘱使用镇痛药。

(3)饮食护理:排气前进流食,排气后进半流食,逐渐过渡至普食。保持排便通畅,鼓励患者进食粗纤维食物。

(4)管路护理:导尿管留置2~5天,保留导尿管期间,每天更换引流袋,会阴擦洗,每天2次,术后24小时内准确记录尿量,并告知患者携带尿管期间活动的注意事项,防止管路滑脱。

(5)排尿指导:告知患者拔除尿管后有尿意及时如厕,不要憋尿,出现排尿困难时,不要过度饮水,以免膀胱过度膨胀,影响功能恢复。患者排尿后,通知医师测残余尿量,若残余尿>200mL时,给予患者听水声诱导排尿或遵医嘱给予新斯的明1mg肌内注射;若残余尿持续>300mL遵医嘱导尿。

(6)合并症的观察:①高血压患者:观察血压、脉搏变化,每天测量1~2次,倾听患者主诉,注意有无头痛、头晕、视物模糊等不适;②糖尿病患者:监测患者血糖变化,在患者禁食期间,遵医嘱补充液体,避免低血糖的发生。在过渡饮食时,遵医嘱调整降糖药的剂量。

(7)预防感染:密切监测体温变化,一级护理期间测量体温、脉搏、呼吸,每天4次。保持外阴清洁干燥、勤换内衣裤。遵医嘱应用抗生素。

(8)血栓的预防:进行深静脉血栓的风险评估,按照评分等级采取不同的预防措施。观察生命体征的变化,注意有无胸闷、憋气、下肢疼痛等症状,警惕肺栓塞及下肢深静脉血栓的发生。遵医嘱给予抗凝药或气压式血液循环驱动,观察下肢血供情况及周径变化。

(四)健康教育

1.疾病知识指导

指导患者学会自我观察阴道出血量,术后出现血性分泌物或少量出血为正常现象,若出血量多如月经量,应及时到医院就诊。

2.生活指导

指导患者保持心情舒畅,生活规律;术后3个月禁盆浴、禁止性生活,保持外阴清洁,每天清洗外阴,术后2周可淋浴;预防呼吸道疾病的发生,避免咳嗽导致腹压增加。

3.活动指导

术后 3 个月内避免腹压增加的活动,如重体力劳动、负重、长期站立、蹲位等,术后 1 个月可恢复一般活动,如进行简单的家务活动。

4.饮食指导

饮食宜选择清淡、易消化、富含粗纤维的食物,保持排便通畅,养成每天排便习惯,避免便秘,必要时遵医嘱使用缓泻药。

5.用药指导

绝经后的患者遵医嘱局部涂抹雌激素软膏,促进阴道切口愈合。

6.术后锻炼

遵医嘱指导患者进行盆底肌和肛提肌训练;做提肛运动,每天 3 次,每次 10～15 分钟或行生物反馈治疗。

二、压力性尿失禁

压力性尿失禁是指在咳嗽、打喷嚏、用力活动等腹压增加时尿液不自主地从尿道口漏出的现象。压力性尿失禁主要发生于女性,调查发现美国女性压力性尿失禁的患病率高达 36.6%,某研究所报道 18 岁以上女性尿失禁的发生率为 46.5%,其中约 60% 为压力性尿失禁。尽管女性压力性尿失禁为良性病变,但对生活质量的影响是极大的,患者也常常对尿失禁缺乏正确认识而造成恐惧感。此外,由于很多患者认为这种疾病难以启齿而延误治疗。

(一)病因及发病机制

压力性尿失禁 90% 以上为解剖性压力性尿失禁,为盆底组织松弛引起。

1.妊娠与阴道分娩

为压力性尿失禁的主要病因。

2.尿道、阴道手术

手术可破坏尿道、膀胱的正常解剖支持。

3.功能障碍

先天性膀胱、尿道周围组织支持不足或神经支配不健全,为青年女性及未产妇的发病原因。

4.盆腔肿物

当盆腔内有巨大肿物时导致腹压增加,膀胱尿道交接处位置降低而发生尿失禁。

5.肥胖

肥胖是女性压力性尿失禁的独立危险因素,许多文献报道压力性尿失禁的发生与患者体重指数的升高有关。

(二)临床表现

1.症状

腹压增加下的不自主溢尿是最典型的症状。尿急、尿频、急迫尿失禁和排尿后胀满感也是常见的症状。

2.体征

80%压力性尿失禁患者合并有膀胱膨出。

3.临床分度

临床常用主观分度,分为3级。

(1)Ⅰ级尿失禁:只发生于剧烈压力下,如咳嗽、打喷嚏或慢跑等时。

(2)Ⅱ级尿失禁:发生于中度压力下,如快速运动或上下楼梯等时。

(3)Ⅲ级尿失禁:发生于轻度压力下,如站立时。患者在仰卧位时可控制尿液。

(三)辅助检查

压力性尿失禁除常规查体、妇科检查以外还需要进行下列辅助检查。

1.压力试验

患者膀胱充盈时,取截石位进行检查。嘱患者咳嗽时,观察尿道口。如果每次咳嗽时尿液不自主溢出,则可提示压力性尿失禁。

2.指压试验

检查者把中、示指放入阴道前壁的尿道两侧,指尖位于膀胱与尿道交接处,向前上抬高膀胱颈之后行诱发压力试验。若压力性尿失禁现象消失,则为阳性。

3.棉签试验

患者取仰卧位,将涂有利多卡因凝胶的棉签置入尿道,使棉签头处于尿道膀胱交界处,分别测量患者在静息时及 Valsalva 动作(紧闭声门的屏气)时棉签棒与地面之间形成的角度。

4.尿动力学检查

包括膀胱内压测定和尿流率测定,主要观察逼尿肌的反射及患者控制或抑制这种反射的能力,以了解膀胱排尿速度和排空能力。

(四)治疗

1.非手术治疗

轻中度压力性尿失禁患者可考虑非手术治疗。

(1)盆底肌肉锻炼:又称凯格尔运动。通过反复收缩耻骨尾骨肌可以增强盆底肌肉组织的张力,减轻或防止尿失禁。

(2)生物反馈:借助位于阴道或直肠内的电子生物反馈治疗仪,对盆底肌肉的肌电活动进行监视,指导患者正确、自主的盆底肌肉训练,并形成条件反射。

(3)盆底电刺激:电刺激治疗是采用低压电流对盆底神经及肌肉进行刺激,从而增加盆底肌的收缩力,反馈抑制交感神经反射,降低膀胱活动度。

(4)膀胱训练:指导患者有意识地延长排尿间隔,使患者学会通过抑制尿急,延迟排尿。

(5)药物治疗:①α肾上腺素能激动剂,通过刺激尿道和膀胱颈部的平滑肌收缩,提高尿道出口阻力,改善控尿能力;②雌激素替代药物。

2.手术治疗

压力性尿失禁的手术方法有 100 余种,目前较为常用的术式为耻骨后膀胱尿道悬吊术和阴道无张力尿道中段悬吊带术。

(五)护理评估

1.病史评估

注意询问患者有无产程过长、难产、阴道助产及盆底组织撕裂伤等病史。评估患者产后恢复体力劳动的情况。评估患者有无慢性咳嗽、便秘及盆腹腔肿瘤史等。

2.全身症状评估

评估患者腹压增加下不自主溢尿程度及尿频、尿急等症状。

3.风险评估

患者入院 2 小时内进行各项风险评估,包括患者压疮危险因素评估,患者跌倒和坠床危险因素评估,日常生活能力评定,入院护理评估等。

4.心理状态评估

评估患者焦虑、抑郁程度,社会家庭支持程度及对疾病的认知程度、对手术治疗的接受程度等。

(六)护理措施

1.术前护理

(1)病情观察。①观察患者原发性慢性疾病的症状,积极治疗和控制原发性慢性疾病。a.便秘:术前保持排便通畅,可多吃蔬菜、水果等,必要时可给予缓泻剂软化大便。b.慢性咳嗽:遵医嘱可给予止咳药物,缓解因咳嗽引起漏尿的情况。②观察患者漏尿程度,如需要长期使用会阴垫的患者,应嘱患者勤换会阴垫,保持外阴的清洁干燥。每天更换内裤,内裤宜选用纯棉制品。

(2)用药护理:由于尿液长期刺激导致会阴部皮肤变红、瘙痒、湿疹或糜烂,应每天用 1∶5000 的高锰酸钾溶液进行会阴部坐浴,以缓解不适。用 1g 高锰酸钾配5000mL 水,同时要搅拌均匀,肉眼观察为粉红色即可使用。每次坐浴 20 分钟,每天 2 次。坐浴时要使会阴部浸没于溶液中,月经期停止坐浴。

(3)心理护理:压力性尿失禁患者由于长期受疾病折磨,生活质量下降,在心理、生理及性功能方面均表现异常。患者感到与社会隔离,心情抑郁消沉,食欲缺乏,有冷漠和不安全感。因此既渴望手术成功,又担心手术失败,非常焦虑。护士应主动和患者交谈,了解患者的想法,进行行为、心理的健康教育,帮助患者克服自卑心理,讲解手术方法的先进性和手术成功的病例,使其积极配合治疗,增强治愈疾病的信心。

(4)健康教育。

1)饮食:制订合理的饮食计划,避免对膀胱有刺激的食物,避免含咖啡因和碳酸类饮料。适量饮水(饮水过多会加重尿失禁,饮水过少会产生便秘),保持大便通畅。

2)活动:在打喷嚏、咳嗽、提重物或弹跳时,应事先紧缩括约肌,以免尿液外漏。有尿失禁的迹象时,应首先放松心情再缓步走向厕所。勿憋尿,一有尿意,应立刻去排尿,最好在饭前、饭后及睡前,将尿液排尽。

3)用药指导:教会患者高锰酸钾坐浴的方法,告知高锰酸钾坐浴的注意事项:长期使用高锰酸钾,会引起阴道菌群紊乱,应严格在医师指导下使用;配制的溶液浓度不宜过浓,以免灼伤皮肤;高锰酸钾液要现用现配;配制时不可用手直接接触本品,以免被腐蚀或染色,切勿将本品误入眼中;用药部位如有灼烧感、红肿等情况,应停药,并将局部药物洗净,必要时向医生咨询。

4)化验检查护理指导(尿动力学检查):①检查前嘱患者饮水 500mL,待膀胱憋胀至尿急时,进行检查才能达到满意的效果;②由于检查时需在尿道插一细管进行测量,因此检查后,患者会感觉尿道不适或出现短暂的排尿疼痛、轻微的血尿等。应嘱患者检查后多饮水,减轻不适症状,预防感染。

2.术后护理

(1)病情观察:①严密心电监护,观察血压、脉搏、呼吸情况;②严密观察会阴部穿刺点渗血、渗液情况。

(2)用药护理:对雌激素低下妇女用雌激素替代治疗,即术后 2 周内每周 2 次,将雌激素乳膏涂抹于阴道内,但已知、怀疑或既往有乳腺癌者,已知或怀疑有雌激素依赖性恶性肿瘤(如子宫内膜癌)者及未经明确诊断的阴道流血者应禁用。

(3)专科指导。

1)排尿指导:指导患者尽快排尿,以免膀胱过度充盈,导致膀胱麻痹,影响排尿功能;停留置尿管后嘱患者多饮水,促进尿液生成,刺激排尿反射,进一步加快膀胱功能的恢复。

2)盆底肌肉锻炼(凯格尔运动):是轻、中度尿失禁,轻度子宫、膀胱、直肠脱垂术前及术后的辅助治疗。①训练前排空膀胱。②患者可取站位、坐位或卧位,双膝并拢,臀部肌肉用力,有意识地收缩肛门、会阴及尿道肌肉,使盆底肌上提,大腿和腹部肌肉保持放松。③持续收缩盆底肌不少于 3 秒,松弛休息 2～6 秒,连续 15～

30 分钟,每天 3 次或每天做 150～200 次,持续 8 周以上或更长。④指导患者时,详细说明盆底肌的正确位置和收缩要点,以免患者夹紧大腿,而没有收缩盆底肌或收缩盆底肌的同时错误地收缩了腹肌。

（4）并发症的护理观察。

1）出血:术后密切观察会阴穿刺点渗血和阴道出血情况,仔细观察会阴部皮肤的情况,是否出现血肿或里急后重等症状,发现异常及时通知医生。密切观察生命体征变化。

2）膀胱损伤:是术中可能出现的并发症,与患者解剖位置的改变和局部粘连有关。根据损伤程度遵医嘱延长保留尿管时间。

3）感染:术后短期内出现尿频、尿急症状与手术和导尿管刺激有关,应做好导尿管、会阴护理,每天 2 次。如分泌物多,应增加会阴护理次数。停留置尿管后鼓励患者多排尿、多饮水,并保持会阴部清洁干燥。

（5）健康教育。

1）饮食指导:根据排气情况逐渐进流食、半流食、普食。注意在卧床期间不能饮牛奶、豆浆、萝卜汤及含糖的饮料,不能进食产气性食物,以防止腹胀。进普食后,应多食高蛋白、高维生素尤其是富含粗纤维的食物,同时要多饮水。

2）活动指导:腰麻术后 6 小时可以侧卧位休息,双下肢做主动的屈伸活动。全身麻醉术后患者,返回病房 2 小时后无不适症状可翻身活动。术后鼓励患者早期活动,有利于增加肺活量、减少肺部并发症、改善血液循环、促进伤口愈合、预防深静脉血栓、预防肠粘连、减少尿潴留的发生。

3）用药指导:应用雌三醇乳膏时,应在医生指导下使用。如忘记用药,如果不是在下次用药的那天,则应立即补上。反之,则应停止本次用药,继续后续用药,在同一天绝对不能用药两次。

4）化验检查护理指导:患者拔除导尿管后,鼓励患者排尿,通常 1～2 小时 1 次,共 3 次,并测量膀胱残余尿量,若少于 100mL 为正常,如在 100mL 以上,应嘱患者继续排尿后重新测量或遵医嘱重新留置导尿管。

5）疾病相关知识指导:①针对病因,做好妇女的"五期"保健,即青春期、月经期、孕期、产褥期和哺乳期;②提倡晚婚晚育,防止过多生育;③加强产后体操锻炼,促进盆底组织恢复,避免产后过早参加重体力劳动;④积极预防、治疗使腹压增加的疾病;⑤减轻体重有助于预防压力性尿失禁的发生。

6）出院指导:①调整情绪,保持乐观开朗的心态;②注意保暖,避免感冒着凉;③术后休息 3 个月,禁止性生活及盆浴,避免提重物或久站久坐,避免用力下蹲、咳嗽、大笑、跑跳等增加腹压行为;定期门诊复查,经医生门诊检查术后恢复情况,确认伤口完全愈合后方可有性生活;④进食高蛋白、高维生素等营养丰富的食物,多吃蔬菜、水果,预防便秘;⑤会阴部伤口局部愈合较慢,嘱患者回家后保持外阴清洁干燥,每天清洗会阴部及更换内裤;⑥加强排尿的训练,多饮水,可以在排尿时有意识中断排尿,使尿道括约肌收缩。

(6)延续护理。

1)盆底肌训练的患者于训练后 2~6 个月内进行随访。手术治疗的患者于术后 6 周内至少随访 1 次,以后每 3~6 个月随访 1 次。有病情变化应随时就诊。

2)做好电话及门诊的随访,以便全面评估患者的治疗效果。

(向艳丽)

第三节　宫颈癌的护理

宫颈癌是最常见的妇科恶性肿瘤,高发年龄为 50~55 岁。由于宫颈癌筛查的普及,得以早期发现和治疗子宫颈癌和癌前病变,其发病率和死亡率明显下降。

一、病因及发病机制

目前认为人乳头瘤病毒感染,特别是高危型的持续性感染,是引起宫颈癌前病变和宫颈癌的基本原因。其他相关因素如下。

(1)性行为及婚育史:性行为过早、早孕、早产、性行为不洁、多个性伴侣、多产等。

(2)不注意个人卫生,特别是月经期、分娩期及产褥期卫生不良。

(3)吸烟。

(4)口服避孕药。

(5)免疫过度:移植术后。

(6)生殖道肿瘤史。

(7)社会经济状况低下及不良工作环境。

二、临床表现

早期宫颈癌常无症状和明显体征,随着病情发展后期可出现以下表现。

(一)症状

1.阴道流血

出血量多少根据病灶大小、侵及间质内血管情况不同而变化。早期多为接触性出血,后期则为不规则阴道流血,晚期如侵蚀大血管可引起大出血导致出血性休克。年轻患者也可表现为经期延长,经量增多;老年患者常主诉绝经后不规则阴道流血。

2.阴道排液

多发生在阴道流血之后,患者可出现白色或血性、稀薄如水样或米泔样阴道排液或伴有腥臭味。晚期继发感染时可出现大量脓性或米汤样恶臭白带。

3.疼痛

一般出现在晚期患者,多表现为严重持续性腰骶部或坐骨神经痛。表示宫颈旁已有明显浸润。

4.晚期症状

根据癌灶累及的不同范围出现不同的继发性症状,如尿频、尿急、便秘、下肢肿痛等。癌肿压迫或累及输尿管时,可引起输尿管梗阻、肾盂积水及尿毒症;晚期可有贫血、恶病质等全身衰竭症状。

(二)体征

微小浸润癌可无明显病灶,宫颈光滑或呈糜烂样改变。随病情发展,可出现不同体征。外生型宫颈癌可见息肉状、菜花状赘生物,常伴感染,质脆易出血;内生型表现为宫颈肥大、质硬,宫颈管肥大;宫颈组织受累时,双合诊、三合诊检查可扪及宫颈旁组织增厚、结节状、质硬或形成冰冻骨盆状。

(三)临床分期

采用国际妇产科联盟(FIGO)的分期标准(表3-1)。

表 3-1 宫颈癌临床分期(FIGO)

Ⅰ期	肿瘤局限于宫颈
ⅠA	肉眼未见癌灶,仅在显微镜下可见浸润癌
ⅠA1	间质浸润深度≤3mm,宽度≤7mm
ⅠA2	间质浸润深度3～5mm;宽度≤7mm
ⅠB	肉眼可见癌灶局限于宫颈或镜下病变超过ⅠA2期
ⅠB1	肉眼可见癌灶,最大直径≤4cm
ⅠB2	肉眼可见癌灶,最大直径>4cm
Ⅱ期	癌灶超出宫颈,但未达盆壁。癌累及阴道,但未达阴道下1/3
ⅡA	无宫旁浸润
ⅡA1	肉眼可见病灶最大直径≤4cm
ⅡA2	肉眼可见病灶最大直径>4cm
ⅡB	有宫旁浸润
Ⅲ期	癌肿扩展至盆壁和(或)累及阴道下1/3,导致肾积水或无功能肾
ⅢA	癌肿累及阴道下1/3,未达盆壁
ⅢB	癌肿已达盆壁或有肾积水或无功能肾

Ⅳ期	
ⅣA	癌肿超出真骨盆或癌肿浸润膀胱黏膜或直肠黏膜
ⅣB	远处脏器转移

三、辅助检查

(一)HPV分型检查及TCT

HPV主要检查患者是否存在人类乳头状瘤病毒感染,高危型HPV与宫颈癌发病有关,低危型HPV与生殖道良性病变有关。TCT是用于宫颈癌筛查的主要方法,是目前国际领先的一种宫颈细胞学检查技术,同时还能发现部分癌前病变,微生物感染如真菌、滴虫、病毒、衣原体等。

(二)阴道镜检查

凡宫颈刮片细胞学检查Ⅲ级或以上者,应在阴道镜检查下,选择有病变部位进行宫颈活组织检查,以提高诊断正确率。

(三)宫颈和宫颈管活体组织检查

是确诊宫颈癌前病变和宫颈癌的最可靠且不可缺少的方法。选择宫颈鳞柱状细胞交界部3、6、9和12点处4点活体组织送检。

四、治疗

宫颈癌的治疗应根据患者年龄、全身情况、临床分期等,综合考虑制订适合的治疗方案。主要治疗方法为手术、放疗及化疗,也可根据实际情况配合应用。

(一)手术治疗

主要用于ⅠA～ⅡA的早期患者,主要优点是年轻患者可保留卵巢及阴道功能。可根据病情不同选择不同的手术方式,如全子宫切除术、广泛子宫切除术及盆腔淋巴结清扫术等,对要求保留生育功能的年轻患者,ⅠA1期可行宫颈锥形切除术。

(二)放疗

适用于ⅠB2期和ⅡA2期和ⅡB期以上的患者。对于局部病灶较大者,可先放疗,癌灶缩小后再手术。手术治疗后如有盆腔淋巴结转移、宫旁转移或阴道有残留癌灶者,可术后放疗消灭残存癌灶减少复发,包括腔内照射及体外照射,腔内照射用以控制局部原发病灶,体外照射则用以治疗宫颈旁及盆腔淋巴结转移灶。放疗期间给予铂类化疗进行增敏治疗。

(三)化疗

适用于晚期或复发转移的患者。近年来,术前或放疗前的新辅助化疗逐渐受到重视。新辅助化疗是指对宫颈癌患者先行数个疗程化疗后再行手术治疗或放疗,以期提高疗效。手术前化疗可使肿瘤缩小,便于抓紧时机进行手术,以达到清除病灶,减少复发,保留功能的目的。采用静脉或动脉介入治疗均可,有研究表明,动脉介入化疗能使化疗药物聚集于靶器官,可长时间、高浓度作用于癌组织,且不良反应小。

五、护理评估

(一)病史评估

评估婚育史、性生活史,特别是与高危男性有性接触的病史;评估有无未治疗的慢性宫颈炎、遗传等诱发因素;了解既往妇科检查、宫颈细胞学检查结果及处理经过。

(二)身心状况评估

评估患者及家属对疾病的认知程度,对检查及治疗的配合情况。评估患者自觉症状,是否有阴道流血、阴道排液等症状。评估患者是否出现震惊、恐惧、否认、愤怒、妥协、抑郁等心理反应。评估患者患病前后的应激反应,面对压力时的解决方法,处理问题过程中遇到的困难等。

(三)专科评估

评估有无接触性阴道流血、不规则阴道流血、阴道排液、腰骶部疼痛、尿频及肛门坠胀等症状,年轻患者是否有月经期及经量异常,老年患者是否有绝经后不规则阴道流血。

(四)营养评估

评估患者对摄入足够营养的认知水平、目前的营养状况及摄入营养物的习惯。

(五)疼痛评估

评估患者疼痛部位、性质、程度、持续时间、诱因、缓解方式等,疼痛程度采用数字评分法进行评估。

(六)社会状况评估

评估患者的宗教信仰、价值观、工作状况、生活方式、家庭状况、经济状况等。评估家属对本病及其治疗方法、预后是否了解及焦虑程度。

六、护理措施

(一)术前护理

1.病情观察

(1)观察阴道流血:宫颈癌早期多为接触性出血,后期则为不规则阴道流血。责任护士应对有阴道流血的患者进行阴道出血的颜色、性状、量进行评估。对于出血量多或出血时间延长的患者,注意观察有无贫血。

收集患者使用过的护理垫,称重后减去干净护理垫的重量,根据公式算出阴道出血量。血的密度为1.05~1.06,阴道出血量=(使用过的护理垫总重量-干净护理垫重量)×使用个数÷1.05。

(2)观察阴道排液:阴道排液多发生在阴道流血之后,患者可出现白色或血性、稀薄如水样或米泔样阴道排液或伴有腥臭味。责任护士要评估患者阴道排液的颜色、气味、性状、量。

2.专科指导

随着新辅助化疗的不断发展,手术前进行化疗虽然不能根治宫颈癌,但可以缩小或控制肿瘤,能够争取手术机会。目前,动脉灌注治疗应用广泛,可以通过动脉灌注将药物聚集于靶器官,使其临床效果达到最佳。

(1)动脉介入化疗前:①为患者讲解化疗的作用、不良反应等相关知识;②讲解动脉灌注的方法和作用;③术前一日备皮,上下范围是脐部至大腿上1/3,两侧至腋中线,以腹股沟处最为重要;④术前4小时禁食、禁水;⑤术前测空腹体重、身高,以准确计算化疗药物的剂量;⑥由于患者术后制动,应指导患者练习床上排尿、排便。

(2)动脉介入化疗后:①动脉介入手术后不能自行排尿,遵医嘱给予导尿;②子宫动脉栓塞术后需注意双下肢皮肤温度、色泽及足背动脉搏动是否一致;③用沙袋压迫穿刺点6小时,密切观察穿刺点有无渗血及皮下淤血或大出血,如有渗血、血肿或大出血立即通知医生给予处理;④穿刺侧肢体制动8小时,卧床休息24小时;⑤协助患者床上翻身,预防压疮;⑥术后若疼痛遵医嘱给予镇痛药,并评估药物的镇痛效果及观察药物不良反应;⑦严密观察阴道流血量和伤口出血量;⑧患者首次下床时应在身边陪伴,预防跌倒;⑨术后观察体温变化,如出现体温升高,遵医嘱给予抗感染治疗;⑩讲解化疗药的不良反应及应对措施,并遵医嘱给药以减轻药物的不良反应。

3.心理护理

护士通过耐心细致的观察,及时与患者进行沟通,使患者消除焦虑、恐惧等不良情绪反应,并积极配合治疗。向患者及家属讲解疾病的治疗及手术注意事项等,以减轻患者心理压力,增强患者治愈疾病的信心。

4.健康教育

(1)饮食指导:纠正患者不良饮食习惯,兼顾患者的嗜好,必要时与营养师进行沟通,制订多样化食谱满足患者的需求。对于宫颈癌有阴道流血者,可进食高蛋白质、高热量、高维生素、易消化、含铁丰富的饮食,如鸡蛋、瘦肉、猪血、大枣等。

(2)卫生指导:指导患者保持床单位清洁,注意室内空气流通。指导患者自我护理,注意个人卫生,勤换会阴垫,每天冲洗会阴 2 次,便后及时冲洗外阴并更换会阴垫,保持外阴部清洁干燥,避免感染。

（3）疾病相关知识:癌症患者的身心不适会对其配偶造成直接影响,使性生活质量明显下降,但是影响癌症患者生活质量的重要因素之一是社会家庭的支持,因此要向患者及家属讲解疾病相关知识,解除家属顾虑,纠正其错误的认知。

(二)术后护理

1.病情观察

（1）严密心电监护,观察血压、脉搏、呼吸及伤口渗血情况。

（2）子宫全切术后的患者阴道残端有伤口,应注意观察阴道分泌物的性质、颜色、量,以便判断阴道残端伤口的愈合情况。

2.用药护理

（1）补血药。

1）蔗糖铁注射液。①目的:纠正缺铁性贫血。②方法:遵医嘱静脉输液。③注意事项:谨防静脉外渗。如果遇到静脉外渗,涂抹黏多糖软膏或油膏,禁止按摩以避免铁的进一步扩散。④不良反应:口中有金属味、头痛、恶心、呕吐、腹泻、低血压、痉挛、胸痛、嗜睡、呼吸困难、咳嗽、瘙痒等。

2）琥珀酸亚铁。①目的:缺铁性贫血的预防及治疗。②方法:0.1～0.2g,口服,每天 3 次。③注意事项:与维生素 C 同服,可增加本品吸收;与磷酸盐、四环素类及鞣酸等同服,可妨碍铁的吸收。勿与浓茶同服,宜饭后服用,可减轻胃肠道局部刺激。④不良反应:胃肠道不良反应,如恶心、呕吐、上腹疼痛、便秘等。

（2）化疗药:宫颈癌的化疗常见一线抗癌药物有顺铂、卡铂、紫杉醇、吉西他滨等。

1）顺铂。①目的:作用类似烷化剂,干扰 DNA 复制或与核蛋白及胞质蛋白结合。②用法:由静脉、动脉或腔内给药,通常采用静脉滴注方式给药。剂量视化疗效果和个人反应而定。③注意事项:给药前后必须进行水化治疗;为减轻不良反应,用药期间多饮水;用药前应用各类止吐药;同时备用肾上腺素、皮质激素、抗组织胺药,以便急救时使用。④不良反应:骨髓抑制,主要表现为白细胞减少;胃肠道反应,食欲缺乏、恶心、呕吐、腹泻等,停药后可消失;肾脏毒性,单次中、大剂量用药后,偶会出现轻微、可逆的肾功能障碍,可出现微量血尿;神经毒性,一些患者表现的头晕、耳鸣、耳聋、高频听力丧失,少数人表现为球后神经炎、感觉异常、味觉丧失;过敏反应,出现颜面水肿、气喘、心动过速、低血压、非特异性丘疹类麻疹。

2）紫杉醇。①目的:抑制细胞分裂和增生,发挥抗肿瘤作用。②方法:静脉滴注。剂量视化疗效果和个人反应而定。③注意事项:治疗前,应先采用地塞米松、苯海拉明及 H_2 受体拮抗剂治疗。出现轻微症状如面色潮红、皮肤反应、心率略增快、血压稍降可不必停药,滴速减慢即可。但如出现严重反应如血压低、血管神经性水肿、呼吸困难、全身荨麻疹,应停药给予适当处理。有严重过敏的患者下次不宜再次应用紫杉醇治疗。④不良反应:变态反应,多数为Ⅰ型变态反应,表现为支气管痉挛性呼吸困难、荨麻疹和低血压,几乎所有的反应发生在用药后最初的10分钟;骨髓抑制,贫血较常见;神经毒性,表现为轻度麻木和感觉异常;胃肠道反应,恶心,呕吐,腹泻和黏膜炎。

3)卡铂。①目的:干扰 DNA 合成,而产生细胞毒作用。②注意事项:鼓励患者多饮水,排尿量保持在每天 2000mL 左右;溶解后,应在 8 小时内用完,并避光;应避免与铝化物接触,也不宜与其他药物混合滴注;用药前及用药期内应定期检查血常规、肝肾功能等。③不良反应:骨髓抑制,长期大剂量给药时,血小板、血红蛋白、白细胞减少,可于停药后 3~4 周恢复;胃肠道反应,食欲缺乏、恶心、呕吐;神经毒性,指或趾麻木或麻刺感,有蓄积作用;耳毒性首先发生高频率的听觉丧失,耳鸣偶见;过敏反应(皮疹或瘙痒,偶见喘鸣),发生于使用后几分钟之内。

3.专科指导

(1)尿管护理:①宫颈癌根治术后遵医嘱保留尿管 2 周,并观察尿的颜色、性质和量及患者尿道口的情况;②保留尿管期间每天会阴擦洗 2 次,每周更换抗反流引流袋。保持尿管通畅并使尿袋低于尿道口水平,防止逆行感染;③拔除尿管时应动作轻柔,避免损伤尿道黏膜,停留置尿管后鼓励患者多饮水、多排尿,3 次正常排尿后测膀胱内残余尿量,低于 100mL 者为合格,高于 100mL 或患者不能自主排尿的情况下需遵医嘱重新留置尿管。

(2)性生活指导:术后性生活要根据疾病恢复情况而定,在医生指导下逐渐恢复。在恢复性生活初期,有的患者会感觉疼痛或因阴道上皮免疫力下降,易发生损伤和感染,出现阴道分泌物增多、阴道流血等,出现类似情况应及时就医,以便得到治疗和指导。

通过有效医治手段可提高宫颈癌患者术后性生活质量。手术后、药物治疗或放疗后患者可能出现阴道分泌物减少、性交痛等症状,必要时为患者提供相关咨询服务,可指导患者如何使用阴道扩张器、润滑剂,以促进性生活舒适度,注意保护患者隐私。年轻患者在行宫颈癌根治术的同时也可行阴道延长术;卵巢功能丧失者可以采用激素替代疗法等。

4.并发症的护理观察

(1)尿潴留:对于尿潴留患者,护士必须全面评估患者的排尿功能,采取适当的护理措施,促进排尿功能的恢复,预防泌尿系感染。

1)发生潴留原因。①手术因素:手术中根治性切除宫旁和阴道旁组织,不可避免地损伤支配膀胱和尿道的交感神经和副交感神经,导致膀胱逼尿肌功能减弱,排尿困难；切除子宫、阴道上段时，造成膀胱后壁大面积剥离面，膀胱失去原有支撑，使膀胱位置后移，致尿液排泄不畅。②长时间留置尿管：宫颈癌患者术后一般要留置尿管2周，长期留置尿管可致尿道括约肌充血、水肿、痉挛，增加膀胱逼尿肌阻力。③心理因素：术后长时间留置尿管及反复测残余尿量造成的痛苦和思想负担。

2）护理措施。①饮水训练：嘱患者适量饮水，锻炼自主排尿。日间给予饮水，每小时100~150mL，每天摄入量1500~2000mL，对于心、肾功能不全的患者不宜进行饮水训练。入睡前应限制饮水，以减少夜间尿量。②盆底肌肉训练：视患者实际情况取坐位或卧位，试做排尿或排便动作，先慢慢收紧肛门，再收紧阴道、尿道，使盆底肌上提，大腿和腹部肌肉保持放松，每次收缩不少于3秒，放松时间10秒，连续10次，每天5~10次，训练过程中，注意观察患者的情况。③诱导排尿：停留置尿管后的患者，能离床者则协助其到洗手间坐在马桶上，打开水龙头听流水声，利用条件反射缓和排尿抑制，使患者产生尿意，切忌用力按压膀胱区，以免造成膀胱破裂；给患者饮热饮料，并用温热的毛巾外敷膀胱区，利用热力使松弛的腹肌收缩、腹压升高而促进排尿；用温水冲洗会阴部，边冲洗边轻轻按摩膀胱的膨隆处，以缓解尿道括约肌痉挛，增强膀胱逼尿肌功能，尽量使患者自行排尿；为患者提供一个不受他人影响的排尿环境；使用开塞露塞肛，在排大便的同时伴随排尿。在诱导的过程中，随时关注患者的感受及症状，如出现面色苍白、出冷汗、眩晕等不适时，应立即处理。

（2）淋巴囊肿：对于宫颈癌术后患者，责任护士密切观察患者一般状况及主诉，如患者主诉下肢肿胀，应注意有无发生淋巴囊肿可能性。

处理方法：①外阴水肿者可用硫酸镁湿敷；②盆腔积液引流不畅形成囊肿时，可使用芒硝外敷；③囊肿较大，患者出现右下腹不适、同侧下肢水肿及腰腿疼痛、体温升高时，应通知医生进行穿刺引流，以预防继发性感染及深静脉血栓、脓肿等。

5.心理护理

指导患者正确认识疾病，保证营养摄入，鼓励患者逐步恢复自理能力，动员家庭成员关心和爱护患者，让患者体会到家庭温暖，使其增强战胜疾病的信心，最终回归社会。

6.健康教育

（1）饮食指导：根据患者的不同情况，指导和鼓励患者进食，以保证营养的摄入，增强免疫力。

（2）活动指导：指导卧床患者进行床上肢体活动，以预防长期卧床并发症的发生。告知患者应尽早下床活动，并注意渐进性增加活动量，有利于增加肺活量、减少肺部并发症、改善血液循环、促进伤口愈合、预防深静脉血栓、促进肠蠕动恢复、预防肠粘连、减少尿潴留发生。

(3)疾病相关知识宣教:①积极宣传与宫颈癌发病相关的高危因素,开展性卫生教育;积极治疗宫颈炎、宫颈上皮内瘤变,阻断宫颈癌的发生;②已婚妇女应定期行防癌普查,做到早检查、早诊断、早治疗。30岁以上妇女到妇科门诊就诊时,应常规接受宫颈刮片检查,一般妇女每1～2年普查1次,有异常者应及时处理。

(4)出院指导:①指导患者定期复查,复查内容包括肿瘤标志物、TCT、HPV、磁共振等检查;治疗后2年内应每3～4个月复查1次;3～5年内6个月复查1次;第6年开始每年复查1次;②让患者了解肿瘤随访的目的和重要性,并积极配合随访,留下真实的通信地址和联系方式;③鼓励患者适当参加社交活动,调整心理状态,保持乐观态度,提高生活质量;④性生活的恢复需要依术后复查结果而定。

7.延续护理

(1)电话访视:出院1周内进行电话访视,访视内容包括出院后遇到的一些问题,向患者耐心讲解所遇问题的解决方法,及时反馈。

(2)随访:提醒患者复诊,对患者提出的疑虑与问题,及时提供有针对性的帮助。

(3)微信平台:告知患者妇科肿瘤携手俱乐部微信平台,随时与患者联系,同时发布健康宣教相关内容,传播温暖与正能量。

(毛志方)

第四节　妊娠滋养细胞疾病的护理

一、葡萄胎

葡萄胎也称水泡状胎块,是因妊娠后胎盘绒毛滋养细胞增生、间质水肿,而形成大小不一的水泡,水泡间借蒂相连成串,形如葡萄状,故名葡萄胎。葡萄胎分为完全性葡萄胎和部分性葡萄胎两类,大多数为完全性葡萄胎。流行病学调查表明,完全性葡萄胎在亚洲和拉丁美洲国家的发生率较高,而北美和欧洲国家发生率较低。部分性葡萄胎的发生率远低于完全性葡萄胎。

(一)病因及发病机制

1.完全性葡萄胎

(1)营养状况与社会经济因素:是可能的高危因素之一,饮食中缺乏维生素A及其前体胡萝卜素和动物脂肪者发生葡萄胎的概率显著升高。

(2)年龄:大于35岁的妇女妊娠时葡萄胎的发生率是年轻妇女的2倍,大于40岁的妇女妊娠时葡萄胎的发生率是年轻妇女的7.5倍,大于50岁的妇女妊娠时约1/3可能发生葡萄胎。小于20岁的妇女发生葡萄胎概率也显著升高。

(3)既往有葡萄胎史:也是高危因素,有过 1 次葡萄胎妊娠者,再次妊娠葡萄胎的发生率为 1%;有过 2 次葡萄胎妊娠者,再次妊娠葡萄胎的发生率为 15%～20%。

(4)流产和不孕史:可能是高危因素。

2.部分性葡萄胎

部分性葡萄胎高危因素的流行病学调查资料较少。其发生可能与口服避孕药和不规则月经有关,与饮食因素无关。

(二)临床表现

1.完全性葡萄胎

(1)停经后阴道流血:为最常见的症状。停经 8～12 周开始有不规则阴道流血,血量多少不定,时出时停,反复发作,逐渐增多。

(2)子宫异常增大、变软:约半数以上葡萄胎患者的子宫大于停经月份,质地变软,并伴有血清 HCG 水平异常升高。

(3)腹痛:为阵发性下腹痛,疼痛可忍受,常发生于阴道流血之前。若发生卵巢黄素囊肿扭转或破裂,可出现急腹痛。

(4)妊娠呕吐:多发生于子宫异常增大和 HCG 水平异常升高者,一般出现时间较正常妊娠早,且症状严重、持续时间长。

(5)妊娠期高血压疾病征象:多发生于子宫异常增大者,出现时间较正常妊娠早,在妊娠 24 周前可出现高血压、水肿和蛋白尿,且症状严重,容易发展为子痫前期。

(6)卵巢黄素化囊肿:一般无症状,常在水泡状胎块清除后 2～4 个月自行消退。

(7)甲状腺功能亢进征象:约 7% 的患者可出现轻度甲状腺功能亢进症状,如心动过速、皮肤潮湿和震颤,但突眼少见。

2.部分性葡萄胎

没有完全性葡萄胎的典型症状,程度也常较轻。阴道流血常见,一般无腹痛,不伴卵巢黄素化囊肿。在临床上也可表现不全流产或过期流产。

(三)辅助检查

1.产科检查

子宫可大于停经月份、质地较软,腹部检查扪不到胎体。

2.超声检查

B 超检查是诊断葡萄胎的一项重要辅助检查。最好采用经阴道彩色多普勒超声检查。

3.多普勒胎心测定

听不到胎心音,只能听到子宫血流杂音。

4.绒毛膜促性腺激素(HCG)测定

HCG测定是诊断葡萄胎的重要辅助检查。HCG处于高值范围且持续不降或超出正常妊娠水平。

5.流式细胞测定

完全性葡萄胎的染色体核型为二倍体,部分性葡萄胎为三倍体。

(四)治疗

1.清宫

葡萄胎一经临床诊断,应及时清宫。

2.卵巢黄素化囊肿的处理

卵巢黄素化囊肿一般不需要处理,但若黄素化囊肿蒂扭转且卵巢血运发生障碍应行手术,切除患侧卵巢。

3.预防性化疗

存在争议,一般认为预防性化疗仅适用于有高危因素和随访困难的葡萄胎患者。

4.自然转归

一般情况下,葡萄胎清宫后,血清HCG稳定下降,降至正常的时间为9～14周。若葡萄胎清宫后HCG持续异常则需考虑妊娠滋养细胞肿瘤。完全性葡萄胎发生子宫局部侵犯和(或)远处转移的概率约为15%和4%。部分性葡萄胎发生子宫局部侵犯的概率约为4%,一般不发生转移。

(五)护理评估

1.病史评估

评估患者既往病史,包括滋养细胞疾病史。评估患者的月经史、生育史、本次妊娠反应时间及程度、阴道流血情况等。有阴道流血者,应询问阴道流血的量、质、时间及有无水泡状物质排出。

2.全身症状评估

评估患者有无水肿、蛋白尿、高血压等妊娠高血压综合征症状,有无贫血、腹部隐痛或急腹痛症状。

3.风险评估

患者入院2小时内进行各项风险评估,包括患者压疮危险因素评估、患者跌倒和坠床危险因素评估、日常生活能力评定、入院护理评估。

4.心理状态评估

评估患者情绪反应、对疾病的认知程度、生育要求及对手术治疗的接受程度等。

(六)护理措施

1.术前护理

(1)一般护理:①按早孕人工流产术、清宫术、宫内节育器取出术护理常规进行护理;②术前检查:协助患者做好血、尿常规,肝、肾功能,血 HCG、出凝血时间、血型、配血、妇科彩超、心电图、X 线检查等各项检查;③术前准备:按早孕人工流产术、清宫术、宫内节育器取出术护理常规进行护理。

(2)病情观察:严密观察患者腹痛及阴道流血情况,流血过多时,监测血压、脉搏、呼吸等生命体征。观察每次阴道排出物,一旦发现有水泡状组织要送病理检查。

(3)专科指导。①阴道流血:a.记录阴道流血量,严密观察阴道流血的颜色、性质,若有水泡状组织排出,应收集标本,送病理科检查;b.若阴道大量流血,应嘱患者卧床休息,必要时遵医嘱予以处理,做好输血及抢救准备;c.预防感染,帮助患者更换会阴垫,在床单上铺垫一次性检查单,必要时随时更换,保持会阴部清洁,避免逆行感染;d.大量阴道流血患者会出现精神紧张,应安慰患者,解除患者思想顾虑;e.严重贫血患者,应注意保护患者安全,防止跌倒的发生。②妊娠呕吐:a.指导患者进食清淡、富有营养、适合口味的食物,并少食多餐;b.必要时遵医嘱静脉补液,保证患者摄入所需营养及液体;c.注意观察呕吐物性质,并告知患者保持口腔卫生,每次呕吐后要漱口;d.保持病房内清洁、空气清新,消除可能引起呕吐的因素,必要时,遵医嘱给予镇静药。

(4)心理护理:护士通过耐心细致的观察和沟通,使患者消除焦虑、恐惧等不良情绪,使其积极配合治疗。向患者及家属讲解尽快清宫手术的必要性及注意事项等,消除患者顾虑,增强患者治愈疾病的信心。

(5)健康教育:①饮食:术前进食高蛋白、高维生素、易消化的食物;②休息:适当运动,保证充足的睡眠。保持病房内清洁、空气清新。

2.术后护理

(1)病情观察:①观察患者术后生命体征;②观察阴道流血量,如果出现突然性的大出血(超过月经量)及时通知医生,注意保留会阴垫。

(2)用药护理:遵医嘱术后给予抗生素治疗,预防感染,并做好药物护理。①注意事项:输液时如有不适,如胸闷、恶心、皮疹等,及时告知医护人员。②不良反应:少数情况下发生过敏反应、毒性反应。

(3)并发症护理观察:主要并发症是子宫穿孔。应严密观察患者是否有持续性剧烈腹痛或恶心、呕吐、面色苍白、四肢发冷等症状,出现上述症状时及时通知医生。

（4）心理护理：详细评估患者对疾病的心理承受能力，鼓励患者表达因不能得到良好妊娠结局而产生的悲伤，评估患者对疾病、治疗手段的认识，确定其主要的心理问题，给予有针对性的疏导。

（5）健康教育。①饮食。指导患者进食高蛋白、富含维生素 A、易消化的饮食。②活动。适当活动，保证睡眠时间及质量，改善机体免疫功能。③用药指导。告知患者用药的目的，并嘱患者严格遵医嘱用药。④出院指导。a.注意调整情绪，保持乐观心态。b.注意保暖，避免感冒着凉。c.随访时间及内容：葡萄胎的恶变率为 10％～25％，故葡萄胎患者的随访意义重大。ⅰ.HCG 定量测定：葡萄胎清宫后每周检测 1 次，直至连续 3 次阴性；然后每月 1 次，共 6 个月；此后再每 2 个月 1 次，共 6 个月。ⅱ.在随访 HCG 的同时，还应随访患者的月经是否规律，有无阴道异常流血，有无咳嗽、咯血及其他转移灶症状。有病情变化应随时就诊。ⅲ.定期做妇科检查、盆腔 B 超及 X 线胸片检查。d.保持室内空气清新；保持外阴清洁，勤换洗内裤。e.每次清宫术后禁止性生活及盆浴 1 个月以防感染。f.患者随访期间，必须严格避孕 1 年。避孕首选避孕套或口服避孕药，一般不用宫内节育器。g.若打算再次怀孕，应遵医嘱确定再次妊娠时间。妊娠后应在妊娠早期行 B 型超声检查及 HCG 测定，以明确是否正常妊娠，产后也需 HCG 随访至正常。

（6）延续护理。做好电话及门诊的随访，以便全面评估患者的治疗效果。

二、侵蚀性葡萄胎和绒毛膜癌

侵蚀性葡萄胎是指葡萄胎组织侵入子宫肌层或转移至子宫以外引起组织破坏。常继发于葡萄胎清宫手术后 6 个月内，恶性程度一般不高，其预后较好。

绒毛膜癌是指一种高度恶性的妊娠滋养细胞肿瘤，简称绒癌。半数来源于葡萄胎，多发生在葡萄胎排空后一年以上；其余继发于足月产、流产及异位妊娠后。早期即可沿血液发生远处转移，过去死亡率很高，自化学治疗（简称化疗）药物问世以来，绒毛膜癌患者预后明显改善。

（一）病理

1.侵蚀性葡萄胎

大体观可见子宫肌壁内有大小不等、深浅不一的水泡状物组织。侵蚀病灶接近子宫浆膜层时，子宫表面形成紫蓝色结节，侵蚀较深时还可穿透子宫浆膜层或阔韧带。镜下可见分化不良的滋养细胞增生成团，伴有出血、坏死，组织中可见变性或完好的绒毛结构。

2.绒毛膜癌

多数原发于子宫，少数原发于输卵管、子宫颈或阔韧带等部位。肿瘤常出现在子宫肌层，一个或多个，形态不固定，与周围组织分界清楚，呈黯红色，海绵样，质软、脆,常伴有出血和坏死。镜下可见滋养细胞极度不规则增生,周围大片出血、坏死,绒毛结构消失。

(二)临床表现

临床特点为阴道不规则流血及转移灶症状,如咳嗽、血痰、咯血、头痛、呕吐、抽搐、阴道大出血等。

(三)治疗

治疗以化学治疗为主,手术及治疗为辅。

(四)护理评估

1.健康史

询问患者既往史、生育史及家族史,尤其是滋养细胞疾病病史。既往患有葡萄胎者,应详细了解清宫的时间、次数,吸出组织物的量,水泡的大小,术后发生阴道出血的时间、量、性质以及随访中人绒毛膜促性腺激素的监测、X线胸片检查、妇科检查等结果。评估原发灶和肺、肝、脑等转移灶症状的发生过程。

2.身体评估

(1)临床表现。①原发灶症状:葡萄胎清宫后,阴道持续或间断流血是主要症状。妇科检查子宫不能如期复旧或呈不均匀增大、黄素囊肿持续存在。肿瘤穿破子宫时,可引起急性腹痛和腹腔内出血症状。长时间的阴道流血常致贫血和感染。②转移灶症状:以血行转移为主,最常见部位是肺,出现咯血;其次是转移至阴道黏膜形成紫蓝色结节,破溃后发生阴道大出血及感染;转移至脑引起脑出血症状,预后凶险,为主要的致死因素。破坏血管是滋养细胞的生长特点之一,因而转移灶症状的共同特点是局部出血。

(2)心理—社会评估。阴道不规则流血引起患者不适、恐慌。诊断的确定使患者及其家属对预后及未来的妊娠担心。频繁的检查和即将要接受的化学治疗,使患者焦虑不安,情绪低落。化疗的不良反应损害女性的形象、自尊;多次的化疗使患者经济发生困难,增加了患者的思想负担。

3.辅助检查

(1)血、尿人绒毛膜促性腺激素值检查:葡萄胎清宫9周后,流产、足月产、异位妊娠4周后,人绒毛膜促性腺激素值处于持续高水平或一度阴性后又转阳性者,可考虑侵蚀性葡萄胎或绒毛膜癌。

(2)X线胸片检查:肺转移可疑者应进行X线胸片检查,典型表现为棉絮状或团块状阴影。

(3)B超检查:子宫为正常大小或不均匀增大,肌层内可见边界清、无包膜的高回声团块。

(4)其他:脑转移灶可行CT检查,如无发现可进一步检查脑脊液,当脑脊液人绒毛膜促性腺激素值与血人绒毛膜促性腺激素值之比大于 20∶1 时,提示脑有转移灶。组织学诊断:在子宫肌层内或子宫以外转移灶中找到绒毛,则可诊断为侵蚀性葡萄胎;如未见绒毛,仅见大片滋养细胞浸润和坏死出血,可诊断为绒毛膜癌。

(五)护理诊断/合作性问题

1.恐惧与焦虑

与恶性疾病的诊断、预后及担心未来的妊娠有关。

2.活动无耐力

与化学治疗不良反应有关。

3.潜在并发症

肺转移、阴道转移、脑转移。

4.有体液不足的危险

与化学治疗所致恶心、呕吐、液体丢失有关。

(六)护理措施

1.一般护理

鼓励进食,加强营养,保证摄入量;注意休息,减少消耗;保持外阴干燥清洁,预防感染;监测体温、脉搏、血压及心率;遵医嘱及时采集标本送检。

2.观察病情

严密观察腹痛和阴道流血情况,记录出血量。出血多者监测生命体征,并做好抢救患者的准备工作。有转移灶者认真观察转移灶症状,发现异常,及时报告医生进行处理。

3.治疗配合

接受化疗者按化疗患者护理。需要手术者做好手术前后患者的护理。

4.转移灶的护理

(1)肺转移:嘱患者卧床休息,有呼吸困难者取半卧位,并给予吸氧。大量咯血时,立即让患者取头低患侧卧位,保持呼吸道通畅,轻叩背部,排出积血,防止发生窒息、休克,甚至死亡。

(2)阴道转移:减少局部刺激,禁止不必要的阴道检查。嘱患者尽量卧床休息,密切观察阴道有无破溃出血,配血备用,并做好及时抢救的准备。如发生破溃大出血,立即通知医生,并用长纱布条填塞阴道,同时观察阴道出血量和生命体征,警惕发生休克。24～48 小时后取出纱布。遵医嘱给予抗生素预防感染。

(3)脑转移:嘱患者尽量卧床休息,防止"一过性症状"造成损伤。注意颅内压增高的症状,记录液体出入量,严格控制输液的量和速度,防止颅内压增高。遵医嘱给予止血剂、脱水剂、吸氧,注意电解质紊乱的症状。做好昏迷、偏瘫患者的护理,避免发生跌倒、吸入性肺炎、压疮等并发症。需进行脑脊液、血人绒毛膜促性腺激素检查者,做好医生的配合工作。

5.心理护理

评估患者对于妊娠滋养细胞肿瘤的应激反应及应对方式,提供必要的信息,说明妊娠滋养细胞肿瘤是对化学治疗效果最好的一种肿瘤,树立患者治疗和生活的信心。强调随访的意义和重要性,鼓励患者坚持化学治疗。通过知识宣教消除患者对于化疗不良反应的顾虑,积极配合治疗。

6.健康教育

节制性生活,采取合适的避孕措施。出院后随访,第 1 次随访在出院后 3 个月,以后每 6 个月 1 次直至 3 年,此后每年 1 次直至 5 年,以后可每 2 年 1 次。

(邹玲艳)

第五节　计划生育妇女的护理

一、人工流产围术期护理

人工流产术是指用人工的方法终止妊娠,包括非意愿妊娠、因医学原因治疗性终止妊娠。

(一)负压吸引术

1.适应证

孕妇妊娠 10 周以内,自愿要求终止妊娠且无禁忌证者。门诊操作时,其孕周应以不超过 8 周左右为宜,胎囊平均直径<5cm,胎芽长度<2cm;因某种疾病(包括遗传性疾病)不宜继续妊娠者。

2.禁忌证

各种疾病的急性阶段:生殖器炎症,如外阴炎、阴道炎(包括细菌性阴道病等),宫颈重度糜烂,盆腔炎,性传播疾病等,未经治疗者;全身健康状况不良,无法耐受手术者,经治疗好转后建议住院手术;术前 2 次(间隔 4 小时)测量体温≥37.5℃以上者,应暂缓手术。

3.评估和观察要点

(1)评估要点。①健康史:评估生育史、既往史及月经史。②身体评估:评估生命体征情况,两次体温≥37.5℃以上者暂停手术。了解心、肺、肝、肾功能检查有无异常情况。评估内外生殖器官及盆腔有无急、慢性炎症。评估血常规,出、凝血时间,血小板计数等检验结果有无异常情况。

(2)观察要点。监测和观察患者术中生命体征变化;术中是否出现呛咳、发绀、晕厥等异常情况;患者子宫收缩及阴道出血情况。

4.护理措施

(1)向患者进行术前健康教育,做好心理护理,消除患者紧张情绪,解除患者思想负担。

(2)术前一餐禁食,以防术中呕吐。

(3)指导患者术前排空膀胱,准备好卫生用品。

(4)给予患者会阴、阴道擦洗。

(5)术中再次核对患者姓名、年龄、病案号、手术名称及 B 超检查结果等。

(6)术中配合医师查找并核对妊娠物,协助医师完成手术操作,遵医嘱配合治疗。

(7)观察术中是否出现呛咳、发绀、晕厥等异常情况,警惕羊水栓塞、子宫穿孔、子宫大出血、心脑综合征等严重并发症的发生,积极配合医师抢救。

(8)安抚患者,指导患者运用呼吸减轻不适,取得患者的良好配合。

(9)术后观察子宫收缩、阴道出血量、血压及脉搏等情况,遵医嘱给予相应护理措施。

(10)患者离室前测量并记录血压、脉搏及离室时间,签名。

5.健康教育

(1)指导患者 1 个月内禁止性生活和盆浴,勤换内裤、卫生巾,保持外阴清洁。

(2)告知患者阴道出血时间少于 14 天为正常,若出血时间延长或出现腹痛、发热等症状随时就诊。

(3)告知患者忌食生冷、辛辣食物,多食高蛋白质、高维生素易消化饮食。

(4)指导患者依据妊娠周数遵医嘱术后休息,可从事轻体力工作,适当活动。

(5)向患者和家属宣传避孕相关知识,帮助流产后女性及时落实科学的避孕方法,避免重复流产。

(二)钳刮术

1.适应证

孕妇妊娠 10~14 周,要求终止妊娠而无禁忌证者。妊娠 10 周或以上必须住院;因某些疾病或胎儿发育异常(包括遗传性疾病)不宜继续妊娠者;其他流产方法失败者,如水囊引产或药物引产等。

2.禁忌证

同负压吸引术。

3.并发症及护理措施

(1)人流术中大出血。①定义:早期妊娠人工流产术中出血超过 200mL,10~14 周术中出血超过 300mL。②护理措施:a.密切监测患者生命体征,给予患者吸氧;b.保留会阴垫,测量出血量;c.建立静脉通路,协助医师抢救;d.准备抢救药品及物品;e.准确及时采集血标本;f.安抚患者,稳定情绪,减轻患者恐惧心理;g.术后遵医嘱使用抗生素预防感染。

(2)心脑综合征。①概述:由于扩张宫颈或负压操作局部刺激宫壁,子宫和宫颈反射性引起迷走神经兴奋继而患者出现恶心呕吐、心率缓慢、血压下降、面色苍白、头晕、胸闷、大汗淋漓等症状,严重者出现晕厥和抽搐等症状,甚至心搏骤停,威胁患者的身体健康。②护理措施:a.严密观察患者的一般情况及生命体征,如患者出现面色苍白、大汗淋漓、心动过缓、头晕、胸闷等症状,立即告知医师,并监测血压、脉搏、呼吸;b.准备抢救药品及物品;c.遵医嘱给药;d.安抚患者,帮助其缓解紧张焦虑的情绪;e.一旦出现心率缓慢,遵医嘱静脉注射阿托品0.5~1mg缓解症状。

(3)子宫穿孔。①定义:由于宫腔操作造成的子宫损伤,临床上分为单纯性穿孔、复杂性穿孔。②护理措施:a.术中注意听取患者主诉,若患者出现腹痛、阴道出血等异常情况,及时通知医师处理;b.密切监测生命体征,给予患者吸氧、开放静脉,配合医师抢救;c.遵医嘱给予宫缩剂促进子宫收缩,给予抗生素预防感染;d.如需要住院观察治疗,按急诊住院流程收住院。

(4)感染。①概述:人工流产或中期妊娠引产后,由于细菌感染引起生殖器官的炎症,常见为子宫内膜炎、附件炎、盆腔炎,严重者可发展为腹膜炎、败血症,甚至中毒性休克。②临床表现:a.体温升高;b.下腹部疼痛和腰痛;c.阴道出血或脓性分泌物,伴有臭味;d.严重者持续高热,可出现全身中毒症状甚至休克。③护理措施:a.术前严格掌握手术适应证和禁忌证,有生殖器官炎症者,治愈后方可手术;b.监测患者生命体征变化,遵医嘱应用抗生素治疗;c.术后指导患者保持外阴清洁,勤换内裤、卫生巾;d.术后饮食加强营养,增加机体抵抗力;e.对症治疗,遵医嘱给予退热及物理降温,如冰敷、乙醇擦浴等;f.做好流产后健康教育,避免过早性生活。

(三)人工流产术后关爱咨询

计划生育技术指导是以育龄妇女为中心,积极开展计划生育技术咨询,普及节育知识,大力推广以避孕为主的综合节育措施。指导育龄妇女选择适宜的节育方法,减少非意愿妊娠,审慎采取避孕失败后的补救措施;预防性传播疾病。严格掌握节育手术的适应证和禁忌证,减少和防止手术并发症的发生,提高节育手术质量,确保受术者的安全与健康。

(1)设置避孕药具展示柜和宣传栏,展示各类避孕药具模型、挂图、科普手册。

(2)提供可行的避孕药具,免费发放《计划生育健康教育处方》和《避孕知识科普手册》,增加感性认识。

(3)人工流产女性在计划生育门诊就诊,完善各项常规检查。

(4)登记填写人工流产咨询记录表,内容包括年龄、婚姻、户籍、学历、生育情况、原使用避孕方法、意外妊娠原因、拟选择的避孕方法等。

(5)告知患者术后 10～14 天返院复诊,1 个月内禁性生活、盆浴。

(6)患者流产前 1 日提供个性化的一对一咨询服务。①了解患者过去 6 个月的避孕行为和最常使用的避孕方法。②与患者讨论分析本次意外妊娠的原因,介绍人工流产过程及可能出现的并发症。③讲解 1 年内尤其 6 个月内重复人工流产的危害。④介绍避孕方法的种类、作用机制和各种避孕药优缺点,帮助选择适宜的避孕方法。

(7)流产当日集体宣教。①讲解人流术后关爱咨询服务的目的及获取服务的联系方式。②指导患者在人工流产手术的术中配合。③告知患者及其家属流产后注意事项及避孕知识。④讲解并强调避孕的重要性和必要性。⑤预约术后复查时间并做好记录。

二、药物流产患者的护理

用药物终止早期、中期妊娠的流产方法,称为药物流产。常用药物是米非司酮配伍前列腺素,目前门诊多采用米非司酮配伍米索前列醇。

(一)适应证

年龄 18～40 岁健康妇女自愿要求使用药物终止妊娠;妇女停经≤49 天以内,尿 HCG 阳性,超声确诊为宫内妊娠;人工流产术高危因素者,如生殖器畸形、严重骨盆畸形、子宫极度倾屈、宫颈发育不良、瘢痕子宫、多次人工流产;对手术流产有顾虑心理者。

(二)禁忌证

1.米非司酮禁忌证

肝肾功能异常、肾上腺疾病、糖尿病、内分泌系统疾病、妊娠期皮肤瘙痒史、血液疾病和栓塞病史、与甾体激素有关的肿瘤。

2.前列腺素禁忌证

青光眼、支气管哮喘、癫痫、胃肠功能紊乱、高血压或低血压、心血管系统疾病。

3.其他

过敏体质、带器妊娠、异位妊娠、妊娠剧吐、吸烟≥15 支/天或酗酒并且年龄≥35 岁、长期服用抗结核、抗癫痫、抗抑郁、抗前列腺素药等。

(三)评估和观察要点

1.评估要点

(1)评估孕妇的健康史及身心状况,核实适应证,排除禁忌证。

(2)评估患者体温,术前 2 次体温≥37.5℃以上者,暂停药物流产手术。

2.观察要点

(1)服用米非司酮后,注意阴道出血开始时间、出血量,如出血量多或有组织物排出,应及时到医院就诊,必要时将组织物送病理。

(2)使用前列腺素类药物后留院观察期间,观察体温、血压、脉搏变化及恶心、呕吐、腹泻、头晕、腹痛、手心瘙痒、药物过敏等不良反应,警惕过敏性休克及喉头水肿等严重不良反应,不良反应较重者应及时对症处理。

(3)密切注意出血和胚囊排出情况。胚囊排出后再观察 1 小时,无多量出血方可离院,并预约 1 周后到医院就诊;胚囊排出后如有活动性出血,应急诊处理。胎囊未排出,如出血不多,可 3～5 天复查超声,仍有胎囊者手术刮宫为宜;如出血多,应急诊处理。

(四)护理措施

(1)告知患者服药第 3 日,需有家属陪同就诊,着装宽松舒适,备好卫生用品。

(2)患者服米索前列醇后 1 小时内禁食。

(3)协助患者如厕,告知患者将阴道排出物留在容器中,核实是否流产,并记录胎囊排出时间、大小,患者阴道出血情况,监测生命体征。

(4)积极提供系统的、规范的"流产后关爱"服务项目,帮助流产后女性选择合适的避孕方式方法,避免重复流产。

(五)健康教育

1.指导患者米非司酮服药方法

每次服药前后各禁食 1 小时,凉白开水送服。

(1)顿服法:用药第 1 日顿服米非司酮 200mg,服药后 36～48 小时加服前列腺素。

(2)分次服法:用药第 1 日,晨空腹服米非司酮 50mg,8～12 小时后再服用 25mg;用药后第 2 日,早晚各服米非司酮 25mg,用药第 3 日,上午 7:00 左右空腹服用米非司酮 25mg。1 小时后在门诊加用前列腺素。

(3)前列腺素首次服米非司酮 36～48 小时(第 3 日上午)来门诊,空腹口服米索前列醇 600μg;或阴道后穹隆置卡孕栓 1mg,胎囊排出后观察 1 小时,根据医嘱离院,未排囊者应在院内观察不少于 6 小时,根据医嘱处理。

2.告知患者服用米非司酮后可能出现的情况

(1)药物不良反应:可能会出现恶心、呕吐、腹泻等消化道症状。

(2)出现下列情况,须立即来医院就诊:①阴道出血多于月经量,下腹剧烈疼痛;②如阴道有组织物排出,尽快就诊,确认是否流产。

3.告知患者服米索前列醇后的结局

(1)完全流产:用药后自动排除完整胎囊,或未见明确胎囊排出,伴有或无脱膜组织,超声检查宫内无妊娠物,未经刮宫自然月经恢复者,血尿 HCG 检查阴性,子宫恢复正常大小。

(2)不全流产:用药后可见胎囊排出,但在流产后因出血过多或出血时间过长而行刮宫术。经病理检查证实为绒毛组织或妊娠蜕膜组织残留者。

(3)流产失败:至用药第 8 日后未见妊娠物排出,临床检查配合超声证实胎停育或继续妊娠者,最终采用负压吸宫术终止妊娠,均为药物流产失败。

4.告知患者术后复诊时间

流产后休息 2 周,给予促宫缩和预防感染措施;第 3 周及 6 周各随访 1 次,记录阴道出血及月经恢复情况评估流产结果。月经恢复前禁止性生活,月经恢复后应及时落实避孕措施。

三、无痛宫腔操作围术期的护理

无痛宫腔操作术包括负压吸引术、钳刮术、诊刮术、放置(取出)宫内节育器等。

(一)评估和观察要点

1.评估要点

(1)评估患者身体状况,既往病史,有无手术禁忌证。

(2)了解患者是否自手术前 1 日晚 22:00 开始禁食、禁饮,防止全身麻醉后误吸。

(3)评估患者体温,术前 2 次体温≥37.5℃以上者,暂停手术。

2.观察要点

严密观察患者的血压、呼吸、脉搏,保持呼吸道通畅,观察输液管路是否通畅;观察患者术后神志恢复情况以及阴道出血情况。

(二)护理措施

(1)指导患者术前排空膀胱、测体重,准备好卫生用品,等待手术。

(2)给予会阴、阴道擦洗,开放静脉通路。

(3)术中再次核对患者基本信息及病案相关内容。

(4)正确安置患者体位,腿部进行束缚固定。

(5)配合医师核对吸出或排出的妊娠物、取出的宫内节育器类型及完整性。

(6)患者未完全清醒前,取平卧位,头偏向一侧,保持呼吸道通畅,注意保暖。

(7)术后密切监测呼吸、心率、血压、阴道出血及意识恢复状况,观察时间不少于 2 小时。

(8)患者离室前应复查血压、脉搏,正常后由护士将患者送交家属离开。

(三)健康教育

(1)指导患者手术前禁止性生活。

(2)术后指导:①告知患者术后 24 小时内禁止饮酒、驾车;②嘱患者观察阴道出血时间,如少于 14 天为正常,若超过 14 天或有腹痛、发热等症状应随时就诊;

③告知患者忌食生冷、辛辣食物,多食高蛋白质、高维生素易消化饮食;④嘱患者术后1个月内禁止性生活和盆浴,勤换内裤、卫生巾,保持外阴清洁;⑤指导患者术后根据情况落实避孕措施。

四、中期妊娠引产的护理

中期妊娠引产是指妊娠14～27周,因各种原因终止妊娠者。常用中期引产方法有依沙吖啶(雷夫诺尔)羊膜腔内注射和水囊引产。

(一)适应证

孕妇妊娠14～27周要求终止妊娠且无禁忌证;孕妇因某种疾病(包括遗传性疾病)不宜继续妊娠者;经产前诊断检查诊断胎儿异常,医师建议终止妊娠者。

(二)禁忌证

患者全身健康状况无法耐受手术。肝肾功能不全者;严重贫血、结核、心力衰竭等;各种疾病的急性期;血液系统疾病;对依沙吖啶过敏者;孕周＞20周合并前置胎盘;外阴、阴道及宫颈肿物;1周内患者曾在院外做过同类手术失败者;引产术前24小时内有2次体温≥37.5℃者。

(三)评估和观察要点

1.评估要点

(1)健康史:现病史、停经时间、停经后有无早孕反应、阴道出血等。既往史如是否患过急慢性肾炎、肝炎或严重的心脏病、高血压、血液病等。月经及生育史。

(2)身体评估:评估患者生命体征情况。评估宫底高度是否与妊娠月份相符。评估超声报告羊水量及胎盘位置情况。评估血常规、出凝血时间、血小板计数等有无异常。

(3)心理社会评估:了解患者的紧张、恐惧心理及其程度。

2.观察要点

(1)观察乳酸依沙吖啶引产患者药敏试验结果,用药后有无胃肠道反应、皮疹的发生,观察尿色及尿量,警惕毒性及过敏反应的发生。

(2)观察术前1日晚及术日清晨患者体温,若体温≥37.5℃以上者,告知医师处理。

(3)观察宫缩频率、强度及持续时间,以了解产程进展情况。

(4)术中及术后2小时内观察阴道出血、子宫收缩及血压情况,以及阴道排出物的完整性。

(5)观察感染征兆,如体温异常等。

(四)护理措施

(1)乳酸依沙吖啶引产患者,常规做药敏试验。用0.5%依沙吖啶滴鼻试验,首先对鼻孔黏膜组织、分泌物进行清洁,以0.5%依沙吖啶滴于鼻孔2～3滴,观察

15～20分钟,若有明显头痛、鼻塞,鼻黏膜肿胀伴有分泌物者,药敏试验为阳性;药敏试验阴性者才能实行引产术。

(2)观察依沙吖啶引产者有无胃肠道反应、皮疹的发生,观察尿色及尿量,警惕毒性及过敏反应的发生。

(3)用药后至流产前监测体温、脉搏、呼吸,每天4次,测血压每天1次,观察宫缩及宫颈扩张、阴道出血、流水及子宫压痛等情况,并记录。

(4)分娩过程中指导患者可通过"鼻深吸,口慢呼"的呼吸方法,缓解宫缩带来的疼痛。通过阴道检查了解宫颈口扩张情况及产程进展,注意保护会阴,指导患者调整呼吸及如何增加腹压。

(5)分娩过程中责任护士需进行陪护,使患者有被关心和安全感,协助进食,保证保持良好的精力和体力,必要时遵医嘱给予镇静、镇痛药物。

(6)乳酸依沙吖啶引产的胎儿多已死亡浸软,分娩时不要用力牵拉,因胎盘蜕膜容易残留,胎盘应仔细检查,应与医师共同检查并协助刮宫,术后仔细检查产道,有裂伤时缝合。

(7)遵医嘱给予患者药物治疗以促进宫缩,减少出血及抗感染。

(8)引产后1小时观察血压、脉搏、呼吸及阴道出血及宫缩情况,如有异常,立即告知医师。

(9)引产后4小时内鼓励患者多饮水,尽早排尿,避免发生尿潴留。

(五)健康教育

(1)向患者讲解手术过程,使其能够主动配合手术。

(2)指导患者服药方法,米非司酮200mg,遵医嘱分次口服,服药前后2小时禁食水。

(3)引产后指导:指导患者保持外阴清洁,引产后1个月禁止盆浴及性生活,保持室内空气清新,开窗通风每天2次,每次30分钟;遵医嘱引产术后休息4周,术后1个月复诊。如有发热、腹痛出血多要随时就诊;指导患者选择适宜的避孕措施。

五、女性绝育方法及护理

绝育术是用手术或药物的方法,使妇女达到永不生育的目的。目前常用的是输卵管结扎术,方法有经腹输卵管结扎术或经腹腔镜输卵管结扎术。

(一)经腹输卵管结扎术

1.适应证

(1)育龄期自愿接受绝育术而无禁忌证者。

(2)患遗传性疾病或严重全身性疾病不宜生育者。

2.禁忌证

(1)全身情况不良不能胜任手术者。

(2)各种疾病的急性期、盆腔感染或腹部皮肤有感染灶。

(3)严重神经官能症。

(4)术前 24 小时内两次测得体温均不低于 37.5℃者。

3.手术时间

非孕妇女在月经干净后 3～4 天;人工流产术或分娩后 48 小时内;哺乳期或闭经者排除早孕后。

4.护理措施

(1)缓解焦虑:关心体贴受术者,通过与受术者交谈了解受术者的焦虑程度,向受术者及其家属解释手术无明显疼痛,对今后的生理和心理无影响,消除其心理障碍,促使其主动配合手术。

(2)术前护理准备:协助医生严格掌握手术适应证,选择适宜的手术时间。按妇科腹部手术要求准备。

(3)应严格执行无菌操作,做好术中配合。

(4)术后注意观察受术者生命体征,有无腹痛及腹壁切口感染征象。发现异常及时报告医生,遵医嘱及时处理。

5.健康教育

鼓励受术者及早下床活动,以免肠管粘连;嘱受术者术后休息 3～4 周,禁止性生活 1 个月,1 个月后复诊。

(二)经腹腔镜输卵管结扎术

1.适应证

同经腹输卵管结扎术。

2.禁忌证

禁忌证主要为腹腔粘连、心肺功能不全、膈疝等,其余同经腹输卵管结扎术。

3.术前准备

同经腹输卵管结扎术。术时受术者取头低仰卧位。

4.术后护理

术后受术者需静卧 4～6 小时后下床活动;严密观察受术者的体温、腹痛、腹腔内出血或脏器损伤的征象。

经腹腔镜输卵管结扎术简单易行、安全、效果好,近年来我国各大城市已逐渐推广使用。

(王丽娜)

第六节　妊娠期妇女的护理

一、妊娠并发症的护理

(一)流产

妊娠不足 28 周、胎儿体重不足 1000g 而终止者称流产。流产发生于妊娠 12 周前者称早期流产,发生在妊娠 12 周至不足 28 周者称晚期流产。流产又分为自然流产和人工流产两大类。机械或药物等人为因素终止妊娠者称为人工流产,自然因素导致的流产称为自然流产。自然流产率占全部妊娠的 10%～15%,其中 80% 以上为早期流产。

1.病因及发病机制

(1)胚胎因素:胚胎染色体异常是流产的主要原因。早期流产子代检查发现 50%～60% 有染色体异常。夫妇任何一方有染色体异常均可能传至子代,导致流产。染色体异常包括数目异常和结构异常。

(2)母体因素。

1)全身性疾病:全身性感染时高热可促进子宫收缩而引起流产,梅毒螺旋体、流感病毒、巨细胞病毒、支原体、衣原体、弓形虫、单纯疱疹病毒等感染可引起胎儿畸形而导致流产;孕妇患心力衰竭、严重贫血、高血压、慢性肾炎及严重营养不良等缺血缺氧性疾病也可导致流产。

2)内分泌异常:黄体功能不足可致早期流产。甲状腺功能低下、严重的糖尿病血糖未控制均可导致流产。

3)免疫功能异常:与流产有关的免疫因素包括配偶的组织兼容性抗原(HLA)、胎儿抗原、血型抗原(ABO 及 Rh)及母体的自身免疫状态。父母的 HLA 位点相同频率高,使母体封闭抗体不足也可导致反复流产。母儿血型不合、孕妇抗磷脂抗体产生过多、夫妇抗精子抗体的存在,均可使胚胎或胎儿受到排斥而发生流产。

4)子宫异常:畸形子宫如子宫发育不良、单角子宫、双子宫、子宫纵隔、宫腔粘连以及黏膜下或肌壁间子宫肌瘤均可影响胚囊着床和发育而导致流产。宫颈重度裂伤、宫颈内口松弛、宫颈过短可能导致胎膜破裂而流产。

5)创伤刺激:子宫创伤如手术、直接撞击、性生活过度也可导致流产;过度紧张、焦虑、恐惧、忧伤等精神创伤亦有引起流产的报道。

6)不良习惯:过量吸烟、酗酒,吸食吗啡、海洛因等毒品均可导致流产。

2.临床表现

主要为停经后阴道流血和腹痛。

(1)停经:大部分自然流产产妇均有明显的停经史,结合早孕反应、子宫增大及B超检查发现胚囊等表现可确诊妊娠。但是,妊娠早期流产导致的阴道流血很难与月经异常鉴别,常无明显的停经史。有报道提示,约50%流产是妇女未知受孕就发生受精卵死亡和流产。对这些产妇,要根据病史,血、尿HCG及B超检查结果综合判断。

(2)阴道流血和腹痛:早期流产者常先有阴道流血,而后出现腹痛。由于胚胎或胎儿死亡,绒毛与蜕膜剥离,血窦开放,出现阴道流血;剥离的胚胎或胎儿及血液刺激子宫收缩,排出胚胎或胎儿,产生阵发性下腹疼痛;当胚胎或胎儿完全排出后,子宫收缩,血窦关闭,出血停止。晚期流产的临床过程与早产及足月产相似:经过阵发性子宫收缩,排出胎儿及胎盘,同时出现阴道流血。晚期流产时胎盘与子宫壁附着牢固,如胎盘粘连仅部分剥离,残留组织影响子宫收缩,血窦开放,可导致大量出血、休克,甚至死亡。胎盘残留过久,可形成胎盘息肉,引起反复出血、贫血及继发感染。

3.临床分型

(1)先兆流产:停经后出现少量阴道流血,常为黯红色或血性白带,流血后数小时至数日可出现轻微下腹痛或腰骶部胀痛;宫颈口未开,无妊娠物排出;子宫大小与停经时间相符。经休息及治疗,症状消失,可继续妊娠。如症状加重,则可能发展为难免流产。

(2)难免流产:又称不可避免流产。在先兆流产的基础上,阴道流血增多,腹痛加剧,或出现胎膜破裂。检查见宫颈口已扩张,有时可见胚囊或胚胎组织堵塞于宫颈口内,子宫与停经时间相符或略小。B超检查仅见胚囊,无胚胎(或胎儿),或无心管搏动也属于此类型。

(3)不全流产:难免流产继续发展,部分妊娠物排出宫腔,或胎儿排出后胎盘滞留宫腔或嵌顿于宫颈口,影响子宫收缩,导致大量出血,甚至休克。检查可见宫颈口已扩张,宫颈口有妊娠物堵塞及持续性血液流出,子宫小于停经时间。

(4)完全流产:有流产的症状,妊娠物已全部排出,随后流血逐渐停止,腹痛逐渐消失。检查见宫颈口关闭,子宫接近正常大小。

此外,流产尚有3种特殊情况:

(1)稽留流产:又称过期流产,指宫内胚胎或胎儿死亡后未及时排出者。典型表现是有正常的早孕过程,有先兆流产的症状或无任何症状;随着停经时间延长,子宫不再增大或反而缩小,子宫小于停经时间;宫颈口未开,质地不软。

(2)习惯性流产:指连续自然流产3次或3次以上者。近年有学者将连续两次流产者称为复发性自然流产。常见原因为胚胎染色体异常、免疫因素异常、甲状腺功能低下、子宫畸形或发育不良、宫腔粘连、宫颈内口松弛等。每次流产常发生在同一妊娠月份，其临床过程与一般流产相同。宫颈内口松弛者，常在妊娠中期无任何症状而发生宫颈口扩张，继而羊膜囊突向宫颈口，一旦胎膜破裂，胎儿迅即娩出。

（3）流产合并感染：多见于阴道流血时间较长的流产产妇，也常发生在不全流产或不洁流产时。临床表现为下腹痛及阴道有恶臭分泌物，双合诊检查有宫颈摇摆痛。严重时引起盆腔腹膜炎、败血症及感染性休克，常为厌氧菌及需氧菌混合感染。

4.辅助检查

（1）B超检查：测定妊娠囊的大小、形态及胎儿心管搏动，并可辅助诊断流产类型。若妊娠囊形态异常，提示妊娠预后不良。宫腔和附件检查有助于稽留流产、不全流产及异位妊娠的鉴别诊断。

（2）妊娠试验：连续测定血 β-HCG 的动态变化，有助于妊娠的诊断及预后判断。妊娠 6～8 周时，血 β-HCG 以每天 66％的速度增加，若血 β-HCG 每 48 小时增加不到 66％，则提示妊娠预后不良。

（3）其他检查：血常规检查判断出血程度，白细胞和红细胞沉降率检查可判断有无感染存在。孕激素、HPL 的连续测定有益于判断妊娠预后。习惯性流产产妇可行妊娠物以及夫妇双方的染色体检查。

5.治疗

确诊流产后，应根据自然流产的不同类型进行相应的处理。

（1）先兆流产：①卧床休息，禁止性生活；②减少刺激；③必要时给予对胎儿危害小的镇静药物；④黄体酮功能不足的产妇，每天肌内注射黄体酮治疗；⑤注意及时进行 B 超检查，了解胚胎发育情况，避免盲目保胎。

（2）难免流产：一经确诊，应尽早使胚胎及胎盘组织完全排出，以防出血和感染。

（3）不全流产：一经确诊，应及时行刮宫术或钳刮术，以清除宫腔内残留组织。出血多有休克者，应同时输血、输液，出血时间长者，应给予抗生素预防感染。

（4）完全流产：如无感染征象，一般不需要特殊处理。

（5）稽留流产：应及时促使胎儿和胎盘排出，以防稽留日久发生凝血功能障碍，导致弥散性血管内凝血造成严重出血。处理前应做凝血功能检查。

（6）习惯性流产：以预防为主，有习惯性流产史的妇女在受孕前应进行必要的检查，包括卵巢功能检查、夫妇双方染色体检查、血型鉴定、丈夫的精液检查以及生殖道的详细检查。查出原因，若能治疗者，应于怀孕前治疗。

（7）流产感染：积极控制感染，待感染控制后，再行刮宫。

6.护理评估

(1)病史评估:停经、阴道流血和腹痛是流产孕妇的主要症状。应详细询问产妇停经史、早孕反应情况;还应了解既往有无流产史,在妊娠期间有无全身性疾病、生殖器官疾病、内分泌功能失调及有无接触有害物质等以判断发生流产原因。

(2)身心状况评估。

1)症状:评估阴道出血的量与持续时间;评估有无腹痛,腹痛的部位、性质及程度;了解阴道有无排液,阴道排液的色、量、气味及有无妊娠产物的排出。

2)体征:全面评估孕妇的各项生命体征,判断流产类型,注意与贫血及感染相关的征象。孕妇可因失血过多出现休克或因出血时间过长、宫腔内有残留组织而发生感染。

3)心理—社会评估:孕妇因阴道出血而出现焦虑和恐惧心理,同时因担心胎儿的健康,可能会表现出伤心、郁闷、烦躁不安等情绪。尤其多年不孕或习惯性流产的孕妇,为能否继续妊娠而焦虑、悲伤。

7.护理措施

(1)一般护理。①卧床休息,禁止性生活。②饮食以高热量、高蛋白、高维生素的清淡饮食为宜。多吃新鲜蔬菜、水果,保持大便通畅。③先兆流产者,禁用肥皂水灌肠;行阴道检查操作时应轻柔,以减少刺激。④做好各种生活护理。

(2)病情观察。①观察阴道排出物情况:观察阴道出血量及性质,观察有无不凝血现象,观察腹痛和子宫收缩情况,检查阴道有无流液或胚胎组织流出,如有胚胎组织,要仔细查看胎囊是否完整,必要时送病理检查。②预防休克:测量体温、脉搏、呼吸、血压。观察意识和尿量,如有休克征象应立即建立静脉通道,做好输液、输血准备。③预防感染:应监测患者的体温、血象,观察阴道流血及阴道分泌物的性质、颜色、气味等,严格执行无菌操作规程。保持会阴清洁,有阴道出血者,行会阴冲洗每天 2 次。必要时遵医嘱使用抗生素。

(3)用药护理。①用药目的:黄体酮为维持妊娠所必需的孕激素,能够抑制宫缩。②用药方法:对于黄体功能不足的产妇遵医嘱给予黄体酮,10～20mg 每天或隔日肌内注射。③用药注意事项:可有头晕、头痛、恶心、抑郁、乳房胀痛等。

(4)心理护理:为患者提供精神上的支持和心理疏导是非常重要的措施。产妇由于失去胎儿,会出现伤心、悲哀等情绪反应。护士应给予同情和理解,帮助产妇及家属接受现实,顺利度过悲伤期,以良好的心态面对下一次妊娠,并建议患者做相关的检查,尽可能查明流产的原因,以便在下次妊娠前或妊娠时及时采取处理措施。

(5)健康教育。①活动指导:早期流产后需休息 2 周,可做一些轻微活动,避免重体力劳动。②病情观察指导:如出现腹痛剧烈,阴道出血多、时间长或阴道出血带有异味应及时就诊。③饮食卫生指导:嘱产妇进食软、热、易消化、高蛋白质食品,注意补充维生素 B、维生素 E、维生素 C 等;保持外阴清洁,1 个月内禁止盆浴及性生活。④心理支持:护士在给予患者同情和理解的同时,还应做好疾病知识的健康教育,与产妇家属共同讨论此次流产可能的原因,并向他们讲解流产的相关知识,为再次妊娠做好准备。⑤出院指导:a.做好出院手续办理。b.复诊指导:嘱产妇流产 1 个月后来院复查,如有异常情况,随时复诊。c.有习惯性流产史的产妇,在下一次妊娠确诊后应卧床休息,加强营养,补充维生素,定期门诊检查孕激素水平。

(二)前置胎盘

前置胎盘为胎盘附着部位异常的病变。妊娠时,胎盘正常附着于子宫体部的前壁、后壁或侧壁。孕 28 周后胎盘附着于子宫下段,甚至胎盘下缘达到或覆盖宫颈内口处,其位置低于胎儿先露部,称为前置胎盘。前置胎盘可致妊娠晚期大量出血而危及母儿生命,是妊娠期的严重并发症之一。

1.病因及发病机制

(1)子宫内膜损伤或病变:多次刮宫、多次分娩、产褥感染、子宫瘢痕等可损伤子宫内膜,或引起子宫内膜炎症、子宫萎缩性病变,造成再次受孕时子宫蜕膜血管形成不良、供血不足。为摄取足够营养,胎盘面积增大,伸展到子宫下段。前置胎盘产妇中 85%～90% 为经产妇。前次剖宫产手术瘢痕可妨碍胎盘于妊娠晚期时向上迁移,从而增加前置胎盘的发生。瘢痕子宫妊娠前置胎盘的发生率较无瘢痕子宫妊娠高 5 倍。

(2)胎盘异常:多胎妊娠时,胎盘面积较大而延伸至子宫下段,其前置胎盘的发生率较单胎妊娠高一倍。副胎盘也可到达子宫下段或覆盖宫颈内口;膜状胎盘大而薄,可扩展至子宫下段,均可发生前置胎盘。

(3)受精卵滋养层发育迟缓:受精卵到达宫腔时,滋养层尚未发育到能着床的阶段,继续下移,着床于子宫下段而形成前置胎盘。

2.临床分类

前置胎盘的分类可随妊娠的继续、产程的进展而发生变化。临产前的完全性前置胎盘可因临产后宫颈口扩张而变为部分性前置胎盘。故诊断时期不同,分类也不同,目前均以处理前最后一次检查来确定其分类。

(1)完全性前置胎盘:又称为中央性前置胎盘,胎盘组织覆盖整个宫颈内口。

(2)部分性前置胎盘:胎盘组织覆盖部分宫颈内口。

(3)边缘性前置胎盘:胎盘下缘附着于子宫下段,但未覆盖宫颈内口。胎盘下缘与宫颈内口的关系可随子宫下段的逐渐伸展、宫颈管的逐渐消失、宫颈口逐渐扩张而改变。

(4)胎盘低置:胎盘附着于子宫下段,边缘距宫颈内口的距离<20mm(国际上尚未统一,多数定义为距离<20mm),此距离对临床分娩方式的选择有指导意义。

将胎盘边缘距宫颈内口的距离＜20mm、而未达到宫颈内口时定义为边缘性前置胎盘。由于低置胎盘可导致临床上的胎位异常、产前产后出血,对母儿造成危害,临床应予以重视。

3.临床表现

前置胎盘临床表现的特点为妊娠晚期无痛性阴道流血,可伴有因出血多所致的症状。

(1)无痛性阴道流血:妊娠晚期或临产时,突发性、无诱因、无痛性阴道流血是前置胎盘的典型症状。妊娠晚期子宫峡部逐渐拉长形成子宫下段,而临产后的宫缩又使宫颈管消失成为软产道的一部分,但附着于子宫下段及宫颈内口的胎盘不能相应的伸展,与其附着处错位而发生剥离,致血窦破裂而出血。初次出血量一般不多,偶有初次即发生致命性大出血。随着子宫下段的逐渐拉长,可反复出血。前置胎盘出血时间、出血频率、出血量多少与前置胎盘类型有关。完全性前置胎盘初次出血时间较早,多发生在妊娠 28 周左右,出血频繁,出血量较多;边缘性前置胎盘初次出血时间较晚,往往发生在妊娠末期或临产后,出血量较少;部分性前置胎盘的初次出血时间及出血量介于以上两者之间。部分性及边缘性前置胎盘产妇胎膜破裂后,若胎先露部很快下降,压迫胎盘可使出血减少或停止。

(2)贫血:反复出血可致孕妇贫血,其程度与阴道流血量及流血持续时间成正比。有时,一次大量出血可致孕妇休克、胎儿窘迫甚至死亡,有时少量的、持续的阴道流血也可导致严重后果。

(3)胎位异常:常见胎头高浮,约 1/3 产妇出现胎位异常,其中以臀先露为多见。

4.辅助检查

(1)B超检查:可清楚显示子宫壁、宫颈及胎盘的关系,为目前诊断前置胎盘最有效的方法,准确率在 95％以上。超声诊断前置胎盘还要考虑孕龄。中期妊娠时胎盘约占据宫壁一半面积,邻近或覆盖宫颈内口的机会较多,故有半数胎盘位置较低。晚期妊娠后,子宫下段形成并向上扩展成宫腔的一部分,大部分原附着在子宫下段的胎盘可随之上移而成为正常位置胎盘。附着于子宫后壁的前置胎盘容易漏诊,可能因胎先露遮挡或腹部超声探测深度不够。经阴道彩色多普勒检查可以减少漏诊,而且安全、准确。

(2)磁共振检查(MRI):可用于确诊前置胎盘,国内已逐渐开展应用。

(3)产后检查胎盘和胎膜:产后应仔细检查胎盘胎儿面边缘有无血管断裂,有无副胎盘。胎盘边缘见陈旧性紫黑色血块附着处即为胎盘前置部分;胎膜破口距胎盘边缘在 7cm 以内则为边缘性或部分性前置胎盘。

5.诊断

(1)病史:妊娠晚期或临产后突发无痛性阴道流血,应考虑前置胎盘;但也有许多前置胎盘无产前出血,通过超声检查才能获得诊断。注意询问有无多次刮宫或多次分娩史。

(2)体征:反复出血者可有贫血貌,严重时出现面色苍白、四肢发冷、脉搏细弱、血压下降等休克表现。

1)腹部体征:子宫大小与停经月份相符,子宫无压痛,一旦可扪及阵发性宫缩,间歇期能完全放松。可有胎头高浮、臀先露或胎头跨耻征阳性。出血多时可出现胎心异常,甚至胎心消失;胎盘附着子宫前壁时可在耻骨联合上方闻及胎盘血流杂音。

2)宫颈局部变化:一般不做阴道检查,如果反复阴道出血,怀疑宫颈阴道疾病,需明确诊断,则在备血、输液、输血或可立即手术的条件下进行阴道窥诊。严格消毒外阴后,用阴道窥器观察阴道壁有无静脉曲张、宫颈糜烂或息肉等病变引起的出血。一般不做阴道指检,以防附着于宫颈内口处的胎盘剥离而发生大出血。如发现宫颈口已经扩张,估计短时间可经阴道分娩者,可行阴道检查。

6.治疗

(1)期待疗法:适用于胎龄<34周,胎儿体重<2000g、胎儿存活、阴道流血量不多无须紧急分娩者。

1)一般处理:取侧卧位,绝对卧床休息。密切观察阴道流血量;胎儿电子监护仪监测胎儿宫内情况;每天间断吸氧。

2)药物治疗:必要时给予镇静剂、补充铁剂、广谱抗生素。若胎龄<34周,注意应用促肺成熟药物。

(2)终止妊娠:对于入院时出血性休克者,或期待疗法中发生大出血或出血量虽少,但妊娠已近足月或已临产者,应采取积极措施选择最佳方式终止妊娠。其中剖宫产术能迅速结束分娩,既能提高胎儿存活率又能迅速减少或制止出血,是处理前置胎盘的主要手段。阴道分娩适用于边缘性前置胎盘、胎先露为头位、临产后产程进展顺利并估计能在短时间内结束分娩者。

7.护理评估

(1)病史评估:①询问产妇孕期一般情况,病因、诱因、临床表现及其特点;②评估产妇目前的临床症状、实验室检查结果,用药种类、剂量及用法,有无明确药物过敏史。

(2)身心状况:产妇的一般情况与出血量的多少密切相关。大量出血时可出现面色苍白、脉搏细弱、血压下降等休克症状。产妇及其家属可因突然阴道出血而感到恐惧或焦虑,既担心孕妇的健康,又担心胎儿的安危,导致恐惧紧张、手足无措等情绪。

(3)产科检查:子宫软、无压痛、大小与妊娠周数相符,胎先露部高浮,胎心音可正常,也可因孕妇失血过多致胎心音异常或消失。前置胎盘位于子宫下段前壁时,可于耻骨联合上方听到胎盘血管杂音。临产后,宫缩为阵发性,间歇期子宫肌肉可以完全放松。

8.护理措施

(1)一般护理。①保持病室安静,指导孕妇注意个人卫生,勤换内衣裤。②休息:左侧卧位,绝对卧床休息,间断吸氧,每天 2～3 次,每次 20～30 分钟。减少腹部刺激,避免诱发宫缩的活动。③加强生活护理:协助完成日常生活,满足孕妇基本需求。

(2)病情观察。①观察生命体征:观察体温、脉搏、血压及呼吸变化,如有异常及时通知医生。②观察阴道出血情况,严格记录出血量。禁止阴道检查、肛门检查和灌肠。在期待治疗过程中,常伴发早产。对于有早产风险的孕妇可酌情给予宫缩抑制剂,防止因宫缩引起的进一步出血,赢得促胎肺成熟的时间。在使用宫缩抑制剂的过程中,仍有阴道大量出血的风险,应做好随时剖宫产手术的准备。③阴道有活动出血或一次性出血多时,应做好应急抢救准备。④观察宫缩情况及强度,听胎心或行胎心监护了解胎儿宫内情况。⑤观察有无休克征象,一旦发生失血性休克,立即取平卧或头低位,给予氧气吸入,同时注意保暖,建立静脉通道,完善化验、配血,遵医嘱给予静脉补液。积极做好术前准备及抢救新生儿准备。⑥观察有无感染征象,必要时遵医嘱给予抗生素预防感染。

(3)用药护理。①镇静药的应用:常用苯巴比妥、地西泮,主要是对中枢产生抑制作用,起到镇静安胎的作用,注意头晕、乏力等用药反应,预防跌倒。②抑制宫缩药物的应用:常用硫酸镁、盐酸利托君等。主要是抑制子宫收缩,起到保胎的作用。③止血药的应用:常用维生素 K_1、酚磺乙胺等。

(4)专科指导。①绝对卧床休息,血止后方可轻微活动。②禁止性生活、阴道检查及肛查;密切观察阴道出血量。③胎儿电子监护仪监护胎儿宫内情况,包括心率、胎动计数等。

(5)并发症的护理观察。主要是对贫血的护理,除口服补血药物、输血等措施外,需加强饮食指导,建议孕妇多食用高蛋白质及含铁丰富的食物。

(6)心理护理。多与孕妇及家属交流,做好健康教育工作,增加孕妇的信任感、安全感。根据孕妇爱好,选择听轻音乐、看书、看电视等活动分散注意力,提供积极的心理支持。

(7)健康教育。①向孕妇及家属解释前置胎盘发生的原因及诊疗护理措施,取得孕妇及家属的理解与支持。②饮食指导:进食高蛋白、高维生素、易消化食物。增加粗纤维食物,防止便秘。③环境指导:保持环境舒适,保持心情舒畅。④休息与活动指导:宜左侧卧位,保证休息。⑤自我监护指导:向孕妇讲解前置胎盘的出血特点,教会孕妇自数胎动的方法,告诉孕妇如出现阴道流血、胎动异常、规律宫缩、阴道流水等情况应立即告知医务人员。⑥告知孕妇,若妊娠期出血,无论出血多少均应及时就医,避免延误病情。

(三)羊水量异常

1.羊水过多

妊娠期间羊水量超过 2000mL,称为羊水过多。羊水过多时羊水外观、性状与正常者并无差异。

(1)病因。①胎儿畸形:羊水过多的孕妇中约 25% 合并有胎儿畸形,以中枢神经系统和消化系统畸形最为常见。中枢神经系统畸形多见于无脑儿、脊柱裂等;消化系统畸形以食管及十二指肠闭锁最常见。②多胎妊娠及巨大儿:多胎妊娠羊水过多的发生率为单胎妊娠的 10 倍,以单卵双胎居多。巨大儿也容易合并羊水过多。③胎盘、脐带病变:巨大胎盘、胎盘绒毛血管、脐带帆状附着也能导致羊水过多。④孕妇患病:糖尿病、母儿血型不合、妊娠期高血压疾病等。孕妇妊娠期患糖尿病时胎儿血糖也增高,胎儿多尿而排入羊水中。母儿血型不合时,胎盘水肿增重,绒毛水肿影响液体交换而导致羊水过多。⑤特发性羊水过多:约有 30% 的羊水过多原因不明。

(2)临床表现及分类。羊水过多时,因子宫过度膨大,孕妇可出现压迫症状及并发症。羊水量在数日内急剧增多,称为急性羊水过多;羊水量在较长时期内缓慢增多,称为慢性羊水过多。

(3)治疗要点。羊水过多合并胎儿畸形者,一旦确诊,应及时终止妊娠;羊水过多无胎儿畸形者,应控制羊水量,行羊膜腔穿刺减压缓解症状,延长妊娠周数。

(4)护理评估。①健康史:应详细询问孕妇有无糖尿病、妊娠期高血压疾病、重度贫血、多胎妊娠及母儿血型不合等病史。②身体状况。a.急性羊水过多:急性羊水过多较少见,多发生在妊娠 20~24 周。由于羊水急速增多,数日内子宫急剧增大,出现压迫症状。因膈肌上升引起心悸、气促、呼吸困难,甚至发绀。腹壁皮肤因张力过大感到疼痛,严重者皮肤变薄,皮下静脉清晰可见。孕妇进食减少,发生便秘。巨大的子宫压迫下腔静脉,影响静脉回流,出现下肢、外阴部水肿及静脉曲张,孕妇行走不便,不能平卧,表情痛苦。b.慢性羊水过多:慢性羊水过多较多见,多数发生在妊娠晚期。数周内羊水缓慢增多,多数孕妇无自觉不适,仅在产前检查时,见腹部膨隆,测量宫高及腹围大于同期孕妇,妊娠图宫高曲线超出正常百分位数,腹壁皮肤发亮、变薄,触诊时感到皮肤张力大,有液体震颤感,胎方位不清,有时扪及胎儿部分有浮沉胎动感,胎心音遥远或听不清。c.心理—社会状况:羊水过多常与胎儿畸形或母体疾病有关,故孕妇及家属对此较紧张,表现出对未知妊娠结局的担忧等。③辅助检查。a.B超检查:B超检查是羊水过多的重要辅助检查方法。单一最大羊水垂直深度(AFV)大于 7cm 考虑为羊水过多;羊水指数(AFI)大于 18cm 为羊水过多。b.羊膜囊造影:了解胎儿有无消化道畸形或体表畸形。c.甲胎蛋白(AFP)的检测:神经管缺损胎儿畸形易合并羊水过多,羊水甲胎蛋白平均值超过同期正常妊娠平均值 3 个标准差以上,母血清甲胎蛋白平均值超过同期正常妊娠平均值 2 个标准差以上,有助于临床的诊断。

(5)护理诊断/合作性问题。

1)舒适度改变:与羊水过多引起压迫症状有关。

2)焦虑:与担心胎儿畸形及胎儿安危有关。

(6)护理措施。

1)一般护理:嘱孕妇卧床休息,取左侧卧位,压迫症状明显者可取半卧位,减少下床活动,防止胎膜早破;进食低盐饮食,多食蔬菜、水果,保持大便通畅。

2)病情观察:观察生命体征,定期测量宫高、腹围及体重。及时发现并发症;观察胎心率变化、胎动及宫缩,及时发现胎儿窘迫及早产征象;破膜后及时观察羊水性状及流速,及时发现有无脐带脱垂征象。

3)治疗配合:配合医生行羊膜腔穿刺减压术,B 超定位穿刺点,也可在 B 超监测下进行,以 15~18 号腰椎穿刺针经腹羊膜腔穿刺放羊水,其速度不宜过快,每小时 500mL,一次放羊水量不超过 1500mL,以缓解孕妇症状。放羊水时应从腹部固定胎儿为纵产式,放羊水后腹部放置沙袋或加腹带包扎。严密观察宫缩,重视患者的症状,监测胎心率。严格消毒,防止感染。

4)心理护理:羊水过多常伴有胎儿畸形或早产,对孕妇及家属情绪的影响较大,甚至导致不良的情绪反应。护士应耐心解答孕妇及家属提出的问题,讲解疾病相关知识,陪伴并关心他们,给予心理疏导及精神支持,使其积极配合治疗。

5)健康教育:加强产前检查,及早发现导致羊水过多的可能因素,给予及时干预,必要时进行遗传咨询及相关筛查。产妇出院后应加强营养,注意休息,观察宫缩及恶露情况。

2.羊水过少

妊娠足月时羊水量少于 300mL 者,称为羊水过少。羊水过少严重影响围生儿预后,羊水少于 50mL,围生儿死亡率高达 88%,应高度重视。

(1)病因。①胎儿畸形:胎儿畸形以泌尿系统畸形为主,如胎儿先天肾缺如、肾发育不全、输尿管或尿道狭窄、梗阻所致的尿少或无尿。②胎盘功能异常:过期妊娠、胎儿生长受限、妊娠期高血压疾病均可导致胎盘功能的异常,胎儿脱水、子宫内慢性缺氧引起胎儿血液循环重新分配,保障脑和心的血供,而肾血流量下降,胎儿尿的生成减少致羊水过少。③羊膜病变:有学者认为,某些原因不明的羊水过少可能与羊膜本身病变有关。④母亲因素:孕妇脱水、服用某些药物(如利尿剂等)可引起羊水过少。

（2）临床表现。羊水过少的临床症状多不典型。孕妇于胎动时感腹痛。

（3）治疗要点。羊水过少合并胎儿畸形时应及时终止妊娠，未合并胎儿畸形，可行羊膜腔内灌注法，保守期待治疗。

（4）护理评估。①健康史：应详细核实妊娠是否过期，有无应用脱水剂等药物史，以及胎盘功能监测情况等。②身体状况。a.临床表现：孕妇于胎动时感腹痛，检查见腹围、子宫高小于同期正常妊娠孕妇，子宫敏感性高，轻微刺激即可引发宫缩。临产后阵痛剧烈，宫缩多不协调，子宫口扩张缓慢，产程延长。胎儿臀先露多见。羊水过少，胎儿可发生肺发育不全、胎儿生长受限、胎儿窘迫及新生儿窒息。b.心理—社会状况：孕妇及家属对羊水过少十分紧张，担心胎儿可能畸形，还会表现出对未来妊娠的担忧，表现出焦虑、紧张等不良情绪反应。③辅助检查。a.B超检查：单一最大羊水垂直深度（AFV）不大于 2cm 为羊水过少；单一最大羊水垂直深度不大于 1cm 为严重羊水过少。羊水指数（AFI）不大于 8.0cm 可作为诊断羊水过少的临界值；以羊水指数不大于 5.0cm 作为诊断羊水过少的绝对值，同时还可发现胎儿畸形。b.羊水直接测量：破膜时羊水少于 300mL 即可诊断为羊水过少。多见羊水呈黏稠、浑浊、黯绿色。直接测量法的缺点是不能早期发现。c.胎儿电子监护仪检测：子宫收缩时可以出现胎心率的晚期减速，结合以上结果可诊断为羊水过少。

（5）护理诊断/合作性问题。

1）舒适度改变：与羊水过少导致胎动时宫缩和临产后阵痛加剧等症状有关。

2）焦虑：与担心胎儿畸形及胎儿安危有关。

（6）护理措施。

1）一般护理。指导孕妇自计胎动的方法，及时发现胎儿窘迫征象；加强妊娠期保健，注意营养，合理用药。

2）病情观察。观察生命体征，定期测量宫高、腹围及体重；观察胎心率变化、胎动及宫缩。破水后，及时测量羊水量，观察羊水性状，连续监测胎心率变化及产程进展。

3）治疗配合。①羊水过少伴胎儿窘迫或胎儿畸形：羊水过少伴胎儿窘迫或胎儿畸形应及时终止妊娠，做好剖宫产术术前准备或阴道手术助产的护理配合，尤其是新生儿抢救及复苏的准备工作。②妊娠未足月且无胎儿畸形：可行增加羊水量期待治疗，经羊膜腔灌注液体解除脐带受压，提高围生儿成活率。具体方法：常规腹部消毒，在 B 超引导下行羊膜腔穿刺，以每分钟 10～15mL 的速度输入 37℃生理盐水 200～300mL。直至胎心率变异减速消失，或羊水指数达到 8cm。同时应选用宫缩抑制剂预防早产发生，应注意严格无菌操作。

4)心理护理:羊水过少伴有胎儿畸形或导致胎儿窘迫,孕妇及家属常会表现出紧张、焦虑的心理状况,护士应关注其心理变化,解答相关疑问,以缓解其紧张情绪,使孕妇积极配合治疗,对于胎儿不良后果能平静对待,顺利度过分娩期。

5)健康教育:羊水过少是胎儿危险的重要信号,可致围生儿发病率和死亡率明显增高。应加强产前检查,应早发现、早诊断、早处理。

二、妊娠合并症的护理

(一)妊娠合并心脏病

妊娠合并心脏病(包括妊娠前已患有的心脏病、妊娠后发现或发生的心脏病)是妇女在围生期一种严重的妊娠合并症。妊娠期、分娩期(尤其 32~34 周)及产褥期(尤其分娩后 72 小时内,特别是 24 小时内),特别是 24 小时内)均可加重心脏疾病孕产妇的心脏负担而诱发心力衰竭,是孕产妇死亡的重要原因之一,高居我国孕产妇死亡的第 2 位,非直接产科死因的首位。

1.临床表现

(1)孕妇可出现发绀、呼吸困难、颈静脉怒张、肝脾肿大、双下肢水肿、腹水、贫血、心脏扩大、心脏杂音等。

(2)胎心和胎动异常、胎儿生长发育受限及早产等。

(3)早期心力衰竭表现:①轻微活动后感胸闷、心悸、气短;②休息时每分钟心率>110 次,每分钟呼吸>20 次;③夜间常因胸闷,需坐起呼吸或到窗口呼吸新鲜空气;④肺底部少量持续性湿啰音,咳嗽后不消失。

2.评估和观察要点

(1)评估要点。①健康史:了解心脏病病史、疾病种类和程度、诊疗经过;有无心力衰竭发作史及发作时有无诱因。②身心状况:评估劳累后有无心悸、气急、发绀及能否平卧,能否胜任家务劳动或工作。a.妊娠期:评估孕妇宫高、腹围及体重增长情况;胎儿宫内情况,胎心、胎动计数。b.分娩期:评估产妇宫缩、产程进展;胎心率及变异;产后出血高危因素,有无心悸、胸闷表现;精神状态。c.产褥期:评估产后出血和感染征象;活动耐受能力早期心力衰竭的表现。

(2)观察要点。①妊娠期:观察孕妇的宫高、腹围及体重增长与停经月份是否相符,呼吸、心率、血压、发绀、水肿及体重等情况;胎儿宫内情况,胎心、胎动变化。②分娩期:观察产妇生命体征变化,胎心、宫缩及产程进展情况;有无心力衰竭早期表现。③产褥期:观察产妇生命体征变化,特别是产后 72 小时内有无心力衰竭早期表现,子宫收缩及产后出血情况,血常规及恶露情况等。

3.护理措施

(1)妊娠期护理。①嘱孕妇遵医嘱严格定期产检,自早孕开始检查,妊娠 20 周前,每2周产检1次,妊娠20周后,尤其32周后,每周检查1次,根据病情变化及时调整检查时间。②嘱孕妇避免情绪激动和劳累,保证充足休息和睡眠。③指导孕妇限制钠盐摄入,每天不超过4~5g,预防水肿。给予高蛋白、低脂肪、高维生素饮食,少量多餐,避免过饱。多食水果和蔬菜,防止便秘而加重心脏负担诱发心力衰竭。孕20周后多食含铁丰富的食物。④指导孕妇做好体重管理,遵医嘱监测体重。⑤住院护理:a.卧床休息,保持环境安静、舒适,减少探视,做好必要的生活护理。b.遵医嘱给予吸氧(鼻导管吸氧或面罩吸氧)。c.输液治疗时,严格控制输液量及速度。d.遵医嘱监测生命体征和体重,有异常及时报告医师。e.发生急性心力衰竭时,协助孕妇保持坐位,双下肢下垂,以减少回心血量;即刻给予高流量加压吸氧,6~8L/min;遵医嘱给药,并注意观察药效及有无不良反应。

(2)分娩期护理。①第一产程的护理:a.专人陪伴分娩;b.嘱产妇注意休息,保持体力,鼓励产妇半卧位,上身抬高30°为宜,避免长时间仰卧位,防止发生仰卧位低血压综合征;c.适时、间断吸氧;d.遵医嘱持续心电监护,监测生命体征;e.严密观察产程进展;f.必要时提供药物镇痛支持,减轻产妇疼痛,缓解其紧张情绪;g.遵医嘱及时给予抗生素,防止感染;h.产程中发现异常及时报告医师处理。②第二产程的护理:a.尽量缩短第二产程,宫口开全后避免产妇屏气用力;b.配合医师适时行阴道助产,尽早结束分娩,减少产妇体力消耗。③第三产程的护理:a.胎儿娩出后,遵医嘱使用镇静药,利于产妇安静休息;b.立即在腹部放置1~2kg沙袋,防止腹压骤降而诱发心力衰竭;c.预防产后出血,遵医嘱及时给予宫缩剂,禁用麦角新碱,胎盘娩出后按摩子宫;d.出血多者,及时通知医师并配合医师处理,遵医嘱控制输液或输血速度。

(3)产褥期护理。①分娩后在产房观察2小时,遵医嘱监测生命体征、子宫收缩、阴道出血及病情,有异常及时报告医师处理,待病情平稳后遵医嘱送产妇回母婴同室。②产后72小时内,特别是产后24小时内仍是发生心力衰竭的危险时期,遵医嘱监测生命体征,注意有无心力衰竭早期征兆,出现气急、咳嗽,特别是夜间胸闷等症状,及时通知医师。③产后24小时内绝对卧床休息,可酌情进行翻身及双下肢活动,在心功能允许的条件下,鼓励产妇尽早下床活动,预防血栓的发生。保证充足的休息,必要时遵医嘱给予小剂量镇静药。④做好必要的生活护理,指导产妇合理饮食,预防便秘。⑤保持会阴部清洁干燥。⑥遵医嘱给予抗生素治疗,预防感染。⑦输液治疗注意控制输液速度。⑧鼓励心功能Ⅰ~Ⅱ级的产妇母乳喂养,避免过度劳累。Ⅲ级或以上不宜哺乳者及时回奶,回奶时不宜使用雌激素,以免加重水钠潴留。

(4)心理护理。鼓励家属陪伴,给予情感支持。提供疾病相关信息,减轻孕产妇紧张、焦虑及恐惧心理。

4.健康教育

(1)妊娠期健康教育。①指导孕妇识别心力衰竭早期征象及应对措施,如轻微活动即有胸闷、心悸、气短;夜间常因胸闷而坐起呼吸或需到窗口呼吸新鲜空气,即警惕为心力衰竭早期,需及时处理。②告知孕妇严格遵医嘱定期产检。③指导孕妇卧位休息时尽量采取左侧卧位或半卧位,以防增大且右旋的子宫压迫下腔静脉,并可减轻心脏负担。

(2)产褥期健康教育。①告知产妇保持会阴部清洁方法,预防感染。②鼓励产妇适度照顾新生儿,促进亲子关系的建立,满足产妇心理需求,减轻产后抑郁。③指导孕产妇合理饮食,进食低脂肪、高蛋白及富含维生素和矿物质饮食,多食蔬菜和水果;少量多餐,不宜进食过饱。④指导患者采取有效适宜的避孕措施。

(二)妊娠合并糖尿病

妊娠合并糖尿病包括两种情况:一种为孕前糖尿病的基础上合并妊娠,又称糖尿病合并妊娠;另一种为妊娠前糖代谢正常,妊娠期才出现的糖尿病,称为妊娠期糖尿病。

1.临床表现

妊娠期有"三多"症状,即多食、多饮、多尿。本次妊娠并发羊水过多或巨大胎儿者,应警惕合并糖尿病的可能,但大多数妊娠期糖尿病患者无明显的临床表现。

2.评估和观察要点

(1)评估要点。①健康史:询问孕妇有无糖尿病病史、糖尿病家族史、不良孕产史,如不明原因的流产、死胎及巨大儿等。②症状:有无反复发作的因外阴阴道假丝酵母菌感染而出现的皮肤瘙痒,尤其是外阴瘙痒。③病史:本次妊娠经过、诊治和用药情况。

(2)观察要点。观察孕妇血糖、体重、有无胎儿畸形及羊水情况;孕妇及其家属的情绪表现。

3.护理措施

(1)妊娠期护理。①告知孕妇遵医嘱定期产检,孕早期每周检查1次至第10周,孕中期每2周检查1次,孕32周后每周检查1次。特殊情况遵医嘱随时就诊检查。②指导孕妇遵医嘱按时、按量进餐,防止低血糖发生。③告知孕妇随身携带糖分高食物(如糖果、巧克力等),发生低血糖时立即进食。④指导孕妇适度运动,饭后30分钟进行散步,绝对卧床患者可遵医嘱做上肢举物运动。⑤遵医嘱合理用药。注射后观察药物不良反应、低血糖反应及注射部位皮肤情况,发现异常及时报告医师。⑥指导孕妇注意个人卫生和环境卫生,预防呼吸系统、泌尿系统、生殖系统及皮肤等感染。⑦指导孕妇自数胎动,发现异常及时就诊。

（2）分娩期护理。①监测生命体征及血糖，遵医嘱每小时监测血糖和尿酮体1次，发现异常及时报告医生。②遵医嘱准确使用胰岛素。③遵医嘱做好产妇饮食管理，协助产妇按时、按量进餐，防止低血糖发生。④监测胎心，发现异常及时报告医师。⑤观察宫缩及产程进展情况，产程不宜过长，以防增加酮症酸中毒、胎儿窘迫和感染的危险。⑥做好新生儿急救准备。

（3）产褥期护理。①观察产妇子宫收缩及阴道出血情况，发现异常及时报告医师。②遵医嘱监测产妇血糖，发现异常及时报告医师。③观察产妇有无低血糖表现，如出汗、脉搏快等。如有异常及时报告医师。④遵医嘱准确使用胰岛素，及时调整胰岛素用量和用药途径。⑤遵医嘱做好产妇饮食管理，叮嘱或协助产妇按时、按量进餐，防止低血糖发生。⑥外出检查时随身携带糖分高食物（如糖果、巧克力等），发生低血糖时立即进食。⑦指导产妇注意个人卫生，预防感染。⑧监测生命体征并注意观察切口及恶露情况，及早识别感染征象，发现异常及时报告医师。⑨鼓励母乳喂养。母乳喂养可减少胰岛素的应用，并降低后代发生糖尿病的风险。⑩告知产妇产后6～12周进行糖耐量检查。

（4）新生儿护理。①凡母亲是糖尿病的新生儿，均按高危儿护理，注意保暖。②新生儿出生后遵医嘱混合喂养，回室后即刻给予口服10%葡萄糖注射液5～10mL，预防低血糖发生。③遵医嘱监测新生儿血糖，发现异常及时报告医师。④观察是否新生儿呼吸窘迫综合征的发生。

（5）心理护理。与孕产妇充分沟通，使之参与治疗和护理过程。鼓励孕产妇说出自己的担心和顾虑，耐心给予解释，解除其担心和顾虑，减轻紧张、焦虑情绪。发生不良的分娩结局时，及时给予安慰，建议家属陪伴，减轻悲伤和痛苦。

4.健康教育

（1）疾病知识指导：讲解糖尿病的相关知识、治疗、护理及注意事项。告知定期自我监测血糖的方法，按时产检。

（2）血糖监测指导：血糖应控制在理想范围，妊娠期糖尿病孕妇血糖应控制在餐前及餐后2小时血糖值分别≤5.3mmol/L和6.7mmol/L；夜间血糖不低于3.3mmol/L。糖尿病合并妊娠的孕妇血糖控制应达到下述目标：妊娠期餐前、夜间血糖控制在3.3～5.6mmol/L，餐后峰值5.6～7.1mmol/L。

（3）运动指导：告知孕妇运动疗法的方法及注意事项，选择一种低至中等强度的有氧运动（又称耐力运动）。

（4）用药指导：讲解胰岛素使用的方法和注意事项。

（5）预防感染：指导孕产妇注意个人卫生。

（6）母乳喂养指导：母乳喂养易于产妇控制血糖和减少胰岛素的用药剂量，指导产妇掌握正确的母乳喂养方法。

（王林霞）

第七节 产褥期妇女的护理

一、正常分娩期护理

(一)先兆临产

分娩发动前,出现一些预示即将临产的症状,如不规律宫缩、胎儿下降感及阴道少量血性分泌物(俗称见红),称为先兆临产。

1.临床表现

(1)假临产:特点为宫缩持续时间短(<30秒)且不恒定,间歇时间长且不规律,宫缩强度不增加;宫缩时宫颈管不缩短,宫口不扩张;常在夜间出现,清晨消失;给予强镇静药物能抑制宫缩。

(2)胎儿下降感:孕妇自觉上腹部较前舒适,进食量较前增多,呼吸较前轻快,是胎先露部进入骨盆入口,使宫底位置下降而致。

(3)见红:大多数孕妇在临产前24～48小时,因宫颈内口附近的胎膜与该处的子宫壁剥离,毛细血管破裂有少量出血并与宫颈管内黏液栓相混,经阴道排出,称为见红,是分娩即将开始比较可靠的征象。

2.评估和观察要点

(1)评估要点:①孕妇孕周及孕期检查的情况;②评估孕妇宫缩的强度、持续时间及见红时间。

(2)观察要点:①观察产妇子宫收缩的强度、间歇时间、持续时间;②观察见红的颜色、量、气味。

3.护理措施

(1)教会孕妇识别先兆临产的临床表现。

(2)指导孕妇自我观察宫缩的方法。

(3)给予孕妇休息、饮食、运动指导,保持轻松愉快的精神状态。

(4)为孕妇提供安静舒适的待产环境,按时熄灯,规律作息。

(5)进行临产健康宣教,耐心解答孕妇提出的问题。

4.健康教育

(1)指导孕妇产前采取少量多餐的饮食方法,适当增加富含膳食纤维的食物摄入,以缓解便秘现象。

(2)定期产前检查,掌握先兆临产的观察,提前备好分娩用物。

(二)第一产程

1.相关概念

(1)第一产程:又称宫颈扩张期。临产开始直至宫口完全扩张即宫口开全(10cm)为第一产程。临产开始的标志为规律且逐渐增强的子宫收缩,持续约30秒,间歇5~6分钟,同时伴随进行性宫颈管消失、宫口扩张和胎先露部下降。用强镇静药物不能抑制宫缩。

(2)潜伏期:从临产至宫口扩张6cm。

(3)活跃期:从宫口扩张6cm至宫口开全。

(4)潜伏期延长:初产妇>20小时,经产妇>14小时。

(5)活跃期停滞:当破膜且宫口扩张≥6cm后,如宫缩正常,而宫口停止扩张≥4小时可诊断活跃期停滞;如宫缩欠佳,宫口停止扩张≥6小时可诊断为活跃期停滞。

2.临床表现

(1)规律宫缩:产程开始时,出现伴有疼痛的子宫收缩。开始时宫缩持续时间较短(约30秒)且弱,间歇时间较长(5~6分钟)。随着产程的进展,持续时间渐长(50~60秒)且强度不断增强,间歇时间渐短(2~3分钟)。当宫口近开全时,宫缩持续时间可长达1分钟或更长,间歇期仅1~2分钟。

(2)宫口扩张:当宫缩渐频繁并不断增强时,宫颈管逐渐缩短直至消失,宫口逐渐扩张。

(3)胎先露下降:胎先露下降程度是决定胎儿能否经阴道分娩的重要观察指标。

(4)胎膜破裂:正常破膜多发生于宫口近开全时。

3.评估和观察要点

(1)评估要点。①健康史:评估孕妇的一般情况,如年龄、身高、体重、营养状况等一般资料;是否定期产检,有无特殊情况;既往病史、生育史,了解本次妊娠情况、心理状况;超声等重要辅助检查的结果。②产程评估:a.评估宫缩强度、持续时间及间歇时间;b.评估胎心的频率及变异性;c.评估宫口扩张与胎先露下降的速度是否与产程进展相符;d.评估胎膜是否破裂,如已破膜,评估羊水的颜色、性状、量;e.评估疼痛的部位和程度,以及孕妇的心理状态。

(2)观察要点。①观察生命体征变化。②观察宫缩强度、持续时间与间歇时间,观察者将手掌放于孕妇腹壁的宫体近宫底处,宫缩时宫体部隆起变硬,间歇期松弛变软。③观察胎心的节律性、变异性。④观察宫口扩张与胎先露下降的速度和程度是否与产程进展相符,若宫口不能如期扩张,警惕头盆不称存在。⑤已破膜者观察羊水颜色、性状、量。

4.护理措施

(1)一般护理。①凡正式临产、胎膜早破、孕 41 周引产、母儿有合并症需终止妊娠的产妇均应送入产房。②产妇入产房后,助产士热情迎接,为产妇系好腕带,进行入院介绍,包括病房环境、准备用物、个人物品保管注意事项、陪住及探视制度,并介绍主管医生、主管护士、护士长。③为产妇提供舒适、安静、温馨、安全的分娩环境,鼓励家属陪伴,给产妇精神上的支持和安慰。④胎膜早破者,入产房时嘱产妇取平卧位,防止脐带脱垂,观察并记录羊水颜色和性质。检查完毕后,遵医嘱指导产妇下床活动。⑤测量体重、血压、体温、脉搏、呼吸,听胎心,检查宫缩情况。已有临产征兆者,应立即做阴道检查,了解产妇产程情况。⑥根据产妇病情,协助完善各种化验。⑦接诊急、危、重及有疑难并发症产妇时,及时通知医生,助产士要备好抢救物品,并做好抢救准备。⑧接诊未行规律产检、有传染性疾病或感染的产妇均应按传染病常规处理。安置在隔离单间,张贴相应隔离标识,做好相关危险因素监测、安全防护、消毒隔离和医疗废物处置工作。分娩后对产妇使用过的物品及房间进行终末消毒。⑨因阴道出血入院的产妇,需详细询问出血量,保留会阴垫和卫生用品,观察并记录阴道出血量及性质。必要时遵医嘱抬高床尾,观察子宫弛缓并记录。

(2)病情观察。①30 分钟听胎心 1 次,胎心若<110 次/分或>160 次/分,应立即给予吸氧、胎心监护,并通知医生,备好新生儿窒息复苏的药品及物品。②每 1~2 小时观察宫缩状况,包括宫缩持续时间、间歇时间及强度。③潜伏期每 4 小时进行阴道检查,活跃期每 2 小时行阴道检查,或视宫缩情况而定,经产妇可根据主诉随时检查,及时绘制产程图。④每 4 小时测量生命体征 1 次,有妊娠合并症的产妇遵医嘱测量生命体征。各种检查结果随时记录,如有异常及时通知医生。⑤胎膜破裂:无论是自然或人工破膜,均应立即听胎心,观察羊水性质和量,做全面记录。胎头高浮未衔接者,应嘱产妇卧床休息,避免脐带脱垂。破膜超过 12 小时未分娩者,遵医嘱使用抗生素。⑥注意产程异常情况,产程中出现以下情况,应及时报告上级医师:a.产妇生命体征异常或合并内、外科病症;b.产程延长或停滞。潜伏期超过 8 小时,活跃期超过 4 小时;c.胎儿窘迫征兆、羊水黄绿、胎心>160 次/分或<110 次/分、胎心监护有异常图形;d.怀疑胎位异常;e.阴道有异常出血;f.宫缩过强、过频或不协调,子宫有压痛,产妇烦躁不安。

(3)用药护理。

1)缩宫素。①药理作用:间接刺激子宫平滑肌收缩,模拟正常分娩的子宫收缩,导致宫颈扩张;小剂量可增强子宫的节律性收缩,大剂量能引起强直性收缩;刺激乳腺平滑肌收缩,有助于乳汁排出,但不增加乳汁分泌量。②适应证:主要用于引产、催产和各种原因引起的产后出血。③不良反应:偶有恶心、呕吐、心率加快或心律失常。④用法:一般行静脉滴注,5%乳酸钠林格液 500mL 中加入缩宫素 2.5 个单位,开始每分钟 8 滴,密切观察子宫收缩反应,每隔 10～20 分钟调整滴数,直至出现有效子宫收缩,即每 3 分钟 1 次,持续 30～45 秒,注意每分钟滴数不超过 40 滴。若仍无有效宫缩,可增加缩宫素浓度(5%乳酸钠林格液 500mL 中加入缩宫素 5 个单位),每分钟滴数仍不超过 40 滴。⑤注意事项:点滴前应全面询问病史和检查,排除阴道分娩禁忌证及子宫切开手术史(如剖宫产史、子宫肌瘤剥除术史等);点滴时必须有专人负责密切观察产妇的血压、脉搏、宫缩频率和持续时间及胎儿情况,如发现强直性宫缩,胎儿心率高于 160 次/分或低于 110 次/分,应立即减慢滴速,必要时停止滴入以免胎儿发生宫内窘迫或子宫破裂;当天引产不成功,第 2 天可重复或改用其他引产方法。

2)地诺前列酮栓(前列腺素 E_2)。①药理作用:前列腺素 E_2 是机体大多数组织中少量存在的天然形成的化合物,有局部激素的功能。前列腺素 E_2 在宫颈成熟的一系列复杂的生物化学和结构变化过程中发挥重要作用。②适应证:用于妊娠足月(从妊娠 38 周开始)时促宫颈成熟,其宫颈 Bishop 评分小于或等于 6 分,胎头先露,有引产指征且无母婴禁忌证。③不良反应:阴道给药期间或之后可出现胎心监护的改变和非特异性胎儿窘迫,有增强子宫收缩和致子宫高张收缩伴或不伴胎儿窘迫的可能性,如在使用催产素之前没有从阴道中取出,将会导致子宫过度刺激。偶有恶心、呕吐、腹泻症状。此外,还可有白细胞增加、体温轻度升高、头痛、眼花、心动过速、血压下降等。④用法:自冰箱冷冻室取出后,直接置入阴道,将栓剂横放在后穹窿深处,轻拉终止带,栓剂可被方便取出。⑤注意事项:在使用本品前,应对宫颈条件仔细加以评估,置入栓剂后,必须定时监测子宫收缩和胎儿情况,若有任何母婴并发症和不良反应的发生迹象,应将本品从阴道取出;对于既往有子宫张力过高、青光眼、哮喘病史的患者,应慎用;产妇如患有可以影响地诺前列酮代谢或排泄的疾病,如肺、肝或肾疾病,应禁用。

(4)专科指导。

1)分娩镇痛:分娩中可采取诸如分散注意力、拉玛泽减痛呼吸法、腰骶部按摩、导乐球等镇痛措施,也可根据产妇意愿提供药物镇痛。药物镇痛的护理要点如下。①符合药物镇痛的适应证,无椎管内麻醉的禁忌证如中枢神经系统疾患、穿刺部位皮肤感染、凝血功能障碍(血小板$<100\times10^9$/L)、低血容量休克、过度肥胖(体重$>$100kg)。②产妇自愿,并签订镇痛协议书。③结合产妇对分娩镇痛知识的了解程度,有针对性地给予讲解,使其树立信心。④无痛分娩前护士与麻醉医生共同核对产妇资料,并再次检查有无禁忌证。⑤准备好无痛分娩所需的药物、氧气、心电监护及胎心监护仪等,准备好抢救用物及药品。⑥无痛分娩前进行胎心监护,观察胎心有无异常。若胎心正常,协助麻醉医生做心电监测,即刻开放静脉。⑦麻醉前嘱产妇排空膀胱。⑧分娩镇痛操作过程中,协助麻醉医生摆好产妇体位,核对镇痛药物、固定硬膜外管,观察有无因交感神经阻滞而出现的低血压征象。⑨分娩镇痛结束后置产妇于半卧位,进行心电监护,观察心电图有无异常,如心电图正常,将产妇送回病房休息,并向产妇讲解无痛分娩后的注意事项。⑩教会产妇使用麻醉镇痛泵,若发现不良反应,及时通知麻醉医生。

2)导乐陪产:实施导乐陪伴分娩,增强产妇自然分娩的信心。尽量减少医疗干预,促进自然分娩。有关导乐陪产的要点如下。①导乐的功能:帮助产妇及其丈夫准备和实施分娩计划并在整个过程中陪伴在产妇身边,提供情感支持、生理帮助,有助于产妇做出良好决策,促进产妇及其丈夫与医务人员的联系交流。②导乐应具备的条件:有生育经历或接生经验的妇女;富有同情心、责任心和爱心;具有良好的心理素质,热情,勤奋;具有良好的人际交流技能,轻声细语,动作轻柔,给人以亲切感、信赖感;有支持和帮助产妇渡过难以忍受的痛苦过程能力;通过友好的态度、良好的服务,赢得产妇好感和信任,并能与产妇保持相当融洽的关系。③导乐的作用:导乐又称分娩支持专家、分娩教练等,在整个分娩过程中为产妇提供心理、生理、信息及适宜的技术支持;给予产妇心理疏导与情感支持,帮助产妇缓解或去除焦躁、紧张、恐惧等不良情绪,增强产妇自然分娩信心;导乐在关键时刻以客观态度去观察产程,以科学的方法去指导产妇,以和善的言行去鼓励产妇;指导产妇合理营养膳食,以保证产妇在整个产程中具有充沛的体力;对产妇家属进行指导,教会家属如何科学帮助产妇,让家属清楚认识自己的角色与作用,使产妇从家属方面获得亲情支持;导乐在旁时,丈夫及家属的压力减少了,可依赖导乐去帮助产妇做一切事情,帮助产妇及家属了解分娩过程进展情况,提供给产妇各种信息以便选择,帮助做出正确的决定;向产妇介绍生产过程,帮助产妇学会气息调节等分娩阶段的配合要领;采用适宜技术,有效降低产妇分娩疼痛,进而减轻产妇分娩痛苦;科学指导产妇采取合理体位,指导使用分娩球、分娩椅、助走车、扶栏、靠垫等,以利于产程进展;根据产妇个性化需求,提供一对一个性化全程陪产服务,让产妇愉快、安心、舒适地进行分娩。

3)自由体位分娩:产妇在产程中自由选择感觉舒适的体位,采取走、站、蹲、坐、半卧、侧卧等体位,避免单一的仰卧位分娩时的缺点,充分发挥产妇的内在能动性,对缩短产程、减少滞产、降低手术助产、减少产后出血、降低新生儿窒息发生率有积极作用。常用的体位如下。①卧:仰卧、左右侧卧、半卧等。②走:下床在待产室或附近走动。③立:站在床尾以床尾栏为支持扶手,臀部左右摇摆或背靠墙站着,双手扶在床尾栏。④坐:双手趴在靠背椅的软垫上坐着,可正坐,也可反坐。⑤跪:双脚分开跪在矮床软垫上,臀部翘高或臀部左右摇摆。⑥趴:双手抱棉被趴在软垫上。⑦蹲:双手扶床沿或扶椅子,两脚分开蹲在地上。

分娩早期让产妇取坐位或屈膝半卧位,以纠正胎儿倾斜姿势,可避免前顶骨先入盆。第一产程潜伏期在待产室内站立、行走、坐球、半卧位、侧卧位均可。活跃期指导待产妇采取坐球、坐位、直立行走、跪位、高坡侧卧位来加快产程进展。腰部疼痛明显和便意感较强的产妇可多采取跪位,从而缓解腰痛和尽可能不过早地运用腹压。

（5）心理护理:讲解产程的进展情况及子宫收缩引起的疼痛程度,并教会产妇进行正确减轻疼痛的方法,消除产妇的紧张心理,同时做好分娩知识的宣教。

（6）健康教育。①饮食:宫缩间歇期,鼓励产妇少量多次进食易消化的半流食,并注意摄入足够的水分。体液不足者遵医嘱给予静脉补液。②运动:鼓励产妇第一产程注意适度运动,采取自由舒适体位。③排泄:鼓励产妇每2～4小时排尿1次,避免膀胱充盈阻碍胎头下降。排尿困难者,必要时予以导尿。④清洁卫生:协助产妇更衣、更换床单等,保持清洁卫生,增强舒适感。

5.健康教育

（1）产程知识指导:向产妇介绍第一产程的相关知识,告知其可采用自由体位待产。

（2）指导产妇掌握应对产痛的自我帮助方法:指导和建议产妇使用非药物镇痛措施,如使用分娩球、助行车、自由体位、按摩等,助产士定时评估。

（3）生活指导:指导产妇在宫缩间歇期饮水、进半流食,补充体力消耗,使其了解自我放松、定时排尿的意义。

（三）第二产程

第二产程又称胎儿娩出期,从宫口开全至胎儿娩出止。初产妇需1～2小时;经产妇通常数分钟即可完成,一般不超过1小时。

1.临床表现

子宫收缩增强,胎儿下降及娩出。胎头于宫缩时露出于阴道口,露出部分不断增大,在宫缩间歇期,胎头又缩回阴道内,称为胎头拨露。当胎头双顶径越过骨盆出口,宫缩间歇时胎头也不再回缩,称为胎头着冠。

2.评估和观察要点

（1）评估要点。①健康史:评估产程进展情况和胎儿宫内情况,了解第一产程的经过及其处理。②评估子宫收缩情况:子宫收缩的持续时间、间歇时间、强度和胎心情况,询问产妇宫缩时有无便意感;评估会阴局部情况,结合胎儿大小,判断是否需要行会阴切开术。③评估产妇心理状态:产妇有无焦虑、急躁、恐惧心理,对正常分娩有无信心。

（2）观察要点。①观察宫缩时屏气用力胎头拨露和着冠情况。②观察宫缩及胎心率变化。

3.护理措施

(1)提供心理支持:第二产程期间陪伴产妇,并及时提供产程进展信息,给予安慰、支持和鼓励,缓解其紧张和恐惧,同时协助其饮水、擦汗等生活护理。

(2)观察产程进展:宫口开全后,若仍未破膜、影响胎头下降可行人工破膜。严密观察产程进展,若进展缓慢或停滞,应及时查找原因并通知医师,采取措施结束分娩。遵医嘱结合产妇情况实施新产程标准,未实施分娩镇痛的初产妇超过3小时,经产妇超过2小时为第二产程延长;实施硬膜外分娩镇痛的初产妇超过4小时,经产妇超过3小时为第二产程延长。

(3)指导产妇使用腹压:指导产妇自发性屏气用力,宫缩时如排便样向下屏气,增加腹压。宫缩间歇期,产妇呼气并放松,如此反复促进胎儿娩出。

(4)第二产程用力体位:采用半卧位接产,即宫缩时助产人员将产床背板抬高15°～30°,指导产妇两手握住产床两边扶手向上拉,两腿外展,双足踩在产床相应位置向下用力,接产时助产人员站在产妇足一侧(正位接产)适度保护会阴。

(5)接产准备:初产妇宫口开全、经产妇宫口扩张4cm且宫缩规律有力时,做好接产准备工作。协助产妇取半卧位于产床上,两腿屈曲分开,露出外阴部,臀下放一次性纸垫,冲洗外阴后取无菌巾铺于臀下,接产者准备接产。

(6)接产:评估产妇会阴情况,如会阴水肿、会阴过紧、缺乏弹性、耻骨弓过低、会阴体过短、过长、巨大儿等造成会阴严重撕裂时,实施侧切。①接产助产士适度保护会阴并协助胎头俯屈,使胎头以最小径线(枕下前囟径)在宫缩间歇时缓慢娩出,此为预防会阴撕裂的关键,产妇屏气必须与接产者配合。②巡回助产士做好巡台工作,记录分娩时间,胎儿娩出前肩后,巡台助产士及时给予宫缩剂。协助新生儿与母亲进行皮肤接触,观察新生儿表现,出现吸吮表现及时让新生儿早吸吮,做好与产妇的沟通工作。

4.健康教育

(1)知识指导:产妇掌握第二产程的相关知识,可正确使用腹压。在医护人员指导下配合自由体位分娩。

(2)母乳喂养指导:产妇了解"三早重要性",配合母婴皮肤接触,在助产士指导下完成早吸吮、早开奶。

(四)第三产程

第三产程又称胎盘娩出期,从胎儿娩出后至胎盘胎膜娩出,需5～15分钟,不应超过30分钟。

1.临床表现

胎盘剥离和排出方式有两种,胎儿面和母体面,多见胎儿面娩出(胎盘从中央开始剥离,而后向周围剥离,随后见少量阴道出血)。

2.评估和观察要点

(1)评估要点。①评估第一、第二产程的经过及其处理。②评估胎盘剥离征象。③评估产妇的情绪状态,对新生儿性别、健康及外形等是否满意,能否接受新生儿、有无进入母亲角色等。

(2)观察要点。①观察胎盘是否出现剥离征象:宫体变硬呈球形,宫底升高达脐上;阴道口外露的一段脐带自行延长;阴道有少量的出血;接产者用手掌尺侧在产妇耻骨联合上方轻压子宫下段,宫体上升而外露的脐带不再回缩。②观察子宫收缩及阴道出血情况。③检查软产道,注意有无宫颈裂伤、阴道裂伤及会阴裂伤。

3.护理措施

(1)协助娩出胎盘:确认胎盘已完全剥离,于宫缩时以左手握住宫底(拇指置于子宫前壁,其余4指放在子宫后壁)并按压,同时右手轻拉脐带,协助娩出胎盘。当胎盘娩出至阴道口时,接产者用双手捧住胎盘,向一个方向旋转并缓慢向外牵拉,协助胎盘胎膜完整剥离排出。若发现胎膜部分断裂,用血管钳夹住断裂上端的胎膜,再继续向原方向旋转,直至胎膜完全排出。仔细检查胎盘的母体面,确定没有胎盘组织遗留。胎盘胎膜排出后,按摩子宫刺激其收缩以减少出血,同时注意观察并测量出血量。

(2)检查胎盘、胎膜:将胎盘铺平,检查胎盘母体面胎盘小叶有无缺损。将胎盘提起,检查胎膜是否完整,胎儿面边缘有无血管断裂,及时发现副胎盘。有副胎盘、部分胎盘残留或大部分胎膜残留时,通知医师并在无菌操作下使用卵圆钳进入宫腔夹取出残留组织或刮宫。若手取胎盘困难,用大号刮匙清宫。若确认仅有少许胎膜残留,可给予子宫收缩剂待其自然排出。

(3)检查软产道:胎盘娩出后,应仔细检查会阴、小阴唇内侧、尿道口周围、阴道、阴道穹隆及宫颈有无裂伤。若有裂伤,应立即缝合。

(4)预防产后出血:若胎盘未完全剥离而出血≥200mL 时,或第三产程≥30 分钟胎盘仍未自行剥离时,应行人工剥离胎盘术。

4.健康教育

(1)知识指导:产妇掌握第三产程注意事项,可通过母婴皮肤接触分散注意力。

(2)母乳喂养指导:产妇可配合进行早接触、早吸吮、早开奶。

(3)安全指导:产妇了解母婴皮肤接触过程中的安全注意事项。

(五)分娩后 2 小时内护理

分娩后 2 小时又称第四产程,即产后观察。

1.评估和观察要点

(1)评估要点:①评估产妇分娩过程及处理;②评估产妇子宫收缩及阴道出血量,有无尿频或肛门坠胀等自觉症状;③评估产妇、新生儿生命体征及一般情况;

④评估新生儿吸吮情况。

（2）观察要点：①观察产妇有无面色苍白、出冷汗、头晕、心悸、烦躁不安等情况，并及时询问产妇的感受；②观察产妇子宫收缩、阴道出血量、膀胱充盈程度及会阴切口情况；③观察新生儿皮肤颜色、哭声、呼吸、吸吮力等。

2.护理措施

（1）胎盘娩出后立即测量血压、脉搏、呼吸，正常情况30分钟监测1次，异常时应严密监测并立即报告医师。妊娠期高血压疾病产妇，除严密监测生命体征外，还需观察其意识和尿量，完成出入量记录。

（2）每15分钟观察1次子宫收缩及阴道出血情况。对可能发生产后出血的高危产妇，如过度疲劳、多次宫腔操作史、凝血功能障碍、巨大儿或急产者，保持静脉管路通畅，充分做好输血和急救准备。

（3）观察伤口有无渗血、水肿等情况，并及时询问产妇自觉症状。嘱产妇尽量健侧卧位，减少恶露污染伤口的机会，保持伤口清洁。如产妇诉会阴及肛门部出现疼痛、坠胀不适感且逐渐加重时，要警惕阴道血肿的发生，及时行肛查或阴道检查。

（4）鼓励产妇尽早自行排尿，对于排尿困难的产妇，可给予湿热敷、滴水声诱导等方法诱导排尿，必要时通知医师并行导尿术。

（5）新生儿出生后尽早进行母婴肌肤接触，协助新生儿早吸吮。

（6）产妇分娩后应协助更换衣服及床单，垫好会阴垫，使其卧位舒适，并注意保暖。可让产妇进流食或清淡半流食，以利于产妇恢复体力，在做好生活护理的同时还要注意产妇的心理护理。

（7）加强新生儿保暖，观察面色，呼吸、心率、吸吮反射及脐带有无渗血等，及时发现异常情况。

3.健康教育

（1）产后指导：告知产妇产褥期饮食、休息与活动注意事项。产妇掌握自己观察子宫收缩和阴道出血方法，如发现子宫收缩欠佳或阴道出血量大于平时月经量及时告知医师或护士。

（2）伤口护理指导：告知伤口情况指导产妇正确卧位，保持会阴部清洁干燥，勤洗外阴和换卫生巾，勤换内衣裤，避免感染，并促进伤口愈合。

（3）安全指导：教会产妇如何观察新生儿及护理安全注意事项。

（4）其他：指导母乳喂养技巧，宣传母乳喂养好处，鼓励产妇树立信心，争取母乳喂养成功。

二、分娩期并发症护理

(一)产后出血

胎儿娩出后 24 小时内阴道流血量超过 500mL,称为产后出血,产后出血是分娩期严重的并发症。在我国,产后出血居产妇死亡原因的首位,其发生率占分娩总数的 2%～3%,其中 80% 以上发生在产后 2 小时内。短时间大量出血可发生失血性休克,休克时间过长可引起垂体缺血性坏死,继发腺垂体功能衰退,导致席汉综合征。

1.病因

(1)子宫收缩乏力:子宫收缩乏力(简称为宫缩乏力)是产后出血最常见的原因,常见的因素有如下。①全身因素:产妇精神过度紧张;产程延长导致产妇体力消耗过大;临产后过量使用麻醉剂、镇静剂或宫缩抑制剂;产妇合并有全身急、慢性疾病等均可引起宫缩乏力而发生产后出血。②局部因素:双胎、巨大儿、羊水过多等导致子宫过度膨胀;多产、子宫感染史等促使子宫肌纤维退行性变;妊娠期高血压疾病、重度贫血或子宫胎盘卒中导致子宫肌壁水肿或渗血;子宫发育不良、畸形,子宫肌瘤,产后尿潴留等影响子宫收缩均可引起宫缩乏力。

(2)软产道裂伤:软产道裂伤多见于初产妇,为产后出血的另一重要原因。常因急产、胎儿过大、会阴保护不当或手术助产不当,导致会阴、阴道、宫颈、子宫下段裂伤而出血。

(3)胎盘因素:胎盘因素包括胎盘剥离不全、胎盘剥离后滞留、胎盘嵌顿、胎盘粘连、胎盘植入、胎盘和(或)胎膜残留。

(4)凝血功能障碍:凝血功能障碍较少见,但后果非常严重,如血液病(血小板减少症、白血病、再生障碍性贫血等)、重症肝炎、死胎滞留太久、胎盘早剥、妊娠期高血压疾病的子痫前期和子痫期、羊水栓塞等,此类产后出血常为难以控制的大量出血。

2.临床表现

产后出血的主要临床表现为阴道流血过多,继发失血性休克及感染等相应症状和体征。

3.治疗

针对出血原因,迅速止血,补充血容量,纠正失血性休克,防治感染及并发症。宫缩乏力者,加强宫缩;软产道损伤者,及时准确地修补、缝合裂伤;因胎盘因素或凝血功能障碍所致出血者,应迅速采取相应措施,控制出血。

4.护理评估

(1)健康史:了解一般病史,与产后出血相关的病史,产妇是否精神过度紧张;

了解是否有分娩过程使用镇静剂及麻醉剂、产程过长、产妇衰竭或急产、双胎、巨大儿、羊水过多、羊水栓塞、软产道裂伤等情况。

(2)身体评估。

1)临床表现:随病因的不同,产后出血的临床表现也有差异。

2)出血量的测量和估计。①称重法:在分娩前将用于产妇的所有敷料和消毒布巾称重,产后再次称重,两者相减,将重量换算为体积(血液相对密度为 1.05g/mL)。②容积法:用专用的产后接血容器收集血液,用量杯测定。③面积法:失血量(mL)可用血湿面积(cm²)近似代替(10cm×10cm 的血湿面积代表的失血量约为 1mL)。④休克指数(SI):其用于未做失血量收集或外院转诊产妇的失血量估计,为粗略计算。休克指数(SI)=脉率/收缩压。SI=0.5,血容量正常;SI=1.0,失血量为 10%～30%(500～1500mL);SI=1.5,失血量为 30%～50%(1500～2500mL);SI=2.0,失血量为 50%～70%(2500～3500mL)。失血量的评估,可作为制订输液、输血治疗方案的参考。

3)贫血与休克征象:由于失血量多,产妇可出现头晕、乏力、心悸、面色苍白,严重者出现血压下降、脉搏细速、四肢湿冷等休克征象。

4)心理—社会状态:产妇及其家属多感到紧张、恐惧和焦虑,担忧产妇的安危和身体康复等问题。

(3)辅助检查:检查产妇血常规、血型及凝血功能。

5.护理诊断/合作性问题

(1)潜在并发症:失血性休克、席汉综合征。

(2)感染:与机体抵抗力降低、手术操作有关。

(3)恐惧:与担心生命安危有关。

6.护理措施

(1)预防产后出血:加强妊娠期保健,定期做产前检查,完善各项检查;对于高危妊娠及时干预、治疗;产时正确处理产程,产后严密观察产妇一般情况、生命体征、子宫收缩和阴道流血情况,发现异常及时报告医生;遵医嘱迅速建立静脉通道,输液、输血、吸氧,及时纠正休克,改善脑血氧供应,预防席汉综合征。

(2)针对原因,迅速止血。

1)子宫收缩乏力。①按摩子宫。a.经腹壁双手按摩子宫法:一手在产妇耻骨联合上缘按压下腹中部,将子宫向上托起,另一手握住子宫体,使其高出盆腔,在子宫底部进行有节律地按摩子宫,同时间断地用力挤压子宫,使子宫腔内积血及时排出。b.腹部—阴道按摩子宫法:一手在腹部按压子宫后壁,另一手握拳置于阴道前穹窿,顶压子宫前壁,双手相对紧压按摩子宫,持续 15 分钟,常有效。②遵医嘱应用宫缩剂。采用缩宫素 10U,肌内注射,或加入 25%葡萄糖注射液 20mL 缓慢静脉注射,然后用10～30U缩宫素溶于10％葡萄糖注射液中静脉滴注。必要时可用麦角新碱0.2mg,肌内注射(心脏病、高血压患者慎用)。③子宫腔内填塞纱布。在无输血及手术条件的情况下,抢救时可采用子宫腔内填塞纱布压迫止血,但需严格消毒,均匀填塞,不留空隙,严密观察生命体征,注意子宫底高度及子宫大小变化,24小时后缓慢取出纱条,取出前先注射宫缩剂,给予抗生素预防感染。④结扎或栓塞盆腔血管止血。可采用结扎或栓塞子宫动脉或髂内动脉的方法。该方法主要用于子宫收缩乏力、前置胎盘等所致的严重产后出血的产妇。必要时行子宫次全切术,需及时做好术前准备及术中配合等。

2)胎盘因素。①胎盘剥离后滞留:一手按摩子宫,促使子宫收缩,让产妇屏气向下用力,另一手轻拉脐带,协助胎盘、胎膜娩出。②胎盘粘连、剥离不全:行徒手剥离胎盘术。③胎盘嵌顿:肌内注射阿托品0.5mg或肾上腺素1mg,待子宫痉挛性狭窄环松解后,用手取出胎盘;无效时可在乙醚麻醉条件下取出胎盘。④胎盘植入:以手术切除子宫为宜。

3)软产道裂伤。协助医生查找裂伤处,及时缝合止血。

4)凝血功能障碍。遵医嘱使用药物改善凝血功能,输新鲜血液,补充血小板、纤维蛋白原或凝血酶原复合物、凝血因子。若并发弥散性血管内凝血,可按弥散性血管内凝血处理。

(3)预防感染:保持环境和病室清洁,注意通风及消毒;严格无菌操作,防止病原体侵入生殖道;监测体温变化,每天4次;遵医嘱给予缩宫素、抗生素治疗;保持会阴清洁,每天冲洗会阴2次,注意恶露颜色、气味及会阴伤口情况。

(4)心理护理:护士应保持镇静态度,抢救工作紧张有序;嘱产妇卧床休息,多陪伴产妇,并给予同情安慰、关心照顾,缓解恐惧心理,做好产妇及新生儿生活护理,增加信任及安全感,从而缓解恐惧心理,保持情绪稳定,主动配合救护工作。

(5)健康教育:重视高危孕妇的产前检查,对有产后出血危险的孕产妇须及早纠正,择期住院待产;向产妇讲解正常分娩过程,教会产妇按摩子宫及会阴伤口自我护理知识。发现子宫复旧、恶露异常及时就诊。指导母乳喂养,促进子宫缩复,减少出血。合理安排饮食、休息与活动,服用纠正贫血药物,增强机体防御力,促进机体早日康复。产后6周复查。

(二)子宫破裂

子宫破裂是指子宫体部或子宫下段于妊娠晚期或分娩期发生破裂,是产科极严重的并发症。若不能及时诊断处理,将威胁母儿生命,子宫破裂多发生于经产妇,尤其是多产妇。

1.病因

(1)梗阻性难产:梗阻性难产是引起子宫破裂最常见的原因,骨盆明显狭窄、头盆不称、胎方位异常、胎儿畸形和骨盆肿瘤嵌顿于盆腔内而阻塞产道等,均可引起胎先露下降受阻,子宫上段为克服产道阻力而强烈收缩,使子宫下段过分伸展、变薄,发生子宫破裂。

(2)瘢痕子宫破裂:子宫曾行过各种手术,包括剖宫产术、子宫修补术、子宫肌瘤摘除术、子宫纵隔切除术等,在妊娠晚期或分娩期子宫瘢痕可自发破裂。

(3)分娩时的手术损伤:不适当或粗暴的阴道助产手术、内倒转术、穿颅术等操作不慎可导致子宫创伤性破裂。

(4)宫缩剂使用不当:如分娩前肌内注射缩宫素或过量静脉滴注缩宫素等,致使子宫强烈收缩而破裂。

2.分类

(1)根据破裂原因分类:可分为自然破裂和创伤性破裂。

(2)根据破裂程度分类:可分为完全破裂和不完全破裂。完全破裂是指子宫壁全层破裂,使子宫腔与腹腔相通。不完全破裂是指子宫肌层全部或部分破裂,浆膜层尚未穿破,子宫腔与腹腔未相通,胎儿及其附属物仍在子宫腔内。

(3)根据破裂部位分类:可分为子宫下段破裂和子宫体部破裂。

3.临床表现

子宫破裂大多数发生在分娩过程中,可分为先兆子宫破裂和子宫破裂两个阶段。子宫病理性缩复环形成、下腹部压痛、胎心率改变及血尿出现是先兆子宫破裂的四大主要表现。

4.治疗

先兆子宫破裂时应立即抑制宫缩,尽快行剖宫产术;子宫破裂时,在抢救休克的同时,无论胎儿是否存活,尽快剖腹取胎,行子宫修补或切除术。

5.护理评估

(1)健康史:评估有无胎先露下降受阻、子宫瘢痕、宫缩剂使用不当和手术创伤等原因或诱因。

(2)身体状况。

1)临床表现:子宫破裂可分为先兆子宫破裂和子宫破裂两个阶段。

2)心理—社会状态:产妇因剧烈的腹痛而烦躁不安,担心自身及胎儿安危,随着休克的发生,渐有不祥预兆。家属恐慌,会出现悲伤、失望,甚至抱怨、愤怒的情绪。

(3)辅助检查。

1)B超检查:B超检查仅用于可疑子宫破裂病例,以了解胎儿与子宫破裂的位置关系。

2)实验室检查:血常规检查见血红蛋白下降,尿常规检查出现肉眼血尿或镜下血尿。

6.护理诊断/合作性问题

(1)急性疼痛:与强直性子宫收缩有关。

(2)组织灌注改变:与外周循环血量减少有关。

(3)恐惧:与疼痛、担心自己和胎儿安危有关。

(4)预感性悲哀:与子宫破裂后胎儿死亡有关。

7.护理措施

(1)抑制宫缩,预防子宫破裂。①严密观察宫缩和腹形,对宫缩过强、产妇异常腹痛要高度警惕;发现子宫破裂的先兆,应立即停止缩宫素的使用,报告医生。②遵医嘱吸氧、建立静脉通路,使用宫缩抑制剂,缓解宫缩和胎儿缺氧。③做好剖宫产术的术前准备。

(2)抢救休克。①取中凹卧位或平卧位,吸氧、保暖。②严密观察生命体征,迅速建立静脉通道,遵医嘱输血、输液。③尽快做好剖腹探查手术准备,安慰产妇并护送至手术室,移动产妇力求平稳,减少刺激。

(3)心理护理。对产妇及家属因子宫切除、胎儿死亡所表现的怨恨情绪给予同情和理解,耐心倾听他们的感受,了解他们的需求,提供必要帮助,促使他们接受现实,尽快解脱悲哀情绪,树立起生活的信心。

(4)健康教育。加强产前检查,有骨盆狭窄、胎方位异常或子宫瘢痕者应在预产期前2周住院待产。宣传计划生育,减少分娩、流产的次数。对行子宫修补术的患者,指导其2年后再孕,可选用药物或避孕套避孕。

(三)羊水栓塞

羊水栓塞是指在分娩过程中羊水突然进入母体血液循环引起肺栓塞、休克、弥散性血管内凝血(DIC)、肾功能衰竭或突发死亡的严重并发症。羊水栓塞发病急,病情凶险,发生在足月分娩的产妇,死亡率高达70%～80%,也可发生在钳刮术和妊娠中期引产术中,但病情较缓和。

1.病因

宫缩过强、羊膜腔压力增高是发生羊水栓塞的主要原因,胎膜早破、胎盘早剥、前置胎盘、子宫破裂和剖宫产术中血窦开放是羊水栓塞的诱因。

2.临床表现

其典型的临床表现为急性呼吸衰竭和休克、出血、急性肾功能衰竭。

3.处理要点

紧急抢救,抗过敏,纠正呼吸、循环功能衰竭和改善低氧血症,抗休克,防止弥散性血管内凝血及肾功能衰竭。

4.护理评估

(1)健康史:评估有无宫缩过强、胎膜早破或人工破膜、前置胎盘、胎盘早剥、子宫破裂、妊娠中期行引产或钳刮术、缩宫素使用不当、行剖宫产术等引起羊水栓塞的诱因存在。

（2）身体状况。

1）典型临床经过：羊水栓塞的典型临床经过可分为休克期、弥散性血管内凝血期和急性肾功能衰竭期。病情严重程度与妊娠周数、羊水进入量及速度有关。破膜后产妇突然出现寒战、呛咳、气促、躁动不安，继而出现发绀、呼吸困难、咳泡沫血痰，甚至昏迷；阴道持续大量出血，出现血液不凝或难以控制的全身广泛性出血；病情凶险者仅尖叫一声即进入休克状态或死亡。体格检查：脉搏细速，血压下降，肺部听诊有湿啰音，切口渗血不止，进一步出现少尿、无尿及尿毒症征象。不典型者可仅有大量阴道流血和休克。

2）心理—社会状态：产妇突然危在旦夕，家属无法接受现实，表现出恐惧、情绪激动、愤怒，如果抢救无效还会出现过激行为。

（3）辅助检查：血常规，出、凝血时间，凝血酶原时间及纤维蛋白原检查均异常；X线检查可见肺部双侧弥散性点、片状浸润阴影；心电图显示右侧房室扩大；痰液涂片和腔静脉取血可查到羊水中的有形物质。

5.护理诊断/合作性问题

（1）气体交换受损：与肺动脉高压、肺水肿有关。

（2）组织灌注量改变：与失血及弥散性血管内凝血有关。

（3）恐惧：与因病情危重担心母儿安危有关。

（4）潜在并发症：胎儿窘迫、休克、弥散性血管内凝血、肾功能衰竭。

6.护理措施

（1）预防措施：加强产前检查，避免发生羊水栓塞的病因与诱因；严密观察产程进展，正确掌握缩宫素的使用指征，把握给药速度、浓度，防止宫缩过强；严格掌握破膜时间及方法，破膜在宫缩间歇期，破口要小并注意控制羊水的流速；严格按照手术操作规范实施手术等。

（2）治疗配合。

1）吸氧：嘱患者取半卧位，加压给氧，必要时行气管插管术或气管切开术，保证供氧，纠正呼吸困难。

2）药物治疗：①抗过敏：立即静脉注射地塞米松 $20\sim40mg$ 或氢化可的松 $500mg$，依病情继续静脉滴注维持量；②解痉挛：罂粟碱、阿托品、氨茶碱缓慢静脉注射，解除支气管痉挛，降低肺动脉高压；③纠正休克：补充血容量及适当应用升压药；④纠正酸中毒、电解质紊乱：采用 5% 碳酸氢钠溶液 $250mL$ 静脉滴注，早期及时应用能较快纠正代谢失调；⑤纠正心力衰竭：应用冠状动脉扩张剂及强心剂，如毛花苷 C 或毒毛花苷 K 等；⑥控制弥散性血管内凝血：于弥散性血管内凝血的高凝阶段应用肝素钠;在其纤溶亢进期可给予抗纤溶药物,与凝血因子合并应用可防止大出血;⑦控制感染:选用对肾毒性小的广谱抗生素预防感染;⑧协助医生完成产科处理。

(3)病情观察。①严密观察生命体征、心肺功能及尿量变化。②监测产程进展及胎心率变化。③观察阴道出血量、血凝情况,以及是否有注射部位渗血及皮下瘀血等。

(4)心理护理。若患者清醒,应给予鼓励,以增强信心。对于患者家属的紧张及恐惧情绪表示理解和安慰,不隐瞒病情,告知病情的严重性,以取得配合。

(5)健康教育。对于顺利度过危险期的患者,应讲解保健知识,使其加强营养,适度锻炼。加强产后访视,定期完成相关检查。制订康复计划,以促进全面康复。

(向艳丽)

第四章 儿科疾病护理

第一节 呼吸系统疾病的护理

一、急性上呼吸道感染

急性上呼吸道感染是指由各种病原引起的上呼吸道的急性感染,简称上感,俗称感冒,是小儿最常见的疾病。该病主要侵犯鼻、鼻咽和咽部,根据主要感染部位不同,又可诊断为急性鼻炎、急性咽炎、急性扁桃体炎等。全年均可发生,冬春季节为高峰。

(一)病因

各种病毒和细菌均可引起。90％以上是病毒,常见的有鼻病毒、呼吸道合胞病毒、流感病毒、副流感病毒、腺病毒、柯萨奇病毒、冠状病毒等。也可继发细菌感染,最常见的有溶血性链球菌,其次为肺炎链球菌、流感嗜血杆菌等。肺炎支原体不仅可引起肺炎,也可引起上呼吸道感染。

婴幼儿时期由于上呼吸道的解剖生理和免疫特点而易患本病。患有先天性心脏病,维生素 D 缺乏性佝偻病,营养不良,贫血,维生素 A 缺乏,锌、铁缺乏或免疫缺陷等疾病,或有被动吸烟、环境不良及护理不当等,往往容易反复发生上呼吸道感染或使病程迁延。

(二)临床表现

1.一般类型

(1)症状。

局部症状:主要是鼻咽部症状。出现流涕、鼻塞、打喷嚏、咽部不适、轻咳等,多于 3～4 天自然痊愈。

全身症状:不同程度的发热、烦躁不安、头痛、纳差、乏力、全身不适等。部分患儿可伴有呕吐、腹泻、腹痛等消化道症状。腹痛多为脐周阵发性疼痛,无压痛,多为肠痉挛所致,若腹痛持续存在,多为并发急性肠系膜淋巴结炎。

婴幼儿起病急,以全身症状为主,常有消化道症状,局部症状较轻。多有发热,体温可达 39～40℃,起病 1～2 天内可因高热引起惊厥。

（2）体征：体检可见咽部充血，扁桃体肥大，颌下淋巴结肿大、触痛。肺部听诊一般正常。肠道病毒感染者出现不同形态皮疹。

2.两种特殊类型上呼吸道感染

见表 4-1。

表 4-1　两种特殊类型上呼吸道感染

疾病	病原体	好发季节	疾病特点
疱疹性咽峡炎	柯萨奇 A 组病毒	夏秋季	急起高热、咽痛、流涎、厌食、呕吐等。可见咽充血，咽腭弓、悬雍垂、软腭等处可见多个直径 2～4mm 灰白色疱疹，周围有红晕，1～2日后疱疹破溃形成小溃疡
咽结合膜热	腺病毒 3 型、7 型	春夏季	散发或发生小流行。以发热、咽炎、结膜炎为特征。表现为高热、咽痛、眼部刺痛，体检可见咽部充血，一侧或双侧滤泡性眼结合膜炎，颈部或耳后淋巴结肿大

3.并发症

婴幼儿多见。可并发中耳炎、鼻窦炎、咽后壁脓肿、颈淋巴结炎、喉炎、支气管炎、肺炎等。年长儿若患 A 组 p 溶血性链球菌咽峡炎可引起急性肾小球肾炎、风湿热等疾病。

（三）辅助检查

病毒感染者外周血白细胞计数正常或偏低，中性粒细胞减少，淋巴细胞计数相对增高。细菌感染者外周血白细胞可增高，中性粒细胞增高。病毒分离、血清学检查可明确病原。

（四）治疗

1.一般治疗

病毒性上呼吸道感染者，应告诉患儿家长该病的自限性和治疗目的，防止交叉感染及并发症。注意休息，居室通风，多饮水。

2.抗感染治疗

（1）抗病毒药物：主张早期应用。抗病毒药物常用利巴韦林（病毒唑）。部分中药制剂有一定的抗病毒疗效。

（2）抗菌药物：细菌性上呼吸道感染或病毒性上呼吸道感染继发细菌感染者可选用抗生素治疗。

3.对症治疗

（1）高热可予以物理、药物降温。

（2）发生高热惊厥者可予以镇静、止惊等处理。

（五）常见护理诊断/问题

（1）体温过高：与上呼吸道炎症有关。

（2）舒适的改变：与咽痛、鼻塞等有关。

（3）潜在并发症：惊厥、中耳炎、支气管炎、肺炎等。

（六）护理目标

（1）患者体温下降至正常范围内。

（2）患者咽痛、鼻塞、流涕等症状减轻或消失。

（3）及时发现并处理并发症。

（七）护理措施

1.一般护理

（1）保持室温 18～22℃，湿度 50％～60％，注意通风，保持室内空气清新。保证患儿有足够的休息时间。鼓励患儿多喝水，给予清淡、易消化的高维生素饮食，宜少食多餐并经常变换食物种类。入量不足者，进行静脉补液。

（2）鼻塞的护理：鼻塞严重时应先清除鼻腔分泌物，然后用 0.5％麻黄素液滴鼻，每次 1～2 滴；对因鼻塞而妨碍吸吮的婴儿，宜在哺乳前 15 分钟滴鼻，保证吸吮。

（3）口腔护理：保持口腔清洁，为减轻疼痛，不宜吃过烫及刺激性饮食，可用温淡盐水或复方硼酸溶液漱口。注意观察咽部充血、水肿、化脓情况，及时发现病情变化。咽部不适时可给予润喉含片或雾化吸入。

2.治疗配合

密切监测体温变化，体温达 38.5℃以上时应给予物理降温措施，如头部冷湿敷、枕冰袋，在颈部及腹股沟处放置冰袋，30％～50％的酒精擦浴（新生儿禁用）或用冷盐水灌肠。物理降温效果不佳或无条件物理降温时可予退热剂，如口服对乙酰氨基酚等。注意保证患儿摄入充足的水分，及时更换汗湿衣服，避免因受凉而使症状加重或反复。

3.观察病情

密切观察病情变化，一般每 4 小时测量体温并准确记录，若体温过高或有热性惊厥史需 1～2 小时测体温一次。发生热性惊厥时，配合医师及时予以镇静、止惊等处理。在护理患儿时应经常检查口腔黏膜的改变、皮肤有无皮疹，注意咳嗽的性质及神经系统症状等，以便能早期发现麻疹、猩红热、百日咳及流行性脑脊髓膜炎等急性传染病及有无支气管炎、肺炎等。

二、肺炎

肺炎是指各种不同的病原体及其他因素（如吸入羊水，动、植物油及过敏反应等)所引起的肺部炎症。以发热、咳嗽、气促、呼吸困难和肺部固定湿啰音为主要临床表现。肺炎是婴幼儿时期的常见病,一年四季均可发生,以冬春季节多见,不仅发病率高,病死率也高,占我国儿童死亡原因的第一位,是我国儿童保健重点防治的"四病"之一。

肺炎尚无统一分类法,目前常用以下 4 种分类方法。

(1)按病理分类:分为大叶性肺炎、支气管肺炎和间质性肺炎。

(2)按病因分类:分为病毒性肺炎、细菌性肺炎、支原体肺炎、衣原体肺炎、真菌性肺炎、非感染病因引起的肺炎(吸入性肺炎、过敏性肺炎)等。

(3)按病程分类:①急性肺炎,病程在 1 个月以内;②迁延性肺炎,病程在 1～3个月;③慢性肺炎,病程在 3 个月以上。

(4)按病情分类:①轻症肺炎,以呼吸系统症状为主,无全身中毒症状;②重症肺炎,除呼吸系统严重受累外,其他系统也受累,全身中毒症状明显。

还可按临床表现是否典型分为典型性肺炎和非典型性肺炎;按发生地区分为社区获得性肺炎和院内获得性肺炎。

临床上如病原体明确,则按病因分类,以便指导治疗,否则按病理分类。

(一)病因

最常见为病毒和细菌,或细菌与病毒混合感染。发达国家以病毒感染为主,最常见的是呼吸道合胞病毒,其次为腺病毒、流感病毒和副流感病毒等。发展中国家以细菌感染为主,以肺炎链球菌多见。近年来肺炎支原体、衣原体和流感嗜血杆菌肺炎有增多趋势。

(二)病理生理

病原体常由呼吸道入侵,少数由血行入肺。其病理改变以肺组织充血、水肿、炎症细胞浸润为主,影响通气和换气功能,导致缺氧及 CO_2 潴留,加之病原体毒素和炎症产物作用,从而造成各器官系统发生一系列病理生理改变。

1.呼吸系统

由于通气和换气障碍,可导致低氧血症和 CO_2 潴留,为代偿缺氧,患儿呼吸频率与心率增快;为增加呼吸深度,辅助呼吸肌参与呼吸运动,出现鼻翼扇动和三凹征,严重者可出现呼吸衰竭。

2.循环系统

可发生心肌炎、心力衰竭及微循环障碍。缺氧和 CO_2 潴留可使肺小动脉反射性收缩,肺循环压力增高,致使右心负荷加重,加之病原体和毒素的作用,可引起中毒性心肌炎,导致心力衰竭。肺动脉高压和中毒性心肌炎是诱发心力衰竭的主要原因。重症患儿还可出现微循环障碍。

3.神经系统

缺氧和 CO_2 潴留可使脑毛细血管扩张.毛细血管壁通透性增加,引起脑水肿。病原体和毒素的作用也可引起脑水肿。

4.消化系统

缺氧和病原体毒素的作用,使胃肠功能发生紊乱,出现腹泻、呕吐,严重者可引起中毒性肠麻痹和消化道出血。

5.酸碱平衡失调

缺氧时体内需氧代谢障碍,酸性代谢产物增加,加之高热、进食少等因素,常引起代谢性酸中毒。同时,由于 CO_2 潴留可发生呼吸性酸中毒。因此,重症肺炎常出现混合性酸中毒。

(三)护理评估

1.健康史

新生儿应询问出生史,是否有缺氧、羊水或胎粪吸入史。婴幼儿应了解近期有无上呼吸道感染或麻疹、百日咳等呼吸道传染病接触史。询问发病时间、起病急缓、病情轻重及病程长短等。了解有无营养不良、维生素 D 缺乏性佝偻病、先天性心脏病及免疫功能低下等病史。

2.身体状况

(1)轻症肺炎:仅表现为呼吸系统的症状和相应的肺部体征。主要表现为发热、咳嗽、气促和肺部出现固定的中、细湿啰音。①发热:热型不一,多数为不规则热,也可为弛张热或稽留热,早产儿、重度营养不良儿可不发热。②咳嗽:较频,初为刺激性干咳,极期咳嗽略减轻,恢复期咳嗽有痰,新生儿、早产儿仅表现为口吐白沫。③气促:呼吸可达 40~80 次/分,重者可有鼻翼扇动、点头呼吸、三凹征、唇周发绀。④典型体征为肺部可闻及较固定的中、细湿啰音,新生儿、小婴儿常不易闻及湿啰音。除上述症状外,患儿常有精神不振、食欲减退、烦躁不安、轻度腹泻或呕吐等全身症状。

(2)重症肺炎:除全身中毒症状及呼吸系统的症状加重外,尚出现循环、神经、消化系统的功能障碍。

1)循环系统:常见心肌炎、心力衰竭,前者主要表现为面色苍白、心动过速、心音低钝、心律不齐及心电图 ST 段下移、T 波平坦或倒置。后者表现为突然呼吸困难加重,呼吸频率加快(>60 次/分);心率增快(幼儿>160 次/分;婴儿>180 次/分);突然极度烦躁不安,明显发绀,面色发灰;心音低钝、奔马律,颈静脉怒张;肝脏短期内迅速增大等。

2)神经系统:轻症表现为精神萎靡或烦躁不安,脑水肿时出现意识障碍、惊厥、前囟膨隆,可有脑膜刺激征,呼吸不规则,瞳孔对光反射迟钝或消失。

3)消化系统:轻者表现为食欲减退、呕吐、腹泻等,发生中毒性肠麻痹时,表现为严重腹胀,呼吸困难加重,肠鸣音消失。有消化道出血时,可吐咖啡渣样物,大便隐血试验阳性或柏油样便。

早期合理治疗者并发症少见,若延误诊断或病原体致病力强者,可引起脓胸、脓气胸及肺大疱等。

3.心理—社会支持状况

评估患儿是否有因发热、缺氧等不适及环境陌生、与父母分离等因素而产生焦虑和恐惧心理。家长是否有因患儿住院时间长、知识缺乏等产生焦虑不安、抱怨的情绪。了解患儿既往是否有住院的经历,家庭经济情况如何。

4.辅助检查

(1)实验室检查:①血常规:病毒性肺炎白细胞计数大多正常或降低,可见异型淋巴细胞;细菌性肺炎白细胞总数及中性粒细胞常增高,并有核左移,胞质中可见中毒颗粒;②病原学检查:取鼻咽拭子或气管分泌物等标本可做病毒分离或细菌培养,有助于明确病原体;③C反应蛋白(CRP):细菌感染时,血清CRP浓度多上升,非细菌性感染者则上升不明显。

(2)胸部X线。支气管肺炎早期有肺纹理增粗,逐渐出现大小不等的斑片状阴影,可融合成片,以双肺下野、中内带多见,可伴有肺不张或肺气肿。

5.治疗原则及主要措施

治疗原则以控制感染、改善肺的通气功能、对症和防治并发症为主。

(1)控制感染:确诊为细菌感染或病毒感染继发细菌感染者应使用抗生素。

1)用药原则:①根据病原菌选用敏感药物;②选用的药物在肺组织中应有较高的浓度;③早期用药;④联合用药;⑤足量、足疗程,重者宜静脉联合用药。

2)根据不同病原选择药物:①肺炎链球菌,首选青霉素或阿莫西林;②金黄色葡萄球菌,首选苯唑西林钠,耐药者选用万古霉素;③流感嗜血杆菌,首选阿莫西林加克拉维酸(或加舒巴坦);④肺炎支原体,首选大环内酯类抗生素如红霉素等。病毒性肺炎可选用利巴韦林(病毒唑)、α干扰素等抗病毒药物等。

3)用药时间:抗生素用至体温正常后5~7天,临床症状基本消失后3天。

(2)对症治疗:降温、止咳、平喘,改善低氧血症,纠正水、电解质及酸碱平衡紊乱。

(3)糖皮质激素的应用:中毒症状明显或严重喘憋、脑水肿、感染性休克、呼吸衰竭者,可短期应用地塞米松,疗程为3~5天。

(4)防治并发症:合并心力衰竭者应予以吸氧、镇静、强心、利尿和血管活性药物;合并中毒性脑病者应予镇静、止惊、降颅压和促进脑细胞恢复等药物处理;合并中毒性肠麻痹时,给予禁食、胃肠减压,也可给予酚妥拉明等;并发脓胸、脓气胸者宜早期引流。

(5)其他:恢复期可用红外线照射、超短波治疗等物理疗法促进肺部炎症吸收。

(四)常见护理诊断/问题

1.气体交换受损

与肺部炎症有关。

2.清理呼吸道无效

与呼吸道分泌物过多,痰液黏稠,体弱无力排痰有关。

3.体温过高

与病原体感染有关。

4.营养失调:低于机体需要量

与摄入不足、消耗增加有关。

5.潜在并发症

心力衰竭、中毒性脑病、中毒性肠麻痹等。

(五)护理目标

(1)患儿气促、发绀症状逐渐改善以至于消失,呼吸平稳。

(2)患儿能顺利咳出痰液,呼吸道通畅。

(3)患儿住院期间体温恢复正常。

(4)患儿摄入足够热量,使其体重不减或略有增加。

(5)患儿不发生并发症或有并发症发生时得到及时发现和妥善处理。

(六)护理措施

1.改善呼吸功能

(1)保持病室环境安静与舒适:定时打开门窗通风换气(应避免对流),保持室内空气新鲜。室温控制在 18～22℃,湿度 55%～60% 为宜。定期空气消毒,防止病原体播散。按不同病原体或病情轻重分室居住,以防交叉感染。

(2)保证患儿休息,避免哭闹:被褥要轻暖,穿衣不要过多,内衣应宽松,以免影响呼吸;勤换尿布,保持皮肤清洁,使患儿感觉舒适,以利于休息。急性期应卧床休息,各项护理操作集中进行,尽量使患儿安静,以减少氧耗。

(3)给氧:有低氧血症表现,如气促、发绀者应尽早给氧。一般采用鼻导管给氧,氧流量为 0.5～1L/min,氧浓度不超过 40%;缺氧明显者可用面罩给氧,氧流量为 2～4L/min,氧浓度为 50%～60%;出现呼吸衰竭时,应使用人工呼吸器或机械通气给氧。对于新生儿、婴幼儿,不主张持续高流量吸氧,氧浓度应<60%,以免氧中毒。

(4)遵医嘱使用抗生素和抗病毒药物:以消除肺部炎症,改善呼吸功能,并注意观察药物的疗效和不良反应。

2.保持呼吸道通畅

(1)根据病情采取相应的体位:病情许可的情况下,可进行体位引流,如半卧位或高枕卧位,以利于呼吸运动和上呼吸道分泌物排出;胸痛的患儿可鼓励其患侧卧位以减轻疼痛;指导患儿进行有效的咳嗽,排痰前协助转换体位,帮助清除呼吸道分泌物。

(2)协助翻身拍背以助排痰:方法为五指并拢、稍向内合掌,呈空心状,由下向上、由外向内地轻拍背部,边拍边鼓励患儿咳嗽,借助重力和震动作用促使呼吸道分泌物排出,拍背力量应适度,以不引起患儿疼痛为宜,拍背时间为 10 分钟,一般在餐前或餐后 2 小时进行为宜。

(3)及时清除患儿口鼻分泌物:对于痰液黏稠者给予雾化吸入,每天 2～3 次,每次约 20 分钟,指导患儿深呼吸以达最佳雾化效果;必要时予以吸痰,吸痰不宜在患儿进食后 1 小时内进行,以免引起恶心、呕吐,吸痰压力应<40.0kPa。

(4)遵医嘱给予祛痰剂、平喘剂。

3.维持体温正常

发热者要密切监测体温变化,采取相应的护理措施。

4.补充营养及水分

鼓励患儿多饮水,给予营养丰富、易消化的流食或半流食,应少量多餐,哺喂时应耐心,以免呛入气管发生窒息。重症不能进食者,可遵医嘱给予静脉输液,输液时要严格控制输液量和滴注速度,最好使用输液泵,保持液体均匀滴入,以免发生心力衰竭。

5.密切观察病情

(1)当患儿出现烦躁不安、面色苍白、喘憋加重、呼吸＞60 次/分、心率＞(160～180)次/分、心音低钝、肝脏短时间内迅速增大时,应考虑肺炎合并心力衰竭,应立即给予半坐卧位、吸氧、减慢输液速度并报告医生,做好抢救准备。

(2)若患儿出现烦躁或嗜睡、惊厥、昏迷、呼吸不规则等颅内压升高表现时,应考虑中毒性脑病,应立即报告医师,遵医嘱使用镇静、止惊和减轻脑水肿等药物。

(3)观察有无腹胀、肠鸣音是否减弱或消失,观察呕吐物的性质、是否有便血,以便及时发现中毒性肠麻痹及胃肠道出血。

(4)若患儿发热持续不退或退而复升、中毒症状加重,出现剧烈咳嗽、呼吸困难、胸痛、发绀加重等表现,应考虑并发脓胸或脓气胸,立即协助医生做好胸膜腔穿刺或胸腔闭式引流的准备工作。

6.健康教育

指导家长合理喂养,提倡母乳喂养;多做户外运动,提高机体的抗病力;注意保暖,避免受凉;养成良好的个人卫生习惯,减少呼吸道感染的发生;教会家长处理呼吸道感染的方法,使患儿在疾病早期能得到及时处理。

(七)护理评价

评价患儿:①呼吸是否平稳,气促、发绀症状是否改善以至消失;②是否能有效咳出痰液,保持呼吸道通畅;③住院期间体温是否恢复正常;④有无发生并发症或并发症发生时被及时发现,得到妥善处理。

(孙彩霞)

第二节 消化系统疾病的护理

一、小儿腹泻

小儿腹泻,又称腹泻病,是由多病原、多因素引起的以大便次数增多伴性质改变为主要表现的一组疾病,也可伴有发热、呕吐、腹痛等症状。腹泻严重时患儿可出现不同程度的水、电解质、酸碱平衡紊乱,是儿科最常见疾病之一。6个月以内的婴儿,出生后不久即出现腹泻,仅表现大便次数增多,患儿食欲好,生长发育正常,当增加辅食后,大便次数可自行好转,这类腹泻称为生理性腹泻,多见于母乳喂养儿。小儿腹泻发病年龄以6个月~2岁婴幼儿多见,一年四季均可发病,但夏秋季发病率最高。

(一)病因

1.易感因素

(1)消化系统发育不成熟:胃酸和消化酶分泌不足,消化酶活性低,对食物质和量变化的耐受性差。

(2)生长发育快:对营养物质的需求相对较多,且婴儿食物以液体为主,入量较多,使得消化道负担加重。

(3)机体防御功能差:婴儿血液中免疫球蛋白、胃肠道 SIgA 及胃内酸度均较低,对感染的防御功能差。

(4)肠道菌群失调:新生儿出生后尚未建立正常肠道菌群或因使用抗生素等导致肠道菌群失调,使正常菌群对入侵肠道致病微生物的拮抗作用丧失,而引起肠道感染。

(5)人工喂养母乳中含有大量体液因子(如 SIgA、乳铁蛋白)、巨噬细胞和粒细胞、溶菌酶、溶酶体等,有很强的抗肠道感染作用。家畜乳中虽有某些上述成分,但在加热过程中被破坏,而且人工喂养的食物和食具易受污染,故人工喂养儿肠道感染发生率明显高于母乳喂养儿。

2.感染因素

(1)肠道内感染:可由病毒、细菌、真菌、寄生虫引起,尤以病毒和细菌多见。

1)病毒感染:寒冷季节的婴幼儿腹泻 80％ 由病毒感染引起,以轮状病毒引起的秋冬季腹泻最为常见,其次为星状病毒、杯状病毒和肠道病毒等。

2)细菌感染(不包括法定传染病):以引起腹泻的大肠埃希菌为主,包括致病性大肠埃希菌(EPEC)、产毒性大肠埃希菌(ETEC)、侵袭性大肠埃希菌(EIEC)、出血性大肠埃希菌(EGEC)和黏附—集聚性大肠埃希菌(EAEC)五大组,另外还有空肠弯曲菌和耶尔森菌等。

3)真菌感染:以白色念珠菌最多见,其次是曲霉菌和毛霉菌等。

4)寄生虫感染:常见有蓝氏贾第鞭毛虫、阿米巴原虫和隐孢子虫等。

(2)肠道外感染:如患中耳炎、上呼吸道感染、肺炎、泌尿道及皮肤感染时,也可引起腹泻,可能是由于发热及病原体毒素作用使消化功能紊乱或肠道外感染的病原体(主要是病毒)同时感染肠道。

3.非感染因素

(1)饮食因素。

1)喂养不当:如喂养不定时、食物的质和量不适宜、过早给予淀粉类或脂肪类食物等均可引起腹泻;给予含高果糖或山梨醇的果汁,可导致高渗性腹泻;给予肠道刺激物如调料或富含纤维素的食物等也可引起腹泻。

2)过敏因素:如对牛奶、大豆(豆浆)及某些食物成分过敏而引起腹泻。

3)其他因素:包括原发性或继发性双糖酶缺乏,乳糖酶的活性降低,肠道对糖的消化吸收不良而引起腹泻。

(2)气候因素:气候突然变冷,腹部受凉使肠蠕动增加;天气过热致消化液分泌减少或口渴饮奶过多,都可诱发消化功能紊乱而引起腹泻。

(二)发病机制

1.感染性腹泻

病原微生物随污染的食物或水进入消化道,当机体防御功能下降时,病原微生物侵入并大量繁殖引起腹泻。

(1)产毒性大肠埃希菌主要通过其产生的肠毒素促使水及电解质向肠腔内转移,肠道分泌增加导致水样腹泻。

(2)侵袭性大肠埃希菌、空肠弯曲菌、鼠伤寒沙门菌及金黄色葡萄球菌等,可侵入肠黏膜组织,引起广泛的炎症反应,出现脓血便或黏冻状大便。

(3)轮状病毒主要侵袭肠绒毛的上皮细胞,使之变性坏死,绒毛变短脱落,引起水、电解质吸收减少而导致腹泻;同时,继发的双糖酶分泌不足使食物中糖类消化不全而积滞在肠腔内,被细菌分解成小分子的短链有机酸,使肠液的渗透压增高,进一步造成水和电解质的丧失。

2.非感染性腹泻

多因进食过量或食物成分不恰当引起,消化、吸收不良的食物积滞于小肠上部,使肠内的酸度减低,肠道下部细菌上移并繁殖,产生内源性感染,使消化功能更加紊乱。加之食物分解不全,产生腐败性毒性产物刺激肠道,使肠蠕动增加,引起腹泻、脱水、电解质紊乱及中毒症状。

(三)分类

临床上根据腹泻的病因可分为感染性腹泻和非感染性腹泻;根据病程可分为急性腹泻(病程在 2 周以内,最多见)、迁延性腹泻(病程在 2 周至 2 个月)和慢性腹泻(病程在 2 个月以上);根据病情分为轻型腹泻和重型腹泻。

(四)护理评估

1.健康史

评估患儿的喂养史,包括喂养方式,人工喂养儿乳品的种类及配制方法,喂哺次数、量,以及添加辅食和断乳情况;有无不洁饮食史和食物过敏史;有无其他疾病及长期使用抗生素史;了解腹泻开始时间,大便次数、颜色、性状、量及气味等。

2.身体状况

(1)轻型腹泻:多由饮食因素及肠道外感染引起。起病可急可缓,以胃肠道症状为主,主要表现为食欲缺乏,偶有呕吐或溢乳,大便次数增多,但每次大便量不多,稀糊状或水样,呈黄色或黄绿色,有酸味,常见白色或黄白色奶瓣和泡沫。一般无脱水及全身中毒症状,多在数日内痊愈。

(2)重型腹泻:多由肠道内感染所致,也可由轻型腹泻发展而来。起病常比较急,除有较重的胃肠道症状外,还有较明显的水、电解质及酸碱平衡紊乱和全身中毒症状。

1)胃肠道症状:食欲低下,常有呕吐,严重者可吐咖啡色液体。腹泻次频量多,每天大便 10 次以上,多者可达数十次,多为黄色水样或蛋花汤样便,可有少量黏液。

2)全身中毒症状:发热,烦躁不安或精神萎靡、嗜睡,甚至昏迷、休克等。

3)水、电解质及酸碱平衡紊乱症状:可发生脱水、代谢性酸中毒、低血钾、低血钙以及低血镁等。

(3)5 种常见肠炎的临床表现及特点。

1)轮状病毒肠炎:是秋冬季婴幼儿腹泻的最常见原因,又称秋季腹泻。常见于 6~24 个月婴幼儿,>4 岁者少见,经粪—口途径传播,潜伏期 1~3 天。起病急,常伴发热和上呼吸道感染症状,一般无明显感染中毒症状。病初即出现呕吐,随后出现腹泻,大便次数多、量多、水分多,黄色或淡黄色水样便或蛋花汤样便,无腥臭味,常出现脱水、酸中毒和电解质紊乱。本病为自限性疾病,自然病程 3～8 天。少数较长,大便镜检偶有少量白细胞。

2)大肠埃希菌肠炎:多发生在夏季,可在新生儿室、托儿所甚至病房流行。致病性大肠埃希菌和产毒性大肠埃希菌肠炎大便呈蛋花汤样或水样,混有黏液,常伴呕吐,严重者可伴发热、脱水、电解质紊乱和酸中毒;侵袭性大肠埃希菌肠炎可排出痢疾样黏液脓血便,常伴恶心、呕吐、腹痛和里急后重,可出现严重的全身中毒症状甚至休克;出血性大肠埃希菌肠炎开始为黄色水样便,后转为血水便,有特殊臭味,伴腹痛,大便镜检有大量红细胞,一般无白细胞。

3)抗生素相关性肠炎:多继发于使用大量抗生素后,营养不良、免疫功能低下、长期应用糖皮质激素者更易发病,婴幼儿病情多较重。①金黄色葡萄球菌肠炎:表现为发热、呕吐、腹泻,不同程度中毒症状、脱水和电解质紊乱,甚至发生休克。典型大便为黯绿色,有腥臭味,量多,带黏液,少数为血便。大便镜检有大量脓细胞和成簇的革兰阳性球菌,大便培养有葡萄球菌生长,凝固酶阳性。②真菌性肠炎:主要由白念珠菌感染所致,常并发于其他感染如鹅口疮。大便次数增多,黄色稀便,泡沫较多带黏液,有时可见豆腐渣样细块(菌落)。大便镜检可见真菌孢子体和菌丝,真菌培养阳性。③假膜性小肠结肠炎:由难辨梭状芽孢杆菌引起,主要症状为腹泻,轻症大便每天数次,停用抗生素后很快痊愈。重症频泻,黄绿色水样便,可有毒素致肠黏膜坏死所形成的假膜排出,大便厌氧菌培养或组织培养法检测细胞毒素可协助确诊。

(4)迁延性和慢性腹泻:病因复杂,感染、食物过敏、酶缺陷、免疫缺陷、药物因素、先天畸形等均可引起,多与营养不良及急性腹泻未彻底治疗有关,以人工喂养儿和营养不良婴幼儿多见。表现为腹泻迁延不愈,病情反复,大便次数和性质不稳定,严重时出现水、电解质代谢紊乱。由于营养不良儿腹泻易迁延不愈,持续腹泻又加重了营养不良,两者互为因果,形成恶性循环,最终引起免疫功能低下,继发感染,导致多脏器功能障碍。

(5)生理性腹泻:多见于 6 个月以下的婴儿,外观虚胖,常有湿疹,生后不久即出现腹泻,除大便次数增多外,无其他症状,食欲好,生长发育正常。添加转换期食品后,大便即逐渐转为正常。

3.心理—社会支持状况

评估家长文化程度、对疾病的心理反应及认识程度、喂养及护理知识等;评估患儿家庭的居住环境、经济状况及卫生习惯等。

4.辅助检查

(1)血常规:细菌感染时白细胞总数及中性粒细胞占比增多;寄生虫感染和过敏性腹泻时嗜酸性粒细胞增多。

(2)大便常规:肉眼检查大便的性状如外观、颜色、是否有黏液脓血等;镜检无或偶见白细胞多为非侵袭菌感染,有较多的白细胞,多为各种侵袭菌感染所致。

(3)病原学检查:细菌性肠炎大便培养可检出致病菌;真菌性肠炎大便涂片可见真菌孢子和假菌丝;疑为病毒感染者可做病毒分离等检查。

(4)血生化检查:血钠测定可了解脱水性质,血钾测定可反映体内缺钾的程度,血气分析可了解体内酸碱平衡紊乱的程度和性质,重症患儿可检测血钙、镁、尿素氮等。

5.治疗原则及主要措施

治疗原则为调整饮食,预防和纠正脱水,合理用药,加强护理,预防并发症的发生。

(1)调整饮食:强调坚持继续喂养,以满足生理需要,补充疾病消耗,缩短恢复时间。可根据疾病的特殊病理生理改变、个体消化吸收功能及饮食习惯进行合理调整。

(2)纠正水、电解质及酸碱平衡紊乱。

(3)药物治疗。

1)控制感染。①水样便腹泻患儿(约占70%):多为病毒性肠炎及非侵袭性细菌感染,一般不用抗生素,合理使用液体疗法,选用微生态制剂和黏膜保护剂。但对重症患儿、新生儿、免疫功能低下患儿应选用抗生素。②黏液脓血便患儿(约占30%):多为侵袭性细菌感染,可先根据临床特点选择抗生素,然后依据大便细菌培养和药敏试验结果进行调整。大肠埃希菌、空肠弯曲菌、耶尔森菌、鼠伤寒沙门菌感染选用抗革兰阴性菌抗生素以及大环内酯类抗生素。金黄色葡萄球菌肠炎、假膜性肠炎、真菌性肠炎应先停用原来的抗生素,选用万古霉素、新青霉素、甲硝唑或抗真菌药物等。

2)微生态疗法。常选用双歧杆菌、嗜酸乳杆菌、粪链球菌等制剂。

3)肠黏膜保护剂。常用蒙脱石散(思密达)。

4)避免用止泻剂,可予补锌治疗。

(4)预防并发症:迁延性和慢性腹泻常伴营养不良或其他并发症,病情复杂,必须采取综合治疗措施。

(五)常见护理诊断/问题

1.腹泻

与感染、喂养不当、肠道功能紊乱等有关。

2.体液不足

与腹泻、呕吐致体液丢失过多和摄入不足有关。

3.体温过高

与肠道感染有关。

4.营养失调:低于机体需要量

与腹泻、呕吐丢失过多和摄入不足有关。

5.有皮肤完整性受损的危险

与大便次数增多刺激臀部皮肤有关。

6.知识缺乏

家长缺乏喂养知识及相关的护理知识。

(六)护理目标

(1)患儿腹泻次数逐渐减少至停止,大便性状正常。

(2)患儿脱水、电解质紊乱得以纠正,尿量正常。

(3)患儿体温恢复正常。

(4)患儿能获得与年龄相适应的营养,体重维持在正常水平。

(5)患儿臀部皮肤保持完整,无破损。

(6)家长能掌握儿童喂养知识及腹泻的预防和护理知识。

(七)护理措施

1.调整饮食,维持营养供给

(1)母乳喂养者继续哺乳,减少哺乳次数,缩短每次哺乳时间,暂停转换期食品添加。

(2)人工喂养者可喂米汤、脱脂奶等,待腹泻次数减少后给予流食或半流食,如粥、面条等,少量多餐,随着病情稳定或好转,逐步过渡到正常饮食。

(3)严重呕吐者,可暂时禁食4~6小时(不禁水),病情好转后继续喂食,由少到多,由稀到稠。

(4)病毒性肠炎多有双糖酶(主要是乳糖酶)缺乏,不宜用蔗糖,可暂停乳类喂养,改为酸奶、豆类代乳品或去乳糖配方奶粉喂养。

(5)腹泻停止后逐渐恢复营养丰富的饮食,并每天加餐一次,共2周。

2.控制感染,维持体温正常

按医嘱给予抗生素,体温过高时遵医嘱给予降温。严格执行消毒隔离措施,对感染性腹泻患儿应施行床边隔离,食具、衣物、尿布应专用,对传染性较强的腹泻患儿最好使用一次性尿布,用后焚烧。护理患儿前后认真洗手,防止交叉感染。

3.维持皮肤完整性

(1)婴幼儿应选用吸水性强的柔软布类或纸质尿布,避免使用不透气塑料布或橡皮布,尿布要勤更换。

(2)每次便后用温水清洗臀部并拭干,局部皮肤发红处涂以5%鞣酸软膏或40%氧化锌油并按摩片刻,促进局部血液循环。

(3)涂抹油类或药膏时,应用棉签在皮肤上轻轻滚动涂药,避免涂擦造成患儿疼痛和皮肤损伤。

（4）局部皮肤糜烂或溃疡者可采用暴露法或用鹅颈灯照射或红外线灯(注意照射时要有专人看护,避免烫伤),灯泡距臀部患处 30～50cm,照射时间每次 20～30 分钟,每天 3 次,照射后涂油剂,以促进愈合。女婴因尿道口接近肛门,应注意会阴部的清洁,预防上行性尿路感染。

4.密切观察病情

观察并记录大便次数、颜色、气味、性状及量,并做好动态比较,为治疗和输液方案提供可靠依据;监测生命体征,如神志、体温、脉搏、呼吸、血压等;观察水、电解质和酸碱平衡紊乱症状,如代谢性酸中毒表现、低血钾表现、脱水情况及其程度等。

5.心理护理

关心爱护患儿,对患儿家长做好腹泻相关知识的宣教,提高家长的疾病防护知识,消除家长的紧张、焦虑情绪。对慢性腹泻患儿采取以家庭为中心的护理模式。

6.健康教育

（1）疾病护理指导:向家长解释患儿腹泻的病因、潜在并发症以及相关的治疗措施和预后等。说明调整饮食的重要性。指导家长正确洗手,并做好尿布及衣物的处理,讲解臀部皮肤护理的意义及方法,教会家长口服补液盐(ORS)溶液的配制和使用。

（2）预防知识宣教:宣传母乳喂养的优点,指导合理喂养,注意食物要新鲜、清洁。奶瓶和食具每次用后要洗净、煮沸或高温消毒,教育儿童饭前、便后要洗手。加强体格锻炼,适当户外活动,气候变化时防止受凉或过热,夏天多喝水。

（八）护理评价

1.评价患儿

（1）大便次数是否减少。

（2）脱水、电解质及酸碱平衡紊乱等是否纠正,尿量有无增加。

（3）体温是否恢复正常。

（4）体重是否恢复正常。

（5）臀部皮肤是否完整无破损。

2.评价家长

是否掌握儿童喂养知识及腹泻的预防、护理知识。

二、消化性溃疡

消化性溃疡是指发生在胃和十二指肠的慢性溃疡,包括胃溃疡(GU)和十二指肠溃疡(DU)。小儿消化性溃疡分为两类:一类为原发性(特发性)溃疡,好发于学龄儿童及青少年,大多为慢性,以十二指肠溃疡多见;另一类为继发性(应激性)溃疡,多见于新生儿及婴幼儿,大多为急性,主要为胃溃疡。

(一)病因及发病机制

1.侵袭因素

其中侵袭因素包括胃酸和胃蛋白酶的分泌异常导致过强的消化作用、幽门螺杆菌感染、应用非甾体抗炎药及其他消化腺分泌的胆盐、胰酶等。幽门螺杆菌感染及非甾体抗炎药是损害胃、肠黏膜屏障最常见的病因。

2.防御因素

胃和十二指肠的黏液、黏膜屏障,上皮细胞更新,黏膜上皮细胞分泌的前列腺素及表皮生长因子等为防御因素。当侵袭因素超过防御因素或因某些原因损害了这一防御因素,则胃液及胃蛋白酶可侵袭胃、肠黏膜导致溃疡发生。

3.易感因素

(1)遗传因素:家庭中同为幽门螺杆菌感染,溃疡发病的概率高。

(2)精神心理因素:患儿长期精神紧张、焦虑等,可能通过神经影响胃酸及胃蛋白酶的分泌,可致溃疡的发生及加重。

(二)临床表现

1.按病因分类

(1)原发性消化性溃疡。

1)新生儿期:患儿多为急性起病。早发症状多为上消化道出血或穿孔,表现为呕血、便血、腹胀及腹膜炎。

2)婴幼儿期:表现为食欲减退、反复呕吐、烦躁不安,也可出现呕血及黑便。

3)学龄前期和学龄期:患儿可自诉腹痛,疼痛部位多位于上腹部或脐周,多伴恶心、反酸、食欲缺乏等表现。

(2)继发性消化性溃疡:多与应激因素或服用非甾体抗炎药有关。小儿常见的应激因素有严重全身性感染、休克、败血症、手术、外伤等。患儿病情较重,可表现为消化道出血、穿孔、休克等。

2.症状

(1)腹痛:主要为上腹部疼痛(表4-2)。

表4-2 胃溃疡与十二指肠溃疡的腹痛特点

疾病	胃溃疡(CU)	十二指肠溃疡(DU)
疼痛性质	烧灼或痉挛感	钝痛、灼痛或剧痛
疼痛部位	剑突下正中或偏左	上腹正中或稍偏右
疼痛发生时间	进食后半小时到1小时,少见夜间疼痛	进食后1~3小时,午夜到凌晨疼痛

疾病	胃溃疡(CU)	十二指肠溃疡(DU)
疼痛持续时间	1～2 小时	饭后 2～4 小时,到下次进食后停止
疼痛规律	进食—疼痛—缓解	疼痛—进食—缓解

(2)其他:表现反酸、嗳气、恶心、呕吐、食欲减退等。

3.体征

溃疡活动期可出现上腹部压痛。

4.并发症

(1)出血:是消化性溃疡最常见的并发症。轻者表现为黑便、呕血,重者可出现失血性休克。

(2)穿孔:可引起急性腹膜炎表现。

(3)幽门梗阻患儿表现为反复大量呕吐。

(三)辅助检查

1.内镜检查

为诊断消化性溃疡首选方法。能直观观察溃疡及周围炎症的轻重,估计病灶大小,也可进行组织活检。

2.上消化道钡餐造影

大多表现为胃滞留增多,胃蠕动增强、幽门痉挛梗阻等。小儿溃疡病变较浅,钡剂显影不明显。

3.血常规及大便隐血试验

注意血红蛋白进行性下降提示有活动性出血。大便隐血试验阳性提示怀疑有消化道出血。

4.胃液分析

部分患儿胃酸增加,以十二指肠溃疡多见。

(四)诊断

(1)症状及体征:患儿出现反复呕吐,且与进食有关。年长儿可表现为上腹部剑突下周期性、节律性疼痛,常夜间痛醒,晨起疼痛。

(2)纤维胃镜:提示溃疡。

(3)X 线钡餐检查:有溃疡直接或间接征象。

(4)严重患儿有失血性贫血、呕吐、便血、穿孔等表现。

(五)治疗

1.一般治疗

养成良好的生活习惯,减少精神刺激,合理饮食,避免进食刺激性强的食物,避免服用损伤消化道黏膜的药物。注意出血情况,必要时积极补充血容量,防止失血性休克的发生。

2.药物治疗

(1)根除幽门螺杆菌:存在幽门螺杆菌(Hp)感染的消化性溃疡,采用2~3种药物联合用药,如胶体铋剂、阿莫西林、甲硝唑、呋喃唑酮、克拉霉素等。

(2)抑制胃酸分泌。

1)H_2受体拮抗剂:常用药物有西咪替丁、雷尼替丁、法莫替丁。

2)质子泵抑制剂:常用药物为奥美拉唑。

(3)保护胃黏膜:主要有硫糖铝、枸橼酸铋钾。

3.手术治疗

一般不需要手术治疗,如出现穿孔或出血严重不易控制及幽门完全梗阻时需进行紧急手术。

(六)护理

1.护理评估

(1)评估患儿意识及精神情况,为患儿进行生命体征、身高、体重的检查,了解患儿基本生长发育情况。

(2)询问家长患儿有无既往史、过敏史、用药史、手术史及家族史等。

(3)评估患儿营养情况,询问患儿进食情况,进食种类、食量,有无不良饮食习惯,有无腹胀,食欲缺乏等表现,进食后有无呕吐,呕吐物的性质、量等。评估患儿尿量及大便情况,大便次数、性质、量,有无便血,是否出现腹痛,腹痛的性质、程度和规律。

(4)评估患儿目前病情,精神有无烦躁或萎靡,面色是否苍白,有无剧烈腹痛、反复大量呕吐的表现。

(5)了解患儿目前相关检查,关注患儿便常规、大便隐血结果及血常规中血红蛋白的改变,及时发现出血征象。

(6)心理—社会状况:了解家长对疾病采取的治疗、护理的配合程度及家长对此疾病的知识缺乏程度。评估患儿及家属的心理状态和家庭经济承受能力。

2.护理措施

(1)一般护理。

1)休息与活动:急性期患儿需卧床休息,避免情绪紧张。

2)饮食护理:①饮食要规律、定时、适当,给予足够的热量、蛋白质、维生素以及低脂肪、易消化的食物,如粥,鸡蛋、面食等;避免过硬、过冷、粗糙的食物及有刺激性成分的食物,如油炸、煎炒的食物及酒、茶、咖啡等,避免餐间进食及睡前进食;②进食应细嚼慢咽,急性活动期,需少量多餐;③出血严重的患儿应遵医嘱予禁食,出血停止后,应试进食,食量宜少,需要逐渐过渡,由流质食物过渡到半流质再到正常的饮食;④牛奶需选择脱脂牛奶,避免多饮。

3)预防感染:阻断 Hp 传染源,若家庭中有明确感染者,应实行分餐制,家长勿通过咀嚼食物后喂养患儿。Hp 阳性患儿的呕吐物或排泄物需放入医疗垃圾中,护理人员接触时需戴手套,操作前后做好手卫生。

(2)病情观察。

1)观察患儿生命体征变化,包括体温、血压、脉搏、呼吸。

2)观察患儿胃肠道症状,有无腹胀、食欲缺乏、嗳气反酸的现象。

3)观察患儿腹痛发生的时间,注意疼痛与进食的关系,疼痛的性质、部位及规律。

4)观察患儿大便、呕吐物的次数、性质、性状,注意是否出现呕血及黑便,注意观察患儿面色、口唇的颜色、精神状态及尿量的情况。

(3)腹痛的护理。

1)去除病因,帮助患儿及家长减少或祛除引起腹痛的因素,停用损伤胃黏膜的药物。

2)指导患儿缓解疼痛,根据疼痛的规律及特点,指导家长如何缓解疼痛,如 DU 为空腹痛或夜间痛,可在疼痛前进食适量食物。也可采取局部热敷等方法。

3)患儿腹痛时,要注意对其疼痛进行干预。可以通过与患儿聊天、放映卡通片等形式,转移患儿注意力,以缓解其疼痛的程度。对于腹部疼痛剧烈的患儿,则应及时通知医师,并协助医师进行对症处理。

(4)并发症的护理。

1)呕吐、呕血的护理:①当出现呕吐、呕血时,患儿头部应立即偏向一侧,尽可能保证胃内容物或血块顺利吐出,以免因堵塞呼吸道而导致窒息;②呕血后做好口腔护理,避免因异味刺激引起恶心、呕吐;③注意患儿的神志、脉搏、血压、呼吸的变化,记录每小时尿量;④大出血者应立即建立 2 条静脉通道,及时补液扩容,及时应用止血药、制酸药,尽快为失血过多患儿配血,随时准备输血,注意观察患儿有无输血反应;⑤输液过程中掌控输液速度,扩容后,需放慢输液速度,避免肺水肿发生以及血压过高诱发出血;⑥认真记录出入量,包括呕吐的性质、次数及量,及时报告医生,以便采取有效治疗措施;⑦对于失血性休克的患儿还应对心、脑、肾等重要脏器进行保护,如脉压缩小,说明循环血量不足;如患儿出现烦躁、反应低下,甚至昏迷,说明可能出现脑部缺血、缺氧,需立即通知医生给予处理。

2)穿孔的护理:急性穿孔是消化性溃疡最严重的并发症,应立即禁食,给予胃肠减压,建立静脉通路,做好术前准备。

3)幽门梗阻的护理:轻度梗阻可进少量流食,重度应予禁食、胃肠减压,记录胃内潴留物颜色、性质、量,积极予补液治疗,避免水、电解质平衡紊乱及酸碱失衡。

(5)药物护理:对于应用抗生素患儿,用药前注意询问有无青霉素过敏史,用药中注意有无迟发过敏反应。甲硝唑需餐后半小时服用,不良反应有恶心、呕吐等胃肠道症状。西咪替丁若口服给药需餐中或餐后即刻口服,也可睡前顿服;若静脉治疗,速度要缓慢,避免速度过快引起低血压和心律失常;若同时服用抗酸药,需间隔1小时以上;注意观察药物不良反应,头痛、头晕、皮疹等表现。奥美拉唑若口服给药,需晨起顿服,注意不良反应,头晕、口干、恶心、腹胀等。硫糖铝需餐前1小时口服,注意便秘、口干、皮疹等不良反应。枸橼酸铋钾需餐前半小时服用,口服可使齿、舌变黑或出现便秘和大便发黑。

(6)心理护理:消化性溃疡患儿常表现为腹痛、恶心等腹部症状,严重可出现便血、呕血,所以患儿及家长常出现恐惧、焦虑的情绪。护理人员需用通俗易懂的语言进行安抚,并用温和的态度告知家长出血的处理对策及减轻腹痛的方法。每天需关注患儿情绪变化,用温柔的话语与患儿沟通,给予安慰及鼓励,以增强家长及患儿的信心。协助患儿完善相关检查,提前做好解释工作,以减轻家长紧张情绪。

(7)健康教育。

1)生活指导:指导患儿合理安排生活,保持充足的睡眠时间,急性期患儿需卧床休息,避免情绪紧张。

2)饮食指导:给予易消化、高热量的食物,保证充足的营养摄入,培养良好的饮食习惯,避免进食对胃黏膜有刺激性的食物,注意饮食卫生。

3)用药指导:指导家长予患儿按医嘱规律服药,并解释其重要性。慎用或勿用致溃疡药物如阿司匹林、泼尼松等。指导家长观察药物不良反应,若出现上腹疼痛节律改变并加剧或出现呕血、黑便,及时通知医师。

(孙彩霞)

第三节 循环系统疾病的护理

一、先天性心脏病

先天性心脏病简称先心病,是胎儿期心脏及大血管发育异常所致的先天畸形。我国每年出生的婴儿先心病发病率为5‰~8‰,在各种先心病中以室间隔缺损最常见,占所有先心病例的25%~30%,其次为房间隔缺损、动脉导管未闭及法洛四联症等。先天性心脏病主要有:心力衰竭、青紫、杵状指(趾)、红细胞增多症、蹲踞、肺动脉高压、发育障碍及一些其他的症状。其中有60%患儿在满1周岁之前死亡。

(一)病因及发病机制

一般认为妊娠早期(5~8周)是胎儿心脏发育最重要的时期,先天性心脏病发病原因很多,遗传因素仅占8%左右,而占92%则为环境因素造成,如妇女妊娠时服用药物、病毒感染、环境污染、射线辐射等都会使胎儿心脏发育异常。尤其妊娠前3个月感染风疹病毒,会使孩子患上先天性心脏病的风险急剧增加。

1.胎儿周围环境因素

妊娠早期子宫内病毒感染尤以风疹病毒感染多见,常引起动脉导管未闭及肺动脉口狭窄,其次为柯萨奇病毒感染,可引起心内膜弹力纤维增生症。

2.遗传因素

5%先心病患儿发生于同一家族,其病种相同或近似可能由于基因异常或染色体畸变所致。这也是主要的导致先心病的原因。

3.环境因素

高原地区,动脉导管未闭及房间隔缺损发病率较高。先心病的原因可能与缺氧有关,有些先心病有性别倾向性。

(二)临床表现

先心病主要取决于畸形的大小和复杂程度。

1.主要症状与体征

(1)经常感冒,反复呼吸道感染,易患肺炎。

(2)生长发育差,消瘦,多汗。

(3)吃奶时吸吮无力,喂奶困难或婴儿拒食,呛咳,平时呼吸急促。

(4)儿童诉说易疲乏、体力差。

(5)口唇、指甲青紫或者哭闹或活动后青紫,杵状指趾。

(6)喜欢蹲踞,易晕厥、咯血。

(7)听诊发现心脏有杂音。

2.临床分类

根据血流动力学结合病理生理变化,先心病可分为以下3类。

(1)无分流型:左、右两侧无分流,无发绀,如肺动脉口狭窄、主动脉狭窄、主动脉缩窄、原发性肺动脉扩张、原发性肺动脉高压或右位心等。

(2)左向右分流型:在左、右心腔或主、肺动脉间有异常通道,左侧压力高于右侧,左侧动脉血通过异常通道进入右侧静脉血中,如心房间隔缺损、室间隔缺损、动脉导管未闭。一般无发绀,若在晚期发生肺动脉高压,有双向或右到左分流时,则出现发绀。

(3)右向左分流型:右心腔或肺动脉内压力异常增高,血流通过异常通道流入左心腔或主动脉。一般出生后不久即有发绀,如法洛四联症、三尖瓣闭锁、永存动脉大动脉转位等。

(三)辅助检查

1.检查项目

心脏超声心动图、心电图、X线检查、心脏导管检查、CT。

2.检查目的

了解心脏内结构,为疾病诊断提供依据。

(1)心脏超声心动图检查:可了解心房、心室和大血管的位置、形态、轮廓、搏动。超声心动图为一种非损伤、无痛检查法,可精确显示心脏内部结构及血流方向,是目前最常用的先心病的诊断方法之一。

(2)心电图:可准确反映心脏位置,心房、心室有无肥厚及心脏传导系统的情况。

(3)X线检查:可有肺纹理增加或减少、心脏增大。但是肺纹理正常,心脏大小正常,并不能排除先心病。

(4)心脏导管检查:是先心病进一步明确诊断和决定手术前的重要检查方法之一。通过导管检查,了解心腔及大血管不同部位的血氧含量和压力变化,明确有无分流及分流的部位。

(5)CT:目前常用的有非创伤性的多排螺旋CT有助于诊断。

(6)心血管造影:通过导管检查仍不能明确诊断而又需考虑手术治疗的患儿,可做心血管造影。观察心房、心室及大血管的形态、大小、位置及有无异常通道或狭窄、闭锁不全等。

(四)诊断

一般通过症状、体征、心电图、X线和超声心动图即可做出诊断,并能估计其血流动力学改变、病变程度及范围,以制定治疗方案。对合并多种畸形、复杂疑难的先心病,专科医师会根据情况,有选择地采取三维CT检查、心导管检查或心血管造影等检查手段,了解其病变程度、类型及范围,综合分析做出明确的诊断,并指导制定治疗方案。

(五)治疗

有手术治疗、介入治疗和药物治疗等多种。根据病情选择何种治疗方法及选择正确的手术时机,主要取决于先天性心脏畸形的范围及程度。无分流类或者左到右分流类,经过及时通过手术,效果良好,预后较佳。右至左分流或复合畸形者,病情较重者,手术复杂困难,部分患儿由于某些心脏结构发育不完善而无法完全矫正,只能行姑息性手术减轻症状、改善生活质量。先心病的外科手术方法主要根据心脏畸形种类和病理生理改变的程度等综合因素来确定,手术方法可分为根治手术、姑息手术、心脏移植三类。

(六)护理

1.一般护理

(1)护理评估。

1)评估患儿出生后各阶段的生长发育状况及常见表现:喂养困难、哭声嘶哑、易气促、咳嗽、潜伏性青紫或持续性青紫,青紫的程度及与活动的关系。

2)评估患儿身体状况,患儿的一般情况与心脏畸形的部位和严重程度有关。检查患儿是否有体格发育落后,皮肤发绀、苍白,杵状指(趾),脉搏增快,呼吸急促,鼻翼翕动和三凹征等。

3)评估患儿心功能的情况。对≥3岁的患儿进行6分钟步行试验(6MWT):要求患儿在平直的走廊里尽可能快地行走,测定其6分钟的步行距离。根据观察6MWT步行距离(6MWD)及做功(体重与6MWD乘积)及6MWT前后呼吸频率(RR)、心率(HR)、收缩压(SBP)和舒张压(DBP)等指标变化;同时进行平板运动试验(TET),分析6MWD、6MWT做功与TET代谢当量(METs)之间的相关性。将心力衰竭划分为轻、中、重3个等级。

4)询问患儿目前服用药物的名称、剂量及用法,评估患儿有无药物不良反应,询问患儿有无明确药物过敏史。

5)评估患儿当前实验室检查结果及是否行心电图、24小时动态心电图检查,超声心动图及其结果等。

6)心理—社会状况:评估患儿及家长的心理—社会状况及患儿对疾病的认知状况,经济情况、合作程度,有无焦虑、悲观情绪。

7)评估采用北京大学第一医院患儿压疮Braden评分表判断患儿发生压疮的危险程度。

(2)根据病情适当活动,集中操作,避免情绪激动过度哭闹,有心功能不全者应卧床休息,取半卧位。

(3)给予高蛋白、高热量、多维生素、易消化饮食,少食多餐,水肿期控制钠的摄入。

(4)病情观察。

1)持续心电监护,密切观察心律及心率变化,如发现心律失常、异位心律、室颤等,应立即报告医师。

2)密切观察患儿的血压变化。先心病常因血容量不足、心肌缺血、心肌收缩无力和外周阻力改变而引起血压异常。血容量不足引起的低血压需及时补充血容量,心肌收缩无力引起的低血压可应用洋地黄、多巴胺等药物增强心肌收缩力,支持心功能。血压过高,易增加心脏负荷及心肌耗氧量,可酌情应用血管扩张。

3)每24小时评估心电监护电极贴附部位皮肤情况,必要时予以更换电极部位,以免造成皮肤损伤。

4)密切观察并记录周围循环情况,观察患儿周身皮肤的颜色、温度、湿度、动脉搏动情况及口唇、甲床、毛细血管和静脉充盈情况。

5)体温监测:体温对心血管影响较大,先心病术后需持续监测体温变化,术后体温<35℃应保暖复温,以免耗费体力,增加心率和加重心脏负担。待体温逐渐回升至正常体温时,及时撤除保暖措施。若体温高热达39℃,可使心肌耗氧量增加,常是术后心动过速的原因,故患儿体温>38℃,应立即采取预防性降温措施。

6)记录出入量,维持每天出入量的均衡。术后患儿一般不严格限制水的摄入,但对于应用洋地黄类、利尿剂的患儿及心力衰竭的患儿仍应限制水的摄入。室间隔缺损较大的患儿控制液体入量尤为重要,这对于减轻心脏前负荷,防止肺水肿有重要意义。具体来说,液量应控制在 80~100mL/(kg·d),儿童应控制在 1000~1200mL/(m² · d)。水肿者每天清晨空腹测体重。责任护士向患儿及家长详细讲解出入量的记录方法。责任护士用量杯校正患儿水杯及尿杯的刻度。尿量的记录,告知患儿要把每次尿量用校正后的尿杯准确测量后记录下来,如患儿使用纸尿裤,病房提供电子秤,纸尿裤使用前后均要称重,相减后就是患儿的尿量。入量的记录,告知患儿每次用校正的水杯喝水并记录,经口的食物如米饭、菜、水果等要分开用电子秤称重,责任护士再根据食物含水量表把患儿记录的食物克数核算成含水量并记录。

2.专科护理

(1)根据心功能,每 2~4 小时测量脉搏一次,每次 1 分钟,注意脉搏节律,必要时听心率、心音。

(2)呼吸困难时,给予氧气吸入。

(3)注意保护性隔离,避免交叉感染。

(4)保持大便通畅,排便时不宜过力。

(5)用药护理指导。

1)服用强心苷类药物后,应注意观察药物的作用,如呼吸平稳、心音有力、脉搏搏动增强。观察强心苷毒性反应,如胃肠道、神经、心血管反应。服用利尿剂,注意患儿的尿量的变化。

2)退烧药:一般体温>38.5℃使用,发热及服用退烧药后注意适当增加饮水量。

3)当患儿有痰时,除服用化痰药外,还应鼓励其自行咳嗽排痰。

4)抗生素:出院后根据病情服用 3~5 天,若出现鹅口疮,可用 2.5%碳酸氢钠涂口腔,制霉菌素片研磨调糊状涂口腔。

5)利尿药:包括氢氯噻嗪、呋塞米、布美他尼、螺内酯(安体舒通)。按医嘱服用,注意尿量。根据心功能情况决定增减量。不能突然停药。停用利尿药后应定期请医师复查,避免出现心功能不全。长期服用利尿药,应注意定期复查血电解质。

6)补钾药:10%枸橼酸钾。遵医嘱服用,不能多服。钾的用量一定要随时关注,如果出现特殊情况如肢体麻木、乏力、精神淡漠等一定要及时就医。

(6)检查护理指导。

1)心电图:运动、饱餐、吸烟、浓茶等对心电图检查结果有影响的应避免,检查前请安静休息 10 分钟以上;检查时请平躺在检查床上,露出手腕、脚踝、胸部,双手自然放在身体两侧,全身放松,心情平静,选择需要穿易于穿脱的宽松衣服,去除装饰物,有电极片患儿应将其摘除。检查中切勿讲话或改变体位。

2)超声心动图:患儿取左侧卧位或平卧位。危重患儿检查应在床旁进行。小儿哭闹或不配合时,需镇静,如患儿 1～3 岁,需药物镇静,如静脉推注地西泮(安定)或口服水合氯醛等。

3)心导管检查:尽量消除患儿的顾虑和紧张不安的情绪。检查前 6 小时内不宜进食,以防在检查过程中发生呕吐。检查前半小时适当给予镇静药,青紫重的病儿还应吸氧、根据检查的需要备皮,一般为双侧锁骨上和或双侧腹股沟。全身麻醉患儿术前当日晨禁食、水。术后卧床休息 24 小时,观察血压、脉搏、呼吸、体温、心率及心律变化。观察伤口有无疼痛、肿胀、渗血及感染等并发症发生。

(7)心理护理:对患儿关心爱护、态度和蔼,建立良好的护患关系,消除患儿的紧张心理。对家长和患儿解释病情和检查、治疗经过,取得他们的理解和配合。

(七)健康教育

(1)指导家长给予高热量、清淡易消化的乳类、瘦肉、鱼虾等食品,饮食以普食或半流食,高蛋白、低盐、高纤维素饮食为主,少量多餐,勿暴饮暴食,避免食用刺激性食物。优质食物,如菜汤、蒸蛋、肉末、各种水果,进食量要控制,少食多餐。心功能低下及术后持续有充血性心力衰竭者,应少钠盐。

(2)重症患儿不宜过度的运动,以免额外增加心脏负担。

(3)要避免感染,避免孩子到人多拥挤的环境,家中经常开窗通风,空气消毒。

(4)青紫型先心病孩子喜欢屈曲或下蹲体位,这是代偿缺氧的表现,不可强行改变,以免发生危险。

(5)检查前准备及注意事项。

1)选择易于穿脱的宽松衣服。

2)去除装饰物,有电极片患儿应将其摘除。

3)年龄小的患儿尽量选择饱餐及睡眠时行检查,避免哭闹,必要时给予药物镇静。

（6）少去人多场所，外出时戴口罩，并随天气变化及时增减衣服。

（7）遵医嘱服药，每次服用强心药前测量脉搏数，根据年龄若出现心率降低者应停服。

（8）术后定期称体重，短期内体重增加明显者要加用利尿药。

（9）如何预防先心病。

1）适龄婚育。医学已经证明，35 岁以上的孕妇发生胎儿基因异常的风险明显增加。因此最好在 35 岁以前生育。如果无法做到这一点，那么建议高龄孕妇必须接受严格的围产期医学观察与保健。

2）备孕前要做好心理、生理状态的调节。如果女性有吸烟、饮酒等习惯，至少在怀孕前半年就要戒烟酒。

3）加强对孕妇的保健特别是在妊娠早期积极预防风疹、流感等风疹病毒性疾病。孕妇应尽量避免服用药物，如必须使用，必须在医师指导下进行。

4）孕期尽量少接触射线、电磁辐射等不良环境因素。

5）孕期避免去高海拔地区旅游。因为已经发现高海拔地区的先心病发生率明显高于平原地区，可能与缺氧有关。

（10）出院指导。

1）饮食调养。一般的先心病患儿手术后回到家中，饮食除注意补充营养、合理搭配、易消化外，不必限制钠盐。复杂畸形、心功能低下及术后持续有充血性心力衰竭者，应控制盐的摄入，每天控制在 2～4g。家长应给予患儿少食多餐，不可过饱，更不可暴饮暴食，尽量控制零食、饮料，以免加重心脏负担。

2）生活调理。①患儿的住房应阳光充足，清洁干净，温暖舒适，定期开窗通风换气，床铺要保持清洁干净、舒适，患儿要勤更衣，防止皮肤感染。②患儿切口结痂自行脱落后可擦澡或洗澡，但不要用刺激性的肥皂，不要用力摩擦切口处皮肤。若发现切口有红、肿、胀痛的感觉或有流水，出现发热时，应尽快去医院检查有无切口感染。③半年内不能有剧烈活动，并注意保暖，防止感冒，减少到公共场所活动，防止感染疾病。④父母要尽快纠正过于保护和溺爱的亲子行为，增加其自信心，鼓励其多与同龄人接触，通过玩耍，建立正常的人际关系，消除自卑、孤独心理，降低孩子对家人的过分依赖。⑤患儿家长带患儿定期复查，有异常情况及时随诊或及时咨询我科医师，出院带药给患儿按时按量服用。

3）用药护理。先心病手术后心功能恢复较好者一般不需要用强心利尿剂。复杂畸形及重度肺动脉高压或心功能差的患儿遵医嘱使用强心、利尿或扩血管药。出院前应问清楚所服药物的名称、剂量、服药时间、可能出现的不良反应及处理方法，不可随意乱服药，以免发生危险。服用地高辛的患儿，家长在给患儿服药前测脉搏、心率，遵医嘱，定期复查，不得擅自服药。

4)特殊护理:出院1年内,尽量平卧位,不宜侧卧,以免影响胸骨的正常愈合。家属要注意纠正患儿不正确姿势。

5)功能锻炼。①一般的先心病患儿手术后回到家中的活动应避免过度活动,家长根据具体病情限制活动量,切不可放任不管,以免过度活动,加重心脏负担。②术前心功能三级及以上、心脏重度扩大和重症动脉高压的患儿心脏恢复需较长时间,出院后不要急于活动,随病情恢复,适当增加活动量,要避免剧烈的体育活动,活动量以不出现疲劳为度。③要练习扩胸运动,防止鸡胸。婴幼儿有时难以避免,但是不要慌张,因为胸骨愈合过程受到心脏跳动影响形成,随年龄增长和胸肌发育会明显改善。

6)出院后也要定期到医院复查X线胸片、心电图等以了解其恢复情况。

二、充血性心力衰竭

充血性心力衰竭(CHF)简称心力衰竭,是指心肌的收缩或舒张功能下降,即心排血量绝对或相对不足,不能满足全身组织代谢需要的病理状态,是儿童时期的急危重症之一。

(一)概述

1.病因

(1)心血管因素:以先心病引起者最多见。也可继发于病毒性心肌炎、川崎病、心肌病、心内膜弹力纤维增生症、风湿性心脏病等。

(2)非心血管因素:常见于支气管肺炎、急性肾炎所致的严重循环充血、严重贫血、营养不良、电解质紊乱及心律失常等。

2.病理生理

当心肌发生病变或心脏长期负荷加重,可使心肌收缩功能逐渐减退。早期机体通过加快心率、心肌肥厚和心脏扩大进行代偿,以增加心排血量来满足机体需要,这个阶段临床可无症状,为心功能代偿期。心功能进一步减退后,以上代偿机制不能维持足够的心排血量,出现静脉回流受阻、组织间液过多、脏器瘀血等,即发展为充血性心力衰竭。

(二)护理评估

1.健康史

详细询问患儿的发病过程,发现心脏杂音及其他心脏疾患的具体时间。有无呼吸困难、咳嗽、水肿及青紫等。收集患儿饮食、生活方式、活动及尿量等情况。

2.身体状况

(1)症状和体征。①年长儿心力衰竭:症状与成人相似。主要表现为:a.心排血量不足,乏力、活动后气急、食欲减退、心率加快、呼吸浅表;b.体循环瘀血,颈静脉怒张、肝肿大及压痛、肝颈静脉回流征阳性、尿少和水肿;c.肺循环瘀血,呼吸困难、气促、咳嗽、端坐呼吸,肺底部可闻及湿啰音,心尖部第一心音减低和奔马律。②婴幼儿心力衰竭:常表现为呼吸浅快,喂养困难,烦躁多汗,体重增长缓慢,肝脏进行性增大,颜面、眼睑水肿,严重时鼻唇及口周青紫。

(2)临床诊断依据:①安静时心率增快,婴儿>180次/分,幼儿>160次/分,不能用发热和缺氧解释者;②呼吸困难,发绀突然加重,安静时呼吸>60次/分;③肝肿大,超过肋缘下3.0cm以上或肝脏在短期内较前增大,不能以横膈下移等原因解释者;④心音明显低钝或出现奔马律;⑤突然烦躁不安,面色苍白或发灰,而不能用原有疾病解释者;⑥少尿或下肢水肿,除外其他原因造成者。其中前4项为主要临床诊断依据。

3.心理—社会支持状况

评估家长对本病的认识程度,对相关疾病知识及预后的了解情况。是否有焦虑和恐惧,家庭经济状况和文化背景如何。

4.辅助检查

胸部X线检查表现为心影呈普遍性扩大,搏动减弱,肺纹理增多,肺门或肺门附近阴影增加,肺部瘀血。心电图检查有助于病因诊断及指导洋地黄类药物的应用。超声心动图检查对于病因诊断及治疗前后心功能评估有重要意义。心脏收缩功能指标以射血分数最为常用,射血分数低于55%和(或)短轴缩短率小于25%提示收缩功能障碍。

5.治疗原则及主要措施

治疗原则是治疗原发病,增强心功能。

(1)一般治疗:保证患儿的休息和睡眠,限制钠和水的摄入量,必要时应用镇静剂、给予吸氧。

(2)洋地黄类药物的应用:常用洋地黄制剂为地高辛,可口服或静脉注射。能口服的患儿给予地高辛口服;病情较重或不能口服者,可选用毛花苷C(西地兰)或地高辛静脉注射,首剂为洋地黄化总量的1/2,余量分2次,每隔4～6小时1次。洋地黄化后12小时开始给予维持量,为洋地黄化总量的1/5。儿童常用洋地黄类药物剂量及用法见表4-3。

表4-3 常用洋地黄类药物的临床应用

洋地黄类制剂	给药方法	洋地黄化总量(mg/kg)	作用开始时间	效力最大时间
地高辛	口服	早产儿0.02	2小时	4～8小时
		足月儿0.02～0.03		
		婴儿及儿童0.025～0.04		

续表

洋地黄类制剂	给药方法	洋地黄化总量(mg/kg)	作用开始时间	效力最大时间
	静脉	75％口服量	10分钟	1～2小时
毛花苷C	静脉	<2岁0.03～0.04	15～30分钟	1～2小时
(西地兰)		>2岁0.02～0.03		

(3)利尿药:当使用洋地黄类药物而心力衰竭仍未完全控制或伴有显著水肿者,可加用利尿药。急性心力衰竭可选用呋塞米等快速强效利尿药;慢性心力衰竭一般联合使用噻嗪类与保钾利尿药,如氢氯噻嗪和螺内酯,并注意间歇用药,以防止电解质紊乱。

(4)血管扩张剂:常用药物有卡托普利、硝普钠及酚妥拉明等。

(三)常见护理诊断/问题

1.心输血量减少

与心肌收缩力降低有关。

2.体液过多

与心功能下降、循环淤血有关。

3.气体交换受损

与肺瘀血有关。

4.潜在并发症

药物的不良反应。

(四)护理措施

1.减轻心脏负担,恢复心排血量

(1)休息与卧位:患儿应卧床休息,病室安静舒适,避免各种刺激,避免患儿烦躁、哭闹,必要时可遵医嘱应用镇静剂。体位宜取半卧位,双腿下垂,减少回心血量,从而减轻心脏负荷。

(2)细心喂养,避免加重心脏负担:婴儿喂奶所用乳头孔稍大,以免吸吮费力,但须防止呛咳;喂养困难者可用滴管喂,必要时可用鼻饲。宜少量多餐,避免过饱。

(3)保持大便通畅:鼓励患儿多食蔬菜、水果,必要时给予开塞露通便,避免用力排便。

(4)遵医嘱使用洋地黄制剂、利尿药及血管扩张剂。

2.限制水、钠入量

给予低盐饮食,钠盐摄入量不超过0.5～1g/d,重症者给予无盐饮食。静脉输液或输血时,输液速度宜慢,以每小时<5mL/kg为宜。

3.改善呼吸功能

有发绀、呼吸困难者应及时给予吸氧。急性肺水肿时,给患儿吸入经20％～

30%乙醇湿化的氧气,每次吸入不超过20分钟,间隔15～30分钟可重复1～2次。

4.密切观察病情,做好用药护理

(1)应用洋地黄类药物的护理:应注意给药方法,严格按剂量给药,密切观察有无洋地黄的中毒症状。

1)给药前:每次用药前必须测量患儿脉搏(测量1分钟),必要时听心率,若发现脉率减慢(婴儿<90次/分,年长儿<70次/分)应暂停用药,并报告医生。

2)给药时:静脉注射速度要慢(不少于5分钟),不能与其他药物混合注射,以免发生药物间的相互作用;口服药要与其他药物分开服用;钙剂与洋地黄制剂有协同作用,应避免同时使用。若患儿服药后呕吐,应与医生联系决定是否补服或用其他途径给药。

3)用药期间:观察药物的中毒症状。儿童洋地黄中毒最常见的表现是心律失常,如房室传导阻滞、室性期前收缩和阵发性心动过速;其次是胃肠道反应,有食欲缺乏、恶心、呕吐;嗜睡、头晕、黄绿视等神经系统症状较少见。一旦出现中毒表现应立即停药,并报告医生,同时备好钾盐、利多卡因等药物,积极配合救治。

(2)应用利尿药的护理:根据利尿药的作用时间安排用药,尽量在早晨及上午给药,以免夜间多次排尿而影响休息。观察水肿的变化,每天测体重,记录出入量。服药期间要鼓励患儿进食含钾丰富的食物,如柑橘、菠菜、豆类等,以免出现低钾血症而增加洋地黄毒性反应。观察患儿有无四肢无力、腹胀、心音低钝等低血钾表现,一经发生应及时处理。

(3)应用血管扩张剂的护理:给药时避免药液外渗,要准确控制滴速,最好使用输液泵,用药期间应密切观察心率和血压的变化。硝普钠的使用和保存均应避光,药液要现用现配。

5.健康教育

向患儿和家长介绍心力衰竭的有关知识、诱发因素及防治措施;根据不同病情制定适当的休息、饮食及生活方案;教会年长儿自我监测脉搏的方法,使患儿和家长了解所用药物的名称、剂量、给药时间、方法及常见不良反应;为家长提供急救中心及医院急诊室电话,以便紧急时使用。

三、病毒性心肌炎

病毒性心肌炎是由各种感染或其他原因引起的心肌间质炎症细胞浸润和邻近的心肌细胞坏死,导致心功能障碍和其他系统损害的疾病。其病理特征为心肌细胞的坏死或变性,病变也可累及心包或心内膜。儿童期的发病率尚不确切。国外资料显示本病非常见病。

(一)病因和病理生理

1.病因

引起儿童心肌炎的病毒主要是肠道和呼吸道病毒,如柯萨奇病毒(B组和 A组)、埃可病毒、腺病毒、脊髓灰质炎病毒、流感和副流感病毒、单纯疱疹病毒、腮腺炎病毒等。其他病毒,如轮状病毒是婴幼儿秋季腹泻的主要病原体,也可引起心肌的损伤。本病发病机制尚不完全清楚,一般认为与病毒及其毒素早期经血液循环直接侵犯心肌细胞有关,另外病毒感染后的变态反应和自身免疫也与发病有关。

2.病理生理

病变多以心肌间质组织和附近血管周围单核细胞、淋巴细胞和中性粒细胞浸润为主,少数为心肌变性(肿胀、断裂、溶解和坏死等),病灶可呈局灶性、散在性或弥散性。慢性心肌炎多有心脏扩大、心肌间质炎症浸润和瘢痕组织(心肌纤维化形成)。心包可有浆液渗出,个别会发生粘连。病变还可波及传导系统,甚至导致终身心律失常。

(二)治疗要点

本病为自限性疾病,目前尚无特效治疗。

1.休息

十分重要,可以减轻心脏负荷,急性期需卧床休息。

2.药物治疗

(1)抗病毒治疗:对于仍处于病毒血症阶段的早期患儿,可选用抗病毒治疗,但疗效不确定。

(2)改善心肌营养:①大剂量维生素 C 和能量合剂,维生素 C 有清除自由基的作用,可改善心肌代谢及促进心肌恢复,对心肌炎有一定疗效;能量合剂有加强心肌营养、改善心肌功能的作用;②辅酶 Q_{10},有保护心肌和清除自由基的作用;③1,6二磷酸果糖(FDP),可改善心肌细胞代谢;④中药,在常规治疗的基础上加用中药,如生脉饮、丹参或黄芪等。

3.皮质激素

有改善心肌功能、减轻心肌炎性反应和抗休克作用,一般病程早期和轻症者不用,多用于急重病例。

4.丙种球蛋白

大剂量丙种球蛋白通过免疫调节作用减轻心肌细胞损害。

5.控制心力衰竭

常用的强心药有地高辛、毛花苷 C。重症患儿加用利尿剂时,尤应注意电解质平衡,以免引起心律失常。

6.其他治疗

可根据病情联合应用利尿剂、洋地黄和血管活性药物,应特别注意用洋地黄饱和量应较常规剂量减少,并注意补充氯化钾,以避免洋地黄中毒。

(三)护理评估

1.健康史

评估患儿有无呼吸道或消化道感染病史;起病情况;用药情况;生长发育史;接种史等。

2.身体状况

本病临床表现轻重不一。

(1)轻症患儿可无自觉症状,仅表现为心电图异常。

(2)重者则会因暴发心源性休克、急性心力衰竭而在数小时或数天内死亡。

(3)典型病例在起病前1~3周内多有前驱病毒感染史,如上呼吸道或肠道感染等。常伴有发热、周身不适、胸痛、咽痛、肌痛、腹泻和皮疹等症状;心肌受累时患儿常诉疲乏无力、气促、心悸和心前区不适或腹痛。会有烦躁不安、面色苍白、血压下降等体征。

体格检查发现心脏扩大、心搏异常,心尖区第一心音低钝或奔马律,心动过速,伴心包炎者还可听到心包摩擦音。

(4)并发症:严重时会有心力衰竭及心源性休克体征。多数患儿预后良好,病死率不高。

3.辅助检查

(1)心电图检查:可见心律失常,包括各种期前收缩、室上性和室性心动过速、房颤和室颤、二度或三度房室传导阻滞。心肌受累明显时可见 ST 段下移和 T 波低平,但是心电图缺乏特异性,强调动态观察的重要性。

(2)实验室检查。

1)血清心肌酶谱测定:病程早期血清肌酸激酶(CK)及其同工酶(CK-MB)、乳酸脱氢酶(LDH)及其同工酶(LDH1)、血清谷草转氨酶(SGOT)均增高。

2)近年来通过随访发现,心肌肌钙蛋白(cTnI 或 cTnT)升高,具有高度的特异性,但敏感度不高。

(3)超声心动图检查:可显示心房、心室的扩大,心室收缩功能受损程度,探查有无心包积液及瓣膜功能。

(4)病毒分离:咽拭子、大便、血液、心包液或心肌中分离出病毒,对诊断具有辅助意义。

(5)心肌活体组织检查:被认为是诊断的金标准,但由于取样部位的局限性及患儿的依从性不高,应用仍很有限。

4.心理—社会状况

评估患儿及家长对该病的了解程度;患儿及家长对休息重要性的认识;患儿居住环境及社区医疗条件;家庭经济状况;患儿有无住院经历;家长对患儿的照顾能力;家长和患儿有无焦虑、恐惧等不良心理反应。

(四)常见护理诊断/问题

1.活动无耐力

与心肌收缩力下降,组织供氧不足有关。

2.潜在并发症

心律失常、心力衰竭、心源性休克、药物中毒等。

3.焦虑

与病程长、活动受限制和休学后落课有关。

(五)预期目标

(1)住院期间患儿乏力有所减轻,活动耐力逐渐增强。

(2)住院期间患儿不出现并发症或出现并发症时及早被发现并及时得到处理。

(3)患儿及家长能说出疾病的病因及主要表现,了解限制活动的意义,积极配合治疗和护理。

(六)护理措施

1.适当休息,减轻心脏负担

急性期完全卧床至少8周;一般需3个月后,X线检查示心影恢复正常,可轻微活动;恢复期至少半日卧床6个月;半年至1年后,可恢复全日学习;心脏增大者、心力衰竭者,需卧床半年以上至心脏缩小,待心力衰竭控制、心脏情况好转后再逐渐开始活动。

2.密切观察病情变化

(1)密切观察和记录患儿的心律,有明显心律失常者应连续心电监护,一旦发现多源性期前收缩、高度或完全性房室传导阻滞、频发室性期前收缩、心动过速、心动过缓等应立即报告医生,协助采取紧急处理措施。

(2)密切观察和记录患儿的精神状态、心率和呼吸频率,有胸闷、心悸、气促时应立即休息,必要时可给予吸氧。烦躁不安者可遵医嘱给予镇静剂。发生心力衰竭时应置患儿于半卧位,尽量保持其安静,静脉给药时速度不宜过快。

(3)密切观察和记录患儿面色、心率、呼吸、体温及血压的变化。心源性休克使用血管活性药物,要准确控制滴速,最好能使用输液泵,以避免血压过大的波动。

(4)使用洋地黄时严格掌握剂量,注意观察有无心率过慢,有无新的心律失常或恶心、呕吐等消化系统症状,如有上述症状应暂停用药并与医生联系处理,避免洋地黄中毒。

3.心理护理

(1)对患儿及家长介绍本病的病因、治疗过程和预后,减少患儿和家长的焦虑、恐惧心理。

(2)理解患儿因病不舒适、环境陌生及治疗性痛苦而出现的哭闹,鼓励家长陪伴患儿,预防分离性焦虑。

(3)尽量用患儿能够理解的语言解释治疗和创伤性操作,鼓励患儿表达自己的感受。

4.健康教育

(1)对患儿及家长介绍本病的相关知识,以减轻患儿和家长的焦虑和恐惧心理。

(2)强调患儿休息的重要性,保持环境安静,避免一切可使心脏负担加重的因素。

(3)指导患儿进清淡、易消化、高营养、低盐饮食,避免暴饮暴食、进食刺激性食物。

(4)告知患儿及家长预防呼吸道和消化道感染的常识,疾病流行期间尽量避免去公共场所。

(5)告知患儿及家长所用药物的名称、剂量、用药方法和不良反应。

(6)指导患儿出院后定期到门诊复查。

(七)护理评价

经过治疗及护理,患儿的活动耐力是否得到提高;住院期间是否有并发症发生,出现并发症是否得到及时处理;患儿和家长是否理解疾病发生的病因,必要时是否适当限制活动;患儿和家长是否及时获得心理支持和疾病的相关知识。

(王川川)

第四节　泌尿系统疾病的护理

一、急性肾小球肾炎

急性肾小球肾炎(AGN)简称急性肾炎,广义上是指一组病因不一,临床表现为急性起病,以水肿、血尿、高血压,并伴有少尿、肾小球滤过减少为特点的肾小球疾病,所以又称为急性肾炎综合征。其中绝大多数属急性链球菌感染后肾小球肾炎。患儿发病前往往有感冒、扁桃体炎或皮肤化脓性感染等前驱疾病,本病是小儿时期最常见的一种肾脏疾病。常见于3～8岁儿童,2岁以下极少见。预后一般良好,病程为6个月～1年,发展为慢性肾炎者仅极少数。少数患儿可在发病的头1

周出现严重症状,如高血压脑病、肾功能不全、心力衰竭等。

(一)病因及发病机制

本病为 A 组 β 溶血性链球菌引起的上呼吸道感染或皮肤感染后的一种免疫反应。

目前认为必须是具有特殊 M 蛋白的某些菌株感染后方能发生免疫反应而致病。病原体作为抗原,刺激机体产生相应抗体,形成循环免疫复合物,沉积于肾小球,并激活补体,引起一系列免疫损伤和炎症。近年还提出了其他机制,有学者认为链球菌中的某些阳离子抗原,先植入于肾小球基膜,通过原位复合物方式致病。还有学者认为感染后通过酶的作用改变了机体正常的 IgG,从而使其具有了抗原性,导致发生抗 IgG 抗体,即自身免疫机制也参与了发病。

(二)临床表现

(1)前驱感染:约 90% 病例有链球菌的前驱感染,以呼吸道及皮肤感染为主。

(2)水肿:约 70% 的病例有水肿,一般仅累及眼睑及颜面部,重者 2～3 日遍及全身,呈非凹陷性。

(3)血尿:50%～70% 患儿有肉眼血尿,持续 1～2 周即转镜下血尿。

(4)高血压:30%～80% 病例有血压增高。一般学龄前儿童>120/80mmHg,学龄儿童>130/90mmHg 即为高血压。

(5)尿量减少,肉眼血尿,严重者可伴有排尿困难。

(6)急性期常有全身不适、乏力、食欲缺乏、发热、头痛、头晕、咳嗽、气促、恶心、呕吐、腹痛及鼻出血等。

(7)高血压脑病:部分严重病例可因血压急剧增高伴发神经系统症状,如头痛、呕吐、惊厥甚至视力障碍。

(8)急性肾功能衰竭:急性肾炎时可有程度不一的少尿性氮质血症,发展为急性肾功能衰竭者较少数。

(三)辅助检查

(1)尿常规。

1)尿沉渣 RBC>5 个/HP,相差显微镜下尿中红细胞 60% 以上是外形扭曲变形的。沉渣中红细胞管型有诊断意义。最常见的是透明管型和颗粒管型。

2)尿蛋白定性常为+～++,75% 患儿定量<3g/d,50% 患儿<500mg/d。尿中蛋白以白蛋白为主,一般持续 3～4 周,恢复先于血尿的消失。

(2)血常规:可见轻度贫血。白细胞计数可正常或增高,此与原发感染灶是否存在有关。红细胞沉降率加速,常提示肾炎病变活动。

(3)肾功能检查:BUN 和 Scr 一般在正常范围,Ccr 下降。

(4)培养及血清学检查:血清学检查可作为判断近期有链球菌感染的证据,包括:抗链球菌溶菌素"O"(ASO)、抗链球菌激酶、抗透明质酸酶、抗 DNA 酶 B 及抗二磷酸吡啶核苷酸酶。

(5)血清抗体测定。

(四)诊断

链球菌感染后,经 1～3 周的无症状间歇期,然后出现水肿、高血压、血尿(可伴有不同程度的蛋白尿),再加上血清补体的动态变化即可明确诊断。但因本病症状轻重不一,且多种病因的肾脏疾患均可表现为急性肾小球肾炎,故有时应与其他疾患鉴别。

(五)治疗

1.一般治疗

急性期常需卧床休息 2～3 周,直到肉眼血尿消失、水肿减退、血压下降。急性期对有水肿、高血压患者限制水分及钠盐的摄入。有氮质血症者应限制蛋白的摄入,给予优质的动物蛋白。应用青霉素或敏感抗生素 10～14 天清除体内感染灶。

2.对症治疗

(1)利尿:经控制水盐入量仍水肿少尿者可用噻嗪类利尿剂如氢氯噻嗪(双氢克尿噻),剂量 1～2mg/(kg·d),每天分 2～3 次口服。重者用呋塞米(速尿),口服 2～5mg/(kg·d),注射剂量 1～2mg/(kg·d),每天 1～2 次。

(2)降压:凡经休息、控制水盐、利尿后高血压控制仍不满意时,可加用钙通道阻滞剂,如硝苯地平。可舌下含服或口服。

(3)循环充血状态的治疗:矫正水钠潴留,恢复正常血容量,可使用呋塞米,而不再使用加强心肌收缩力的洋地黄类。对难治患儿可采用腹膜透析或血液滤过治疗。

(4)高血压脑病的治疗:首选硝普钠。小儿用量 5～20mg/100mL,依每分钟 1μg/kg 速度静脉滴注,血压下降后再调节滴速。此药作用快,但停止滴注数分钟后即失效。对高血压脑病有惊厥者应及时止惊。

(六)护理

1.护理评估

(1)评估患儿的意识、精神状况,检查生命体征、身高、体重。

(2)询问患儿的既往史、过敏史、手术史、家族史。

(3)询问患儿的饮食情况、大小便状况、睡眠情况。

(4)评估患儿水肿的情况(部位、程度、时间),了解患儿尿量、尿色、腹围及体重变化。评估患儿血压的情况,有无头晕、头痛、眼花、耳鸣等。评估患儿有无感染,询问患儿有无咳嗽、咳痰等不适。询问患儿用药治疗的情况。

(5)了解实验室检查结果,如尿常规、血常规、肝肾功能及免疫学检查。

(6)评估患儿及家长的心理—社会支持状况。

2.护理措施

(1)一般护理:保持病房内干净、整齐、舒适,保持室内的空气流通、新鲜,每天开窗通风,每天 2 次,每次 15～30 分钟。温度最好保持在 18～22℃,湿度最好保持在 50%～70%,同时注意保暖,避免上呼吸道感染以及受潮受凉,因为潮湿的环境很容易使溶血性链球菌迅速生长、繁殖,加重感染,而寒冷的环境可能会引起肾小球痉挛,加重肾缺血。病房内要进行紫外线照射消毒,每天 2 次,用 10‰含氯的消毒液拖地。患儿要进行口腔护理,每天 2 次,根据患儿的实际情况选择不同的漱口液,如生理盐水、制霉菌素、西吡氯铵含漱液等。要保持皮肤清洁、完整,定时翻身,防止发生压疮,每天最好用温水给患儿擦浴,对于水肿严重的患儿,最好在受压部位垫棉垫或气垫圈,防止皮肤损伤,尽量避免在患儿水肿部位进行肌内注射治疗。

(2)病情观察:严密观察患儿生命体征的变化,尤其是血压的情况,同一时间同一血压计测量,并做好详细记录。每天准确记录出入量,每 8 小时记录一次。每周测量 2 次空腹体重,用同一体重秤,穿同样的衣服,水肿严重的患儿每天测量空腹体重,以观察患儿水肿的变化。每周留晨尿 2 次,以进行尿常规检查,同时,准确记录尿液的颜色、性质及量。若发现患儿尿量增加,肉眼血尿消失,则提示病情好转,可以进行适当的活动。若发现患儿尿量持续减少,出现头痛、恶心、呕吐等,可能是发生了急性肾功能衰竭,需要马上通知医生。若发现患儿体温在 37.2℃以上,可以采用物理方法降温,若体温在 38.5℃以上,遵医嘱给予药物降温,若降温效果不明显,患儿仍然持续高热不退或体温持续升高且腰痛加剧时,可能是肾周脓肿、肾乳头坏死等并发症,应及时报告医生并做好相应的护理措施。

(3)用药护理。

1)按医嘱正确使用药物,观察药物的疗效及不良反应。

2)应用利尿剂时,要准确记录出入量,观察患儿用药前、后尿量及水肿的变化,注意利尿剂的不良反应,如低钾血症、低钠血症等。

3)应用降压药时,要定时测量血压,以便了解降压效果,注意降压药的不良反应。应用硝普钠时的注意事项:要避光使用,现用现配,4 小时更换一次,使用过程中严格控制输液速度,注意监测血压,防止发生低血压。

(4)留取尿常规的护理。

1)通常送检晨尿。所谓晨尿,即起床后空腹状态下第一次排出的尿液。因晨尿受食物及其他因素干扰最少,各种成分的含量最稳定。

2)注意避免外物混入干扰检测结果:如女孩应避开经期留尿,留尿前注意清洁外阴及尿道口,留取中段尿,最好将尿液直接排入送检的专用小瓶内并及时送检。

（5）并发症的护理。

1）严重循环充血。①主要是因为体内水、钠潴留，血浆容量增加所致。主要表现为呼吸急促，肺部听诊可听到湿啰音。病情进一步加重，可出现呼吸困难、面色苍白、烦躁、咳粉红色泡沫痰，颈静脉怒张、心率增快、可闻及奔马律，水肿加重等表现。②护理：绝对卧床休息，尽量保持病房安静，限制钠盐和水的摄入。密切观察生命体征的变化，如患儿出现上述严重循环充血的表现时，应立即让患儿取半卧位，减慢输液速度，吸氧。同时可使用呋塞米利尿。

2）高血压脑病。①主要是由于血压急剧增高所致。主要表现为血压突然升高，剧烈头痛、呕吐、复视或一过性失明，有的甚至突然出现惊厥、昏迷等。②护理：绝对卧床休息，尽量保持病房安静，限制钠盐和水的摄入。密切监测生命体征的变化，可进行动态血压监测。遵医嘱给予止惊、降压和脱水的治疗。降压首选硝普钠，减轻脑水肿可静脉注射呋塞米，惊厥者可给予地西泮止惊。

3）急性肾功能衰竭。①主要是由于少尿导致机体的代谢产物不能顺利通过尿液排出体外而潴留于体内，引起血中肌酐、尿素氮增高，高血钾，代谢性酸中毒等表现。通常少尿持续 1 周左右，然后尿量增加，病情好转，肾功能也逐渐恢复。②护理：限制钠盐、水、蛋白质食物及含钾丰富的食物的摄入，及时处理高钾血症和酸中毒，如经保守治疗无效，应及早进行透析治疗。

（6）心理护理：护士应与患儿及家长建立良好的关系，关心、体贴患儿，态度和蔼、亲切，使其消除紧张心理。对患儿及家长耐心讲解病情及治疗情况，使其了解病情进展及治疗方案，及时解决患儿及家长的疑问，消除顾虑，使其更好地配合医护人员的治疗及护理。

3.健康教育

（1）饮食。

1）应给予清淡、易消化、高热量、高维生素、低盐饮食。严重水肿时应限制钠盐的摄入，一般钠盐每天 1～2g，水肿消退后每天 3～5g。

2）伴有氮质血症者则应限制蛋白质的入量，一般以 $0.5g/(kg \cdot d)$ 摄入，且以优质蛋白（如牛奶、鸡蛋、瘦肉等）为主，以补充体内必需氨基酸，并减轻肾脏负担，也有利于减轻氮质血症。

3）根据患儿的尿量适当控制液体摄入，一般计算方法是每天进入体内的液体量为前一天的出量加 500mL。发生严重水肿、少尿或无尿者液体摄入量应更少。要准确记录 24 小时液体的出入量。

（2）休息与活动：急性期患儿起病 2～3 周内应卧床休息，减轻心脏负担，改善心脏功能，还可以增加心排血量及肾血流量，提高肾小球滤过率，减少水钠潴留，预防严重循环充血、高血压脑病、急性肾功能不全的发生。待水肿消退、肉眼血尿消失及血压接近正常后,可下床在室内活动或到户外散步。然后逐渐增加活动量,但1~2个月内应限制活动量,3个月内避免剧烈活动和劳累及体育运动。

(3)出院指导。

1)向患儿及家长介绍有关药物的作用、用法、疗程、注意事项以及不良反应等,叮嘱其不可以随意停用或增减药物。

2)告知患儿及家长要定期到医院接受复查,出院后每周复查尿常规一次,2个月后改为每月一次,直至正常。

3)告知患儿及家长强调预防急性肾小球肾炎的关键是防治感染,一旦出现呼吸道感染、皮肤感染等症状时,要及时到医院接受治疗。

4)告知患儿及家长休息及饮食的重要性,在出院后的1~2个月内活动量要加以限制,3个月内避免剧烈活动,1年之后才可以进行正常的活动。

二、肾病综合征

肾病综合征(NS)简称肾病,是由多种原因引起的肾小球基底膜通透性增高,导致血浆内的大量蛋白质从尿中丢失的临床症候群。临床具有四大特征:大量蛋白尿,低蛋白血症,高胆固醇血症,不同程度的水肿,其中前两项为必备条件。

肾病综合征按病因可分为先天性、原发性和继发性,按临床表现分为单纯性肾病和肾炎性肾病。在儿童肾脏疾病中,其发病率仅次于急性肾炎,多见于学龄前期,男性多于女性,3~5岁为发病高峰期。

(一)概述

1.病因和发病机制

肾病的病因和发病机制尚未完全阐明。已证实肾小球毛细血管壁结构或电荷变化可导致蛋白尿。原发性肾病综合征可见于多种病理类型,儿童肾病综合征以微小病变型最常见,约为75%。微小病变型是由于肾小球滤过膜阴离子丢失增多、静电屏障被破坏的原因,使大量带阴电荷的中分子血浆白蛋白滤出,形成高选择性蛋白尿。亦可因肾小球基底膜分子滤过屏障损伤,而致大、中分子量的多种蛋白从尿中丢失,形成低选择性蛋白尿。非微小病变型常见免疫球蛋白和(或)补体成分在肾内沉积,提示与免疫损伤有关;微小病变型的肾小球则无以上沉积,可能与细胞免疫功能紊乱有关。近年来研究发现该病还具有遗传倾向。

2.病理生理

肾病的基本病变是肾小球通透性增加,导致蛋白尿,而低蛋白血症、水肿和高胆固醇血症是继发的病理生理变化。

(1)低蛋白血症:主要原因如下。①大量血浆蛋白从尿中丢失。②从肾小球滤出的白蛋白被肾小管重吸收后分解。

(2)水肿:水肿的发生与下列因素有关。①低蛋白血症使血浆胶体渗透压下降,当血浆白蛋白低于 25g/L 时,液体在间质区潴留,表现为全身凹陷性水肿。低于 15g/L 时,则有腹水或胸腔积液形成。②血浆胶体渗透压下降,血容量减少,刺激容量和压力感受器,促使抗利尿激素和肾素、血管紧张素、醛固酮分泌,心钠素减少,远端肾小管对钠、水的重吸收增多,导致钠、水潴留。③低血容量使交感神经兴奋性增高,近端肾小管对钠的重吸收增加。

(3)高胆固醇血症:低蛋白血症促进肝脏合成脂蛋白增加,其中大分子脂蛋白难以从肾小球基底膜滤过,导致血浆总胆固醇、甘油三酯、低密度脂蛋白和极低密度脂蛋白均增高。持续高脂血症可促使肾小球硬化和间质纤维化。

(二)护理评估

1.健康史

评估患儿的体质状况,此次发病的时间,水肿的程度和部位;评估患儿排尿次数、尿量及尿色;患儿是初发还是复发,目前治疗情况,病情有无缓解等。

2.身体状况

(1)单纯性肾病:多于 2～7 岁发病,男女之比为(2～4):1。起病隐匿,水肿是最突出的表现,呈凹陷性,开始于眼睑、面部,逐渐遍及全身,甚至出现胸腔积液、腹水和阴囊水肿。水肿严重时常伴尿量减少,一般无血尿及高血压。

(2)肾炎性肾病:发病年龄多在学龄期。水肿一般不严重,多伴有血尿、不同程度的高血压、血清补体下降和氮质血症。

(3)并发症。

1)感染:是最常见的并发症。常见为呼吸道、皮肤、泌尿道感染和原发性腹膜炎等,尤以上呼吸道感染最多见,占 50% 以上。结核杆菌感染也应引起重视。

2)电解质紊乱和低血容量:常见的电解质紊乱有低钠、低钾和低钙血症。最常见的为低钠血症,患儿表现为厌食、乏力、嗜睡、血压下降甚至出现休克等。可能与患儿不恰当长期禁盐、过多使用利尿药、感染、呕吐及腹泻等因素有关。另外,由于显著水肿而常有血容量不足,尤其在低钠血症时易出现低血容量性休克。

3)高凝状态和血栓形成:肝脏合成蛋白质增多,包括凝血因子合成增加,加之尿中丢失抗凝血酶Ⅲ、高脂血症时血液黏稠等因素,肾病患儿血液处于高凝状态,易发生血栓。以肾静脉血栓常见,表现为突发腰痛、血尿、少尿,严重者可发生急性肾功能衰竭。还可发生下肢深静脉血栓、肺栓塞、脑栓塞等。

4)急性肾功能衰竭:多数为低血容量所致的肾前性肾功能衰竭。

5)生长延迟:见于频繁复发和长期接受肾上腺皮质激素治疗的患儿。

3.心理—社会支持状况

本病病程较长,容易复发,单纯性肾病预后良好,肾炎性肾病预后较差,患儿和家长精神压力大;患儿因长期使用糖皮质激素而出现满月脸、向心性肥胖等形体改变,易产生自卑心理;患儿住院时间较长,影响学业,家庭经济压力也较大,患儿及家长可产生抑郁、焦虑等心理。

4.辅助检查

(1)尿液检查:尿蛋白定性多为(＋＋＋)～(＋＋＋＋),24 小时尿蛋白定量≥50mg/(kg·d)。肾炎性肾病患儿尿中红细胞增多。

(2)血液检查:血浆总蛋白及白蛋白明显降低,血浆白蛋白＜25g/L,白、球比例(A/G)倒置;红细胞沉降率增快;血清胆固醇＞5.7mmol/L;肾炎性肾病有补体C_3降低和不同程度的氮质血症。

5.治疗原则及主要措施

(1)一般治疗:休息、调整饮食,水肿患儿要限制盐的摄入,防治感染、补充维生素 D 和钙剂。

(2)激素治疗:糖皮质激素是治疗肾病综合征的首选药物。

1)短程疗法:泼尼松 2mg/(kg·d),最大剂量不超过 60mg/d,分次口服,共 4 周,以后改为泼尼松1.5mg/kg,隔日清晨顿服,共 4 周。全疗程共 8 周,然后骤然停药。此疗法易复发,较少用。

2)中、长程疗法:适用于初治的病例,泼尼松 2mg/(kg·d),最大剂量不超过 60mg/d,分次口服,尿蛋白转阴后巩固 2 周(一般足量不少于 4 周,最长不超过 8 周),以后进入巩固维持阶段,改为 2mg/kg,隔日晨顿服,持续 4 周。如尿蛋白持续转阴,以后每 2～4 周减 2.5～5mg,直至停药,6 个月为中程疗法,9 个月为长程疗法。

(3)免疫抑制剂治疗:适用于对激素部分敏感、耐药、依赖和复发者或对激素不良反应不耐受的患儿。常用药物为环磷酰胺(CTX),其他免疫抑制剂有环孢素、苯丁酸氮芥、雷公藤总苷等。

(4)其他治疗:必要时给予利尿、抗凝、免疫调节及中医中药等治疗。

(三)常见护理诊断/问题

1.体液过多

与低蛋白血症导致的水钠潴留有关。

2.营养失调:低于机体需要量

与大量蛋白从尿中丢失有关。

3.有感染的危险

与免疫功能低下有关。

4.潜在并发症

电解质紊乱、血栓形成及药物的不良反应等。

5.焦虑

与病情反复、病程长及相关知识缺乏有关。

(四)护理措施

1.适当休息

一般不需卧床休息,严重水肿和高血压时应卧床休息,但应经常变换体位,病情缓解后可逐渐增加活动量,不要过度劳累,以免病情复发。

2.保证患儿营养供应

(1)饮食:一般患儿不需要特别限制饮食,应给予易消化饮食,如优质蛋白、少量脂肪、足量糖类及高维生素饮食。

(2)蛋白质:蛋白摄入量为 $1.5\sim2g/(kg \cdot d)$,以高生物效价的动物蛋白为宜,如乳类、蛋、禽类以及牛肉等。

(3)钠盐:重度水肿、高血压时应限制钠、水的入量,给予无盐或低盐饮食(氯化钠 $1\sim2g/d$),病情缓解后不必继续限盐。

(4)维生素:患儿应用糖皮质激素治疗过程中,每天应给予维生素 D 及适量钙剂。

3.预防感染

(1)保护性隔离:肾病患儿与感染性疾病患儿分开收治,病室每天进行空气消毒,减少探视人数,避免患儿到人多的公共场所。

(2)加强皮肤、黏膜护理:保持皮肤清洁、干燥,及时更换内衣;保持床单位清洁、整齐,被褥松软;臀部和四肢水肿严重时,受压处可垫棉圈或用气垫床,每1~2小时协助患儿翻身1次,避免拖、拉、拽等动作;阴囊水肿时可用棉垫或吊带将阴囊托起,严重水肿者尽量避免肌内注射。

(3)做好会阴部清洁:每天用3%硼酸坐浴1~2次,预防尿路感染。

(4)监测体温、血常规:有感染征象及时报告医生。

4.密切监测病情变化,观察药物疗效及不良反应

(1)激素治疗期间,注意每天血压、尿量、尿蛋白的变化;注意观察激素的不良反应,如高血压、消化道溃疡、库欣综合征等。

(2)应用利尿药时,密切观察尿量,监测血钾、血钠的变化,以防发生电解质紊乱。尿量过多应引起警惕并告知医师,因大量利尿可导致低血容量性休克或血栓形成。

(3)免疫抑制剂常见的不良反应有白细胞减少、脱发、胃肠道反应、肝功能损害及出血性膀胱炎等。用药期间多饮水,监测血常规变化。

5.心理护理

关心爱护患儿,与患儿及家长多交流。帮助患儿适应形象的改变,适当安排游

戏等活动,增加生活乐趣,增强患儿和家长的信心,使其积极配合治疗。必要时,对患儿及家长采取积极的心理辅导和心理行为干预,将有利于促进疾病的康复。

6.健康教育

向患儿及家长讲解疾病的相关知识,患儿必须按计划服药,不可骤然停药,以免复发;感染是本病最常见的并发症和复发诱因,教会患儿及家长预防感染的常用方法,认识感染的常见表现,并能及时就诊;患儿不能剧烈活动,避免奔跑、打闹等,以防摔伤或骨折;教会家长及较大儿童学会用试纸监测尿蛋白的变化;预防接种需在病情完全缓解且停用糖皮质激素 6 个月后进行。

(王慧丽)

第五节　神经系统疾病的护理

一、癫痫

癫痫是神经系统常见疾病之一,是由于大脑神经元异常过度或同步化放电所引起的发作性、突然、一过性的体征和(或)症状。癫痫发作是指大脑神经元过度异常放电引起的突然、短暂的症状或体征,临床表现为意识、运动、感觉、精神或自主神经功能障碍。小儿癫痫的患病率约为 3.45‰。

(一)病因及发病机制

1.病因

(1)特发性(原发性)癫痫:是指除可能与遗传性有关外,无其他可寻的病因,如儿童及少年失神性癫痫、少年肌阵挛性癫痫、儿童良性癫痫伴中央颞区棘波等。

(2)症状性(继发性)癫痫:即具有明确脑部损害或代谢障碍的癫痫。如脑发育异常、中枢神经系统感染、脑血管病、颅脑外伤、缺氧性脑损伤、代谢紊乱、中毒等。

(3)隐源性癫痫:是指虽疑为症状性癫痫但尚未找到病因者。这类癫痫约占癫痫人数的 60%。

2.诱发因素

年龄、内分泌、发热、疲劳、睡眠不足、饥饿、饮酒、情绪激动、过度换气、过度饮水、过敏反应、预防接种及声、光刺激等均可诱发某些癫痫发作。

(二)临床表现

癫痫发作的表现形式取决于其病灶起源的位置和定位于大脑的某一部位。我国小儿神经学术会议将癫痫发作分为局灶性发作和全面性发作。

1.局灶性发作

神经元过度放电始于一侧大脑半球内,临床发作和脑电图均于局部开始。

(1)单纯局灶性发作:发作中无意识和知觉损害。

1)运动性发作:多表现为一侧某部位的抽搐,如肢体、手、足、口角、眼睑等处。

2)感觉性发作:表现为发作性躯体感觉异常及特殊感觉异常,如针刺感、幻视、味觉异常等。

3)自主神经症状性发作:表现为自主神经症状,如心悸、腹部不适、呕吐、面色苍白或潮红、大汗、竖毛、瞳孔散大或大小便失禁等。

4)精神症状发作:可表现为幻觉、记忆障碍、语言障碍、认知障碍、情感障碍或恐惧、暴怒等。

(2)复杂局灶性发作:这类发作都有不同程度的意识障碍,往往有精神症状,常伴反复刻板的自动症,如吞咽、咀嚼、舔唇、拍手、自言自语等。多见于颞叶和部分额叶的癫痫发作。

(3)局灶性发作继发全身性发作:由单纯局灶性或复杂局灶性发作泛化为全身性发作,也可由单纯局灶性发作发展为复杂局灶性发作,然后继发全身性发作。

2.全身性发作

神经元过度放电起源于两侧大脑半球,临床发作和脑电图均呈双侧异常。

(1)失神发作:典型失神发作表现为发作时突然停止正在进行的活动,两眼凝视,持续数秒钟恢复,发作后可继续原来的活动,对发作不能回忆。

(2)强直—阵挛发作:临床最常见。主要表现是意识障碍和全身抽搐。

1)强直期:发作时意识突然丧失,全身肌肉强直收缩,尖叫伴突然跌倒,呼吸暂停与发绀,双眼上翻,瞳孔散大。

2)阵挛期:强直症状持续数秒至数十秒后出现较长时间反复的阵挛,即全身反复、节律性抽搐,口吐白沫,持续约30秒或更长时间后逐渐停止。

3)昏睡期:发作后昏睡,醒后出现疼痛、嗜睡、乏力等现象。

(3)强直性发作:表现为持续而强烈的肌肉收缩,使身体固定于某种特殊体位,如头眼偏斜、双臂外旋、呼吸暂停、角弓反张等。

(4)阵挛性发作:发作时躯干、肢体或面部节律性抽动无强直,伴意识丧失。

(5)肌阵挛发作:表现为全身或局部肌肉突然短暂收缩,如突然点头、身体前倾等,严重者可致跌倒。

(6)失张力发作:发作时肌肉张力突然短暂性丧失引起姿势改变,同时伴有意识障碍,表现头下垂、双肩下垂、屈髋屈膝或跌倒。

3.分类不明的发作

由于资料不足,无法归为全身性发作和部分性发作。其中包括新生儿发作时的节律性眼运动,咀嚼式动作,游泳动作,呼吸暂停等。

癫痫持续状态:癫痫发作30分钟以上,或反复发作30分钟以上,发作期间意识不恢复者,称为癫痫持续状态。临床多见强直—阵挛持续状态。

(三)辅助检查

(1)脑电图检查:可以诊断癫痫和确定发作类型,为癫痫手术提供术前定位。

(2)头颅影像学检查:能清楚显示灰质、白质和基底节等脑实质结构。

(3)遗传代谢检查、基因分析等。

(四)诊断

诊断小儿癫痫主要根据病史及脑电图检查。体格检查及神经影像学检查可以帮助判断病因。

(五)治疗

1.病因治疗

若有明确病因,应积极治疗,如脑瘤、某些可治疗的代谢病。

2.抗癫痫药物治疗

合理使用抗癫痫药物是当前治疗癫痫的最主要手段。先选择单种药物,从小剂量开始直至完全控制发作。如单药物控制不理想,可多种药物联合治疗。根据患儿发作类型选取药物,常用抗癫痫药物:丙戊酸钠、托吡酯、卡马西平、氯硝西泮、左乙拉西坦等。

3.手术治疗

适用于有明确局部致病灶的症状部分性癫痫,常用手术方法如颞叶病灶切除术、病变半球切除术等。

4.生酮饮食

对难治性癫痫及部分癫痫综合征有效。

(六)护理评估

(1)评估患儿意识及精神状态、生命体征、身高、体重、头围、智力运动发育水平、饮食、睡眠、大小便、自理能力的情况。

(2)评估患儿既往史(围产期情况、母亲妊娠史、感染、中毒、外伤史)、手术史、过敏史(尤其是抗癫痫药)、家族史(重点询问)。

(3)评估患儿癫痫发作情况,包括起病年龄、有无诱因、发作频率、持续时间、发作时有无乏氧征、发作后表现。询问患儿用药史,包括剂型、剂量、血药浓度。

(4)询问相关检查及结果:脑电图、头颅影像学、血尿代谢筛及癫痫基因结果。

(5)评估心理—社会状况评估:患儿家长对疾病认识、经济状况、配合程度、心理状态等。

(七)护理措施

1.一般护理

(1)休息与活动:保持病房良好秩序,给患儿创造安静、舒适的环境,避免不良刺激;对患儿各项治疗和护理工作要集中进行;保证患儿充足的睡眠和休息,避免过度的兴奋和疲劳。

(2)饮食:合理安排饮食,营养全面均衡,定时定量,不要暴饮暴食,忌辛辣等刺激性食物,不饮酒、咖啡、浓茶等兴奋性饮料。

(3)预防感染:病室定时开窗通风;严格限制探视人数;与感染患儿分室居住,防止交叉感染。

(4)根据评估患儿的癫痫发作情况,提前备好吸氧及吸痰装置,必要时建立静脉通路。

2.病情观察

(1)观察生命体征:对于有高热惊厥史和热敏感的患儿应注意观察体温的变化,以防发热诱发癫痫发作;观察患儿有无乏氧征,注意患儿有无呼吸急促、面色青紫、口唇及甲床发绀等症状,必要时予低流量吸氧;注意观察瞳孔大小、对光反射及神志改变。

(2)观察患儿癫痫发作状态:发作时伴随症状、持续时间。

(3)观察患儿经抗癫痫治疗后,癫痫发作、智力和运动发育等情况的转归。

3.用药护理

(1)抗癫痫药物:发放口服抗癫痫药应剂量准确,按时发放,并协助家长给患儿服药;用药期间定时监测血药浓度,避免药物剂量不足导致发作控制不理想或过量引起中毒;服药期间定时监测血常规、肝肾功能;督促患儿按时服药,不可自行减量、停药;观察患儿用药期间的不良反应,如有异常,立即通知医师。

(2)镇静剂:静脉推注镇静剂时,应剂量准确,缓慢推注,并观察患儿的呼吸情况。

4.辅助检查的护理

影像学检查的护理:①根据患儿情况,给予剥脱睡眠,告知家长剥夺睡眠的重要性,并严格执行;②检查时应保持患儿心情平静,尽量保持身体各部位的静止不动;③不能配合检查、较小患儿、躁动患儿应携带镇静剂;④必要时摘下一切金属物品;⑤应由家长陪同检查。

5.癫痫发作时的急救

(1)保证患儿安全:当发现患儿发作有摔倒危险时,应迅速扶住患儿,顺势使其缓慢倒下,置患儿于床上,拉起床挡防止坠床。不可强行按压肢体以免引起骨折。同时呼叫旁人通知医生。

(2)保持呼吸道通畅:使患儿平卧,解开衣领,头偏向一侧,清理口腔分泌物,必要时吸痰,防止误吸及窒息;牙关紧闭时,不应强行撬开;观察患儿有无口唇发绀,必要时给予低流量吸氧。

（3）观察患儿神志、瞳孔、呼吸、脉搏及面色变化,记录患儿发作的时间、形式、持续时间。

（4）如癫痫发作不缓解,应立即建立静脉通路,准备遵医嘱给药。遵医嘱静脉注射地西泮时,应剂量准确,缓慢推注,推注速度为 $1mg/min$,同时注意患儿的呼吸变化;用脱水药物时,应快速静脉滴入,防止脑水肿引起脑疝。

（5）癫痫发作后患儿可有头痛、身体酸痛和疲乏等不适感,应让其充分休息。

6.心理护理

在护理患儿过程中,应给予患儿及家长充分的关心、理解、尊重。鼓励癫痫患儿参加社会活动,增强自我意识及独立能力,扩大兴趣范围,建立乐观情绪,改善人际关系,促进患儿的身心健康。

父母是儿童个性形成的最重要的社会因素,父母的心理行为可影响儿童的个性发展。家长的焦虑情绪和过分保护患儿是引起和加重患儿心理障碍的原因。因此,要重视家长的心理帮助及支持,让家长认识到癫痫是一种可以治疗的疾病,通过系统正规的治疗,80%～90%的患儿可完全控制发作,且能与正常人一样生活、学习和工作。改变对癫痫的不正确态度,消除无知和误解,减轻家长及患儿的心理负担。

7.健康教育

（1）向家长进行疾病知识的普及,介绍患儿目前的病情及治疗。

（2）指导家长合理安排患儿生活,培养良好的生活习惯,保证充足的睡眠和休息。精神要愉快,情绪要稳定,避免过度兴奋和疲劳。适度参加体育活动,对学龄儿童应与学校老师取得联系,得到老师与同学的配合,避免刺激、强度大的运动,如上体育课、军训等。外出旅游时应随身携带足量的抗癫痫药,并坚持服药。在癫痫未控制前,尽量避免去危险的场所,不要独自游泳、骑车、登高等。

（3）预防感染,不到人口密集的地方去,锻炼身体,增强免疫力。癫痫患儿出现高热应及时就诊,进行相应的治疗。

（4）饮食均衡,定时定量。注意合理配餐,保证营养供应。抗癫痫药能引起维生素 K、叶酸、维生素 D、钙和镁等物质的缺乏,平时应多补充含有这些物质的食物。要避免暴饮暴食,忌辛辣刺激性食物,尽量不饮用含兴奋剂的饮料,如茶、咖啡等。

（5）坚持服药,按时服药,是癫痫病治愈和好转的关键。要做好家长及患儿的思想工作,使其对服药有正确的认识,自觉坚持服用药物。同时,在服药期间,要定期监测血常规、肝肾功能、血药浓度等,防止药物不良反应的发生。同时还将药品的保管、切分方法等情况向家属作具体介绍。

（6）讲解癫痫发作时的处理方法。

二、化脓性脑膜炎

化脓性脑膜炎,简称化脑,是由各种化脓性细菌引起的脑膜炎症,部分患儿病变累及脑实质。本病是小儿,尤其是婴幼儿时期常见的中枢神经系统感染性疾病。临床上以急性发热、惊厥、意识障碍、颅内压增高和脑膜刺激征及脑脊液脓性改变为特征。随着脑膜炎球菌及流感嗜血杆菌疫苗、肺炎球菌疫苗的接种和对本病诊治水平不断提高,本病发病率和病死率已明显下降。

(一)病因

本病常见的致病菌与患儿年龄关系密切。新生儿及 2 个月内的婴儿、原发性或继发性免疫缺陷者,多为大肠埃希菌和金黄色葡萄球菌;3 个月至 3 岁儿童多为流感嗜血杆菌、脑膜炎球菌和肺炎链球菌;年长儿以脑膜炎球菌和肺炎链球菌多见。致病菌可以通过多种途径侵入脑膜。

(1)最常见的途径是通过血流,即菌血症抵达脑膜微血管。当小儿免疫防御功能降低时,细菌通过血脑屏障到达脑膜。致病菌大多由呼吸道侵入,新生儿的皮肤、胃肠道黏膜或新生儿脐部也常是致病菌的侵入部位。

(2)邻近组织器官感染,如中耳炎、乳突炎等扩散波及脑膜。

(3)与颅腔存在直接通道,如颅骨骨折、神经外科手术或脑脊膜膨出,细菌可因此直接进入蛛网膜下隙。

(二)临床表现

90%的化脓性脑膜炎患儿为 5 岁以下儿童,1 岁以下是患病高峰年龄,一年四季均可发生。

1.典型表现

(1)感染中毒及脑功能障碍症状:发热,烦躁、易激惹,进行性加重的意识障碍;30%以上患儿有反复全身或局限性惊厥发作。

(2)颅内压增高:剧烈头痛、呕吐,婴儿则有前囟饱满与张力增高、头围增大等。合并脑疝者,可出现呼吸不规则,瞳孔不等大或突然意识障碍加重等体征。

(3)脑膜刺激征:颈项强直最常见,凯尔尼格征阳性、布鲁津斯基征阳性。

2.不典型表现

新生儿及 3 个月以下小婴儿起病隐匿,常因缺乏典型的症状和体征而被忽略。主要表现如下。

(1)体温可高可低,甚至体温不升。

(2)颅内压增高的表现可不明显,幼婴不会诉头痛,可能仅有吐奶、尖叫或颅缝裂开。

(3)惊厥可不典型,如仅见面部、肢体局灶或多灶性抽动,或呈眨眼、呼吸不规则,屏气等各种不显性发作。

(4)脑膜刺激征不明显。

3.并发症

(1)硬脑膜下积液:发生率较高,多见于1岁以内的婴儿,是最常见的并发症。凡经有效治疗48～72小时后脑脊液有好转,但体温不退或体温下降后再升高;或在一般症状好转后又出现意识障碍、惊厥、前囟隆起或颅内压增高等症状,应首先怀疑本症的可能性。硬脑膜下穿刺是直接的确诊手段。

(2)脑室管膜炎:多见于病初未及时诊断治疗的革兰阴性杆菌感染的婴儿,表现为治疗效果不理想,发热不退、惊厥频繁、意识障碍不改善,进行性加重的颈强直。治疗大多困难,病死率及致残率高。

(3)脑积水:由脑膜炎造成的脑脊液循环障碍所致。表现为颅内压增高、脑功能障碍、前囟膨隆、颅缝开裂、额大面小、落日眼、头颅破壶音和头皮静脉扩张。

(4)其他:颅神经受累可致耳聋、失明等;脑实质受累可致瘫痪、智力低下或继发性癫痫。

(三)辅助检查

1.脑脊液检查

为确诊本病的重要依据。外观浑浊或呈脓性,压力升高;白细胞数增多达$1000×10^6$/L以上,以中性粒细胞为主;糖明显降低,氯化物多降低,蛋白质显著增高。涂片革兰染色和培养可发现致病菌。

2.血常规

白细胞总数及中性粒细胞占比增高;严重感染时白细胞可不增高。

3.其他

血培养、皮肤瘀点瘀斑涂片找菌阳性及头颅CT扫描等。

(四)治疗

1.抗生素治疗

化脓性脑膜炎预后严重,应力求在用药24小时之内杀灭脑脊液中的致病菌,故选择对致病菌敏感且易透过血—脑屏障的抗生素。急性期静脉用药,须早期、联合、足量、足疗程,对明确诊断而病原菌未确定的,目前多主张用第三代头孢菌素,如头孢噻肟、头孢曲松。病原菌明确后可按照药敏试验的结果选择敏感抗生素。疗程通常10～14天,若有并发症应延长疗程。

2.肾上腺皮质激素的使用

肾上腺皮质激素对多种炎症因子的产生有抑制作用,可减轻炎症反应和中毒症状,降低颅内压,故在抗生素使用的同时,可予以地塞米松,连用2～3天。

3.并发症治疗

必要时予以穿刺、引流及理疗等措施。

4.对症支持治疗

维持水、电解质平衡,处理高热,降低颅内压,控制惊厥及感染性休克。

(五)常见护理诊断/问题

1.体温过高

与细菌感染有关。

2.有受伤的危险

与反复惊厥有关。

3.营养失调

与摄入不足、呕吐、消耗增多等有关。

4.潜在并发症

硬膜下积液、脑疝等。

5.焦虑

与预后不良有关。

(六)护理措施

1.维持正常体温

每4小时测体温1次,并观察其热型及伴随症状。体温超过38.5℃时,给予物理降温或药物降温,并在降温处置后30分钟测体温1次,并记录降温效果。鼓励患儿多饮水,必要时静脉补液。若小婴儿体温不升时则应注意保暖。

2.惊厥的护理

惊厥发作时,立即让患儿平卧,头偏向一侧,松解衣服和领口,及时清除患儿口鼻咽分泌物、呕吐物等,防止反流或误吸窒息。给予患儿口腔保护,防止舌咬伤。无家长陪伴的患儿应拉起床边护栏,避免惊厥发作时坠床。遵医嘱采取止惊措施,用药时注意观察呼吸和血压变化。

3.保证足够的营养

按患儿热量需要制订饮食计划,给予高蛋白、高热量、高维生素且清淡、易消化的流食或半流食,少食多餐,以防呕吐发生。频繁呕吐、不能进食者给予鼻饲或静脉营养。

4.协助降低颅内压

由于患儿对环境刺激极敏感,微小声音或光线刺激即可加重或发生颅内压增高,因此病室应尽量保持安静,避免光线刺激。患儿需要大量侵袭性治疗,最好集中进行,避免多次穿刺。

5.观察病情

(1)监测生命体征、防止并发症:需做到经常巡视并监测患儿生命体征及神志、瞳孔、肌张力变化。若患儿出现呼吸节律不规则、瞳孔不等大等圆、对光反射减弱或消失,提示脑疝及呼吸衰竭的存在,应及时给予急救处理。如患儿在治疗中发热持续不退或退而复升、前囟饱满、颅缝裂开、呕吐不止、反复惊厥发作应考虑存在并发症,应及时报告医生给予相应处理。硬膜下积液量较大时,应协助医生穿刺放液,放液量每次、每侧在15mL以内,根据致病菌注入抗生素,必要时外科引流;脑室管膜炎可行侧脑室穿刺引流,并注入抗生素;脑积水可手术治疗。

(2)做好急救准备:准备好氧气、吸引器、人工呼吸机、脱水剂、镇静剂、呼吸兴奋剂、硬脑膜下穿刺包及侧脑室引流包。

6.心理护理

对患儿及家长给予关心、安慰,多与他们沟通,取得其信任;介绍患儿的病情、治疗及护理方法,使其主动配合,树立战胜疾病的信心。及时解除患儿不适,鼓励他们说出内心的感受及需要询问的问题,并给予详细解答。

(赵　越)

第五章 精神心理科疾病护理

第一节 器质性精神障碍的护理

一、器质性精神障碍的临床特征

器质性精神障碍的临床特征与原发疾病之间并不存在特异性的关系,也就是说,不同的病因可以引起相同的精神症状,相同的病因在不同的患者身上也可以引起不同的精神症状。尽管如此,那些复杂多变的精神症状仍有一些共同之处。例如,根据起病的急缓和病程的长短,可将其大致分为谵妄和痴呆。谵妄起病急,病程较短,临床表现以意识障碍、幻觉、妄想、兴奋为主,具有昼轻夜重的特点;痴呆起病较慢,病程较长,临床表现以智能减退、人格改变、记忆力减退为特征。一般来说,谵妄的病变是可逆的,而大部分痴呆的病变往往是不可逆的,并且呈进行性发展。除此之外,器质性精神障碍的出现和器质性病变的进展存在时间上的联系,而且它会随着原发疾病的缓解或改善而恢复。

另外,器质性精神障碍的治疗原则以病因治疗及对症治疗并重。由于多数精神障碍会影响原发疾病的严重程度和治疗,因此精神障碍的对症治疗也是一种必要的应急措施。但是,在应用精神科药物时应慎重,要注意避免对有关脏器的进一步损害,避免加深意识障碍或损害其他脏器功能。除此之外,器质性精神障碍患者都具有躯体体征及实验室阳性结果。

二、常见综合征

器质性精神障碍患者的临床表现并不是单独地由器质性损害或脑功能障碍的结果所造成的。严重的、症状突出的器质性精神障碍综合征不仅取决于器质性损害或脑功能异常,而且也依赖于患者的病前人格、对疾病的反应与应对能力、家属的反应、社会支持以及患者周围的其他环境状况。器质性精神障碍在临床上主要表现为谵妄、痴呆、遗忘综合征,此外还有器质性幻觉症、器质性妄想障碍、器质性心境障碍等。下面只着重介绍谵妄、痴呆和遗忘综合征这 3 种最为常见的临床综合征。

(一)谵妄

谵妄因急性起病、病程短暂、病情发展迅速,被称为急性脑综合征,是一组表现为急性、一过性、广泛性的认知障碍,关键症状是意识障碍,其核心表现是意识清晰度下降,并在此基础上出现意识内容的障碍,可表现为注意、知觉、思维、记忆、精神运动性行为、情绪障碍和睡眠—觉醒节律的紊乱。

1.病因

引起谵妄的原因很多,常见的病因有感染、脑外伤、药物滥用和水电解质平衡紊乱等。有关谵妄的发病机制迄今尚不十分清楚。目前有胆碱能假说认为血浆乙酰胆碱等神经递质合成减少与谵妄的发生密切相关。

谵妄在住院患者的发生率一般为 10%~30%,在老年病房、急诊室和重症监护病房中较常见,在全身麻醉外科手术后发生率可高达 50%。谵妄通常急性起病,症状变化大,通常持续数小时或数天,老年患者中持续数月者也并非罕见。典型的谵妄通常 10~12 天可完全恢复,但有时可达 30 天以上。

2.临床表现

(1)意识障碍:谵妄的核心症状是意识障碍,患者出现神志恍惚、注意力不能集中以及对周围环境与事物的觉察清晰度降低等。意识障碍的严重程度在 24 小时之内有显著的波动,有昼轻夜重的特点(又称"日落效应"),患者白天交谈时可对答如流,晚上却出现意识混沌。由于患者注意力涣散,多出现时间和地点的定向障碍,严重者还可出现自我定向障碍。如谵妄患者感觉自己身处一个很熟悉的地方(例如家中的一个房间),却点头同意自己在病房内。

(2)知觉障碍:知觉障碍是谵妄最常见的症状,主要包括错觉和幻觉。多以恐怖性的虫子视和幻视为主。如将输液器看成蛇,看到干净的床单上有许多虫子在爬,看到屋里有猛兽等。因此,临床上对表现为幻视的患者要考虑器质性精神障碍的可能。

(3)思维障碍:主要表现为思维不连贯,言语凌乱,如"电视……光……不要……虫子……"。临床上要注意与思维破裂相鉴别,要注意思维不连贯是在意识障碍的基础上出现的。另外,谵妄患者会把自己体验的幻觉和错觉在他们的思维中形成凌乱的妄想,导致他们试图保护自己,如凭空看到家中有其他人,继而产生有小偷或配偶有外遇的妄想。谵妄的妄想不同于精神病的妄想,组织松散,一天内不断转移新的焦点,而不是持久固定的。

(4)睡眠—觉醒周期紊乱:可表现为睡眠减少、睡眠质量差或睡眠颠倒(白天嗜睡而晚上活跃)。

(5)心境异常:情绪异常非常突出,包括恐惧、焦虑、抑郁、愤怒、害怕、淡漠和欣快等。

（6）记忆障碍：以即刻记忆和近记忆障碍最为明显，特别是新近发生的事情难以识记。好转后患者对病中经过大多不能回忆。

3.诊断

通常可根据典型的临床症状做出诊断，即急性起病，意识障碍，定向障碍，伴波动性认知功能损害等。智能检查可显示认知功能损伤。还可根据病史、体格检查及实验室检查来明确谵妄的病因，如躯体疾病、电解质紊乱、感染、酒精或其他物质依赖等。根据患者病情的需要，可进行相应的辅助检查。谵妄患者脑电图显示全面的脑电波活动缓慢，可与抑郁症或其他精神疾病相鉴别。

4.治疗

谵妄的治疗主要包括病因治疗、支持治疗和对症治疗。病因治疗是指针对原发脑部器质性疾病或躯体疾病的治疗。支持治疗一般包括维持水、电解质平衡，适当补充营养。在整个患者精神状态改变期间，建议适当的环境控制给予患者充分的支持。应当给予患者强烈的白天或黑夜的线索提示。在白天，应当保持自然光线充足或照明灯调亮，并营造一个活动的环境；在夜晚，灯光应暗淡，居室应安静柔和。家属及医务人员也应加强对谵妄患者的看护，预防患者发生伤人及自伤行为。

对症治疗是指针对患者的精神症状给予精神药物治疗。为避免药物加深意识障碍，应尽量给予小剂量的短期治疗。抗精神病药如氟哌啶醇，因其嗜睡、低血压等不良反应较轻，可首先考虑。其他新型抗精神病药物如利培酮、奥氮平、喹硫平也可以考虑使用。除非谵妄是由于酒精或镇静催眠药物的戒断引起（震颤谵妄），否则最好不要使用苯二氮䓬类药物，因为这类药物会加重意识障碍，甚至是抑制呼吸，并加重认知损害。有肝脏疾病者和酒精依赖者应避免使用氯丙嗪，以免引起癫痫发作。

（二）痴呆

痴呆是指较严重的、持续的认知障碍。临床上以缓慢出现的智能减退为主要特征，伴有不同程度的人格改变，但没有意识障碍。因起病缓慢，病程较长，故又称为慢性脑综合征。流行病学调查发现65岁的老年人痴呆的发病率为3%～5%，随年龄的增大发病率升高，到80岁，发病率增高至20%左右。

1.病因

引起痴呆的病因很多（表5-1），如能及时发现、及时治疗，部分痴呆患者预后较好，10%～15%的患者在针对病因的治疗后可以获得部分程度的改善，包括由内分泌障碍、神经梅毒及部分颅内占位性病变等所致的痴呆。

表 5-1　引起痴呆的病因

病因分类	疾病
中枢神经系统变性疾病	阿尔茨海默病,额—颞叶痴呆,Prion 病(克—雅病,CJD,是其中主要类型),路易体痴呆,帕金森病,亨廷顿病
脑血管病变	血管性痴呆
占位性病变	肿瘤,慢性硬膜下血肿,慢性脑脓肿
感染和创伤	脑炎,脑膜脑炎,神经梅毒,艾滋病痴呆,脑外伤
代谢障碍和中毒	艾迪生病,库欣综合征,高胰岛素血症,甲状腺功能减退,垂体功能减退,甲状旁腺功能亢进,甲状旁腺功能减退,肝功能衰竭,肾功能衰竭,肺功能衰竭,维生素缺乏,酒精、重金属、一氧化碳、药物中毒,肝豆状核变性

2.临床表现

(1)痴呆发生多缓慢隐匿。记忆减退是常见症状。早期出现近记忆障碍,学习新事物的能力明显减退,严重者甚至找不到回家的路。随着病情的进一步发展,远记忆也受损,思维缓慢、贫乏,抽象思维丧失,对一般事物的理解力和判断力越来越差,注意力日渐受损,可出现计算困难或者不能,时间、地点和人物定向障碍。

(2)患者常伴有语言障碍。患者在疾病的初期,语言表达仍属正常,随病情的发展,可逐渐表现为用词困难,出现命名不能;甚至言语重复、刻板、不连贯或发出无意义的声音。重度痴呆患者表现缄默。

(3)患者可出现人格改变。通常表现为兴趣减少、主动性差、情感淡漠、社会性退缩,但也可表现为脱抑制行为,如冲动、幼稚行为等。情绪症状包括焦虑、易激惹、抑郁和情绪不稳等,并可有灾难反应,即当患者对问题不能做出相应的回应或对工作不能完成时,可能出现突然放声大哭或愤怒的反应。有些患者会出现坐立不安、谩骂、尖叫和不恰当的甚至是攻击性行为。也可出现妄想和幻觉。

(4)患者的社会功能受损。早期对自己熟悉的工作不能完成;晚期生活不能自理,运动功能逐渐丧失,甚至穿衣、洗澡、进食及大小便均需他人协助。

3.诊断

首先要熟悉病史,包括何时开始发病,是否伴有头痛、步态不稳或大小便失禁,是否有家族史,是否有脑外伤、卒中或酒精及药物滥用等病史。了解患者是否有智能减退和社会功能下降表现。智能检查有助于确定有否意识障碍及全面或局部的认知功能不全。

简易精神状态检查(MMSE)对认知功能损害的评定非常有效,最初作为评价老年人认知功能的床边工具,后来应用于痴呆的筛查。该量表共 20 个条目,总分 30 分,包含"时间与空间定向力""记忆力""注意力和计算力""语言""观念运动性运用""回忆""图形复制"7个方面。在有文化的人群,25～30分为正常,21～24分为轻度痴呆,14～20分为中度痴呆,13分以下为重度痴呆。检查时要求被评定者的意识是清晰的。

体格检查非常重要。患者往往有神经系统定位体征,可借以明确诊断。实验室检查有助于明确诊断。对怀疑痴呆的患者,需检查血常规,血清钙、磷,血糖,肝肾功能和甲状腺功能,血维生素 B_{12} 和叶酸及梅毒、艾滋病的血清学筛查,也可按临床需要做神经系统影像检查,以明确病因。

ICD-10 中痴呆的诊断标准如下。①脑部疾病所致的一种综合征,通常为慢性或进行性记忆障碍,同时至少有下列一种或多种大脑皮质功能障碍:思维、定向、理解、计算、学习能力、语言、判断。②意识清楚。③认知功能通常伴有情感控制、社会行为或动机退化,对个人生活能力有影响。临床上要注意与抑郁症等导致的假性痴呆相鉴别。

4.治疗

首先应及早治疗可治疗的病因;其次,需评估患者认知功能和社会功能损害的程度及精神症状、行为问题和患者的家庭与社区资源等。

治疗的原则是提高患者的生活质量,减轻患者给家庭带来的负担。重要环节是维持患者躯体健康,提供安全、舒适的生活环境及药物对症治疗。包括提供充足的营养、适当运动、改善听力和视力问题及躯体疾病的治疗等。尽量使患者处于熟悉的环境,最好是在家里。中度痴呆患者外出时,身上应佩戴附有患者基本信息(姓名、患有何种疾病、家庭地址、联系电话等)的标志牌。房间地板不宜太光滑,室内光线要适当,厕所要安装扶手。最好有让患者安全活动的空间。另外,需教育家庭成员,向他们提供切实可行的帮助。痴呆患者实际上仍具有一定的学习能力,因此,可通过非药物治疗使患者生活功能、情绪和行为问题得以改善。

目前尚缺乏治疗认知功能障碍的特效疗药,虽然部分益智药短期内能改善患者接受新事物的能力,延缓痴呆的进一步加重,但其长期疗效仍待观察。抗精神病药物可用于对抗精神病性症状、激越行为或攻击行为。由于老年人对抗精神病药物不良反应更为敏感,故应从低剂量开始,缓慢加量;症状改善后需逐渐减量或停止用药。与安慰剂相比,抗精神病药物会增加痴呆伴精神行为障碍的风险,故应慎重使用。抗抑郁药可用于痴呆伴发抑郁的患者,可明显改善痴呆综合征。但必须注意,三环类药物的抗胆碱不良反应可加重认知功能的损害。可考虑选择性 5-羟色胺再摄取抑制剂,如氟西汀以及其他药物如曲唑酮、卡马西平。镇静催眠药虽可控制痴呆者的行为问题,但因可引起意识混浊、跌倒和药物依赖等,使用应特别谨慎。

(三)遗忘综合征

遗忘综合征又称柯萨可夫综合征,是由脑器质性病理改变所导致的一种选择性或局灶性认知功能障碍,以近事记忆障碍为主要特征,无意识障碍,智能相对完好。

1.病因

引起遗忘障碍的常见原因是下丘脑后部和近中线结构的大脑损伤,双侧海马结构受损也可导致遗忘障碍。酒精滥用导致硫胺素(维生素 B_1)缺乏是遗忘障碍最常见的病因。其他如心脏停搏所致的缺氧、一氧化碳中毒、心脑血管性疾病、脑炎、第三脑室的肿瘤等也可导致遗忘障碍。

2.临床表现

遗忘障碍的主要临床表现是严重的记忆障碍,特别是近记忆障碍,注意力和即刻回忆正常。患者学习新事物很困难,记不住新近发生的事情。在智能检查时,当要求患者立即回忆刚才告知的地址或三件物品时问题不大,但 10 分钟后却难以回忆。另外常有虚构,患者因为近记忆缺损,常编造生动和详细的情节来弥补。其他认知功能和技能则相对保持完好。因此,患者可进行正常对话,显得较理智。

3.治疗

主要是针对病因治疗,如酒精依赖所致者需戒酒,并补充维生素 B_1;如为血管病变或颅内肿瘤所致,则分别治疗原发病。另外,也要制订一些康复训练计划,如强调每天坚持读报、看新闻,训练记忆电话号码等数字,帮助患者康复。

本病已发生大脑局灶性器质性病理改变,尽管发现与治疗及时,预后仍欠佳。

三、康复护理

患者的康复越早越好,从入院的第一天开始就进行康复,根据患者疾病的进展康复可以分为五级。

1.一级康复

(1)康复对象:刚入院病情处在急性期,有明显的精神症状,思维、行为比较紊乱,自知力缺失,暴力攻击、自伤自杀风险高。

(2)管理方式:封闭式管理。

(3)活动范围:主要收治在精神科重症监护病房(PICU),康复活动地点以病室大厅为主。

(4)康复目的:早期介入,建立生活和服药的良好行为,有利于精神症状的控制和上一级康复。

(5)康复实施部门:精神科重症监护病房(PICU)。

(6)康复措施:①建立良好的治疗性医患关系,熟悉主管医生、责任护士、病房环境,了解病房作息时间;②做好支持性心理护理,减少患者对陌生环境的恐惧;

③服药技能训练,药物由工作人员管理,督促患者按时服药,训练患者服药行为的建立和服药习惯的形成,训练患者知晓自己所服药的名称、性状、剂量;④生活技能训练,主要是自我照顾能力训练,如进食、面部清洁、洗面、剃须、梳头、刷牙、如厕、洗澡、更衣、折叠被子、督促或协助完成个人卫生、睡眠护理、收拾床头柜等,规范放置物品,保持病室整洁;⑤健康教育,根据患者病情,按照制定的标准进行健康教育宣教。

2.二级康复

(1)康复对象:经过急性期治疗,精神症状部分得到控制,自知力缺失或部分恢复,精神科风险降低,基本服从病区管理,由PICU转入普通病房的患者。

(2)管理方式:住在普通病房,采取每天上、下午定期开放的封闭式管理。

(3)活动范围:主要康复护理活动在病区内进行,开放期间在医院康复场地参加工娱治疗,开放期间在工作人员视线内。

(4)康复目的:强化服药的自我控制训练,提高治疗的依从性;增加生活技能训练项目,建立和维持生活习惯,预防功能衰退;拓展健康教育内容,让患者对疾病有更清楚的认识。

(5)康复实施部门:病区为主,精神康复科、临床心理科为辅。定期开放期间由康复科负责组织,病区协助实施,其余康复措施均在病区内实施。

(6)康复措施:①服药技能训练,在一级康复的基础上,维持和强化服药习惯,药物由工作人员发放,记录患者服药的情况(主动或被动);②生活技能训练,在一级康复基础上增加管理病室内的整洁、协助病区内的保洁等;③行为训练,遵从作息时间的能力、执行力、参加各种活动的能力;④健康知识讲座,按照制定的标准健康教育计划安排讲座,一般每周1~2个课题,每天讲解,强化记忆,促进健康行为的建立。

3.三级康复

(1)康复对象:精神症状基本得到控制,自知力缺失或部分恢复,服从管理,情绪有波动,能自行服药,但偶尔有遗忘,需要督促。

(2)管理方式:半开放式管理,白天参加小组职业康复训练,夜间回病区休息。

(3)活动范围:在院区内活动。

(4)康复目的:通过各种康复措施,建立良好生活和行为习惯,通过职业康复,提高患者的生活和职业能力。

(5)康复实施的部门:精神康复科为主,病区为辅,临床心理科参与指导。要求对患者每天进行考勤,每天与病区沟通交接患者,遇有病情变化时及时与科室沟通转介回病区。

(6)康复措施:①适时参加病区内组织的康复活动;②继续强化生活技能训练;

③加强服药技能训练;④行为训练;⑤参加科室和康复科组织的健康知识讲座;⑥参加职业康复小组训练。

4.四级康复

(1)康复对象:病情处于缓解期或恢复期,能自行服药,自我管理,有一定的职业特长,准备出院的患者。

(2)管理方式:半开放管理,主要参加就业技能实践培训。

(3)活动范围:院内、院外。

(4)康复实施部门:康复科为主,病房和临床心理科为辅。

(5)康复措施:①主要参加康复科组织的就业技能实践培训;②自身安全管理培训和指导;③适时参加病区和康复科组织的康复活动。

5.五级康复

(1)康复对象:精神症状得到控制,自知力恢复,已经出院。但存在生活、社交或职业技能欠缺,自信心不足,寻找工作困难。

(2)管理方式:全开放管理,白天到康复会所参加活动,继续康复训练,夜间住在家中。

(3)活动范围:可以自由活动,以参加职业康复小组训练为主。

(4)康复目的:在不同职业小组学习不同技能,提高职业康复能力、社会适应能力,促进回归社会。

(5)康复实施部门:医院康复会所为主,临床心理科协助指导。

(6)康复措施:①职业康复训练,按照个人兴趣和准备从事的工作进行相关康复训练,每一项职业康复训练都分为初级、中级、高级,每个小组技能训练1~3个月后,经过康复评估小组评定后发放项目级别结业证书,然后转入上一级别进行康复或转入其他项目训练组进行康复治疗,直到找到工作;②管理能力训练,训练管理能力,通过管理他人提升自己的管理能力;③宣传能力训练,以自我康复体验为主,宣传康复效果,提高患者的综合能力和自信心;④学习业余爱好,包括舞蹈、唱歌、摄影、主持等兴趣训练。

四、康复评定

康复评定由医师、护士、康复治疗师、心理治疗师、营养师、义工等组成的团队进行,评定时间分别在入院时、住院中、出院前,内容包括两个方面。

(一)基本情况评定

包括年龄,病史,生命体征,营养状况,进食,睡眠,大小便,皮肤状况,生活自理能力(Barthel指数),实验室检查及影像学检查等其他检查结果,生活习惯,家族史,家庭及社会支持系统,康复治疗环境等。

(二)主要功能障碍评定

(1)日常生活能力评定:Barthel指数。

(2)精神状态评定:包括汉密尔顿抑郁量表、汉密尔顿焦虑量表、简明精神症状检查表、谵妄评估量表、精神状态检查量表。

(3)风险评定:跌倒风险、攻击风险因素评估量表、自杀风险因素评估量表、压疮风险等。

(4)不良反应量表(TESS)。

(5)社会支持评估、家庭功能评估。

(6)护士用住院患者观察量表(NOSIE)。

五、健康教育

器质性精神障碍是一组由脑部疾病或躯体疾病导致的精神障碍,常常在综合医院的门、急诊,内、外科病房,特护病房,精神病院,患者家中能够见到这类患者。患者的临床表现多而复杂。需要对患者及其家属进行相关知识、康复技能的教育培训,以最大限度地提高患者的康复治疗效果。

(一)相关知识教育

根据患者的疾病特点,向患者及其家属介绍相关的疾病知识、主要的治疗和康复措施、康复治疗环境的要求等。对癫痫患者重在长期全面的管理,最终目标不仅仅是控制发作,更重要的是提高患者的生活质量。

(二)癫痫患者健康教育

1.患者及家属需要了解的共同内容

(1)治疗:治疗越早效果越好;不同类型用药不同;用药时间、停药、换药严格遵医嘱,定期随访,定期检查肝功、肾功、血常规。

(2)有前驱症状立即平卧。发作时防范受伤、窒息及其他意外的发生。

(3)生活指导:避免过度劳累,劳逸结合,睡眠充足,作息规律,忌烟、酒,外出有人陪行或携带卡片(姓名、诊断、药名、住址、联系人、联系电话)。

(4)饮食指导:保持良好饮食习惯,饮食宜清淡,勿过饥过饱,忌辛辣刺激性食物。

(5)工作指导:适当进行脑力活动和体育锻炼,不从事带危险性的工作和活动(电工、矿工、游泳、驾驶、登高、导游、火炉旁等)。

(6)个别指导:①学生,只要发作不频繁,未合并其他严重疾病,应边学习边治疗,但应告诉老师和同学,以便在发作时能得到有效帮助;②青年,癫痫患者都可恋爱结婚,身心愉悦利于康复,但遗传性(原发性)癫痫建议不宜生育;③妊娠期和哺乳期妇女,一定要将妊娠或哺乳告知医生,听从医生建议。

(7)心理指导:介绍疾病发作的原因、诱因、治疗与预后,关心患者的自觉症状,鼓励患者表达自己的感受,鼓励患者多与家属、医护人员沟通,消除患者及家属的孤独、焦虑、恐惧、自卑、羞耻感、悲观、抑郁、急躁情绪,帮助患者和家属正确对待疾病,保持平静、乐观的心境。

2.癫痫发作时的紧急处理

(1)尽早识别癫痫的先兆症状。一旦发现先兆,立即将患者平卧于床或就地躺下,对来不及安置卧位的患者,立即将其扶着顺势让其倒下,防止突然摔倒造成伤害,可用软枕等物品保护患者头部,帮助患者摘下眼镜,尽可能移开周围可能对患者造成伤害的物品。

(2)解开患者衣领、腰带,头偏向一侧,取出义齿,及时清理口鼻腔内分泌物、呕吐物,保证呼吸道通畅,防止舌后坠、舌咬伤、窒息、吸入性肺炎。

(3)顺势保护抽动的关节和肢体,关节处垫软物,防擦伤或碰伤,不要强行限制发作,如不能强行按压抽动的肢体,易造成肌肉关节的损伤、骨折、脱臼。对强直期头过度后仰、下颌过张则一手用力托住患者后枕,另一手扶托下颌以防颈椎压缩性骨折或下颌关节脱臼。

(4)抽搐前或强直期开口时可用折叠成条状的毛巾、牙垫或缠有纱布的压舌板置于上下臼齿之间,防止舌咬伤。不可在口腔或牙齿之间强行塞木筷、勺子、手指头等。

(5)发作结束后轻轻放置于良好的恢复姿势。

(6)患者恢复之前不宜进食、进水。

(7)不可采用任何措施企图弄醒患者。

(8)保持环境安静,避免干扰。

(9)遵医嘱用药、吸氧。

(10)及时完成观察记录,内容包括发作时的具体情况,如意识,眼球朝哪侧凝视,面色,瞳孔,有无大小便失禁,发作开始时间、停止时间、意识恢复时间,发作后有无头痛、乏力、肌肉酸痛,意识恢复后有无肢体瘫痪,能否复述发作时的感受,如能复述则尽量询问详细。

(三)脑疾病、损害和功能紊乱所致的人格和行为障碍

人格和行为改变可作为脑疾病、损害或功能紊乱的残留障碍或伴随障碍。器质性人格障碍主要表现为病前行为习惯模式的显著改变,特别是情感。脑炎后综合征症状无特异性。脑震荡后综合征包括许多不同性质的症状,如头痛、头晕、记忆损害、失眠、易激惹等。

(张海宁)

第二节　精神分裂症的护理

精神分裂症是一组病因未明的重性精神病,多在青壮年缓慢或亚急性起病,临床上往往表现为症状各异的综合征,涉及感知觉、思维、情感和行为等多方面的障碍及精神活动的不协调。患者一般意识清楚,智能基本正常,但部分患者在疾病过程中会出现认知功能的损害。其临床症状具有反复发作、慢性衰退的特点。精神分裂症在成年人口中的终身患病率为 1% 左右,该病预后不良,约 2/3 患者长期存在阴性症状和认知缺陷,社会功能损害明显,精神残疾率高,被认为是导致伤残和影响寿命的前十大疾病之一。目前,在早期诊断与预防难以实现的情况下,重视预防症状复发,防止精神活动衰退,提高治疗依从性,促进功能康复和回归社会是治疗精神分裂症的最主要目标。

一、临床特征

(一)一般特点

1.精神症状

精神分裂症可以出现大多数精神症状,常见症状涉及"知、情、意"三方面,如幻觉、妄想、言行紊乱、阴性症状等,但常见症状不一定是具有诊断特异性的症状,在其他精神障碍也可能见到,如双相情感障碍、脑器质性精神障碍。有学者提出一级症状:①思维化声;②争论性幻听;③评论性幻听;④思维被夺;⑤躯体被动体验;⑥思维被插入;⑦思维被广播;⑧情感被动体验;⑨冲动被动体验;⑩妄想知觉;⑪思维阻塞。一级症状具有较高的诊断特异性,是症状学标准的框架。有人提出精神分裂症核心症状包括联想障碍、情感淡漠、自闭、矛盾意向,出现在所有精神分裂症患者及各个阶段,描述了精神分裂症的"本质特征",但临床认证较难。后来有学者提出精神分裂症生物异质性的观点,将精神分裂症按阳性、阴性症状群进行分型。阳性症状指精神功能的异常或亢进,包括幻觉、妄想、怪异的行为紊乱;阴性症状指精神功能的减退或缺失,包括情感平淡、言语贫乏、意志缺乏、无快感体验和注意缺陷等。目前对临床症状的认识,从过去只重视阳性症状,转为全面关注精神分裂症的五维症状,即阳性症状、阴性症状、认知功能损害症状、情感症状和攻击性症状。认知功能损害和阴性症状是直接影响患者功能性结局的核心症状。

2.躯体症状

精神分裂症患者由于疾病的影响,缺乏良好的自我照顾和健康的生活方式,同时由于长期服用精神药物,很多患者存在躯体症状,如头晕、头痛、心慌、出汗、肌张力改变、便秘及尿频等。近年来越来越多的研究证据表明,精神分裂症患者的期望寿命缩短,死亡年龄早于普通人群。

(二)精神分裂症不同亚型的特点

1.偏执型

偏执型又称妄想型,是精神分裂症中最常见的一个亚型,多在青壮年和中年起病,起病缓慢或呈亚急性,病初敏感多疑,逐渐发展以相对稳定的妄想为主要特征,以关系、被害妄想最多见,患者常伴有幻觉,以言语性幻听最常见。情感和行为常受幻觉和妄想的支配。精神衰退不明显。

2.青春型

青春型多在青春期发病,起病较急,进展快,表现为思维散漫、喜怒无常、情感幼稚、幻觉妄想片段凌乱,行为紊乱,不少患者本能意向亢进,有明显的性色彩行为,如脱衣露体、手淫等。

3.紧张型

紧张型多发病于青壮年,起病较急,多表现为木僵状态,轻者运动缓慢、少语、少动,重者不动、不语、不食,对外界毫无反应,可出现违拗、蜡样屈曲、空气枕头。有些患者可与紧张性兴奋交替出现,此时患者可突然冲动伤人、毁物。较少产生精神衰退。

4.单纯型

起病于青少年时期,持续缓慢发展。早期多表现类似"神经衰弱"的症状,如主观的疲劳感、失眠、工作效率下降等,逐渐表现为孤僻、懒散、退缩、情感淡漠和生活毫无目的等。一般无幻觉妄想。

5.未分化型

患者同时存在以上各型的症状特点,没有明显的分组特征。

二、功能障碍

精神分裂症常起病于成年早期,呈慢性病程并有明显的功能损害,给患者及其家庭带来巨大的负担并消耗了大量的医疗资源。不同个体、不同类型、不同疾病阶段的精神分裂症患者的临床表现有很大差异,由此导致的功能障碍表现也有很大区别。

(一)前驱期

大多数精神分裂症患者发病是渐进的,起初并没有明显的精神症状出现,可逐渐变得退缩、孤僻,不关心个人卫生、仪表仪态,忘记洗澡、洗脸等,学习或工作能力下降,迟到,做事粗心大意,同时情绪变得冷淡、不适宜。有时表现为头痛、失眠、敏感、焦虑等神经性症状,但患者并不关心这些不适或痛苦,没有求医的想法。

(二)显症期

患者开始出现明显的精神病性症状,如幻觉、妄想、言语行为紊乱或孤僻、退缩等,受到症状的严重影响,患者在自我形象、与亲友的关系、学习和工作方面的功能处于瓦解状态,并且患者对疾病或症状缺乏认识,不主动求医和坚持治疗。更糟糕的是,一些患者因为攻击行为带来人身或财物的伤害。尽管有的精神分裂症患者对时间、空间和人物可能有妄想性解释,但一般能同时进行正确的定向,意识清晰,记忆和智能没有明显的障碍。

(三)残留期

大多数患者在显症期后会进入残留期,此时行为表现类似前驱期,主要表现情感迟钝、情感淡漠、言语减少、思维散漫,可有片段、不持续的幻觉、妄想,生活懒散,很难坚持学习或工作,也可以见到躯体不适、强迫、焦虑等症状。

患病的最初 5 年,患者的功能水平可能逐渐恶化,社交和工作能力下降,认知障碍变得更明显,逐渐疏于生活自理,阴性症状更加明显,通常发作期间功能损害会增加。头 5 年过后,患者的残疾程度达到最高峰并趋于稳定,有研究表明在以后的生活中疾病的严重度可能减轻,尤其是女性患者。

三、治疗

多学科基础研究的重大发现和相关理论的创立,促使人们对精神分裂症本质的认识发生了深刻变化,从所谓"功能性"到"存在脑器质性损害"的疾病,研究表明大量神经元的功能衰退或者丢失,是患者疾病慢性化、社会功能丧失和精神功能缺损的主要原因。精神分裂症首次发作多在青年或成年早期,治疗越早,神经功能损害越小,治疗结局越好。精神分裂症的治疗与康复是分不开的,具有相互补充的作用。有学者认为精神分裂症治疗与康复一体化,应该是一个无缝隙的过程,包括药物治疗、社会技能训练、家庭心理教育、主动式社区治疗、支持性就业及对患者整合治疗等。精神分裂症的常用治疗方法有以下 3 种。

(一)药物治疗

药物治疗是最关键的治疗手段。用药应系统而规范,强调早期、足量、全病程治疗。精神病前驱期至发病后的头 5 年是影响精神分裂症预后的关键时期,而第一次发病是治疗的关键,这时抗精神病药物的治疗反应最好,所需治疗剂量也小。如能获得及时、正确及有效的治疗,患者复原的机会最大,长期预后也最好。

(二)心理治疗

越来越多的人认识到精神分裂症患者心理演变过程的重要性,包括其对疾病发作、病程的影响及精神分裂症的诊断对患者身心、社会功能和生存的影响等。有效的心理治疗可以提高患者对药物治疗的依从性,降低复发率和再住院率,减轻精神症状带来的痛苦,改善患者的社会功能和生活质量,为患者家属或照料者提供必要的支持。常用的心理治疗方法包括支持性心理治疗、认知行为治疗(CBT)、认知矫正治疗等。

(三)改良电抽搐疗法

改良电抽搐疗法适应证包括出现极度兴奋躁动、冲动伤人;或出现拒食、违拗和紧张性木僵;或出现对抗精神病药物治疗无效或对治疗药物不能耐受的精神分裂症患者。研究表明,不管是否合并抗精神病药物,改良电抽搐疗法对精神分裂症的总体症状是有效的。

四、康复护理措施

精神疾病的康复护理是指运用一切可能采取的方法,协助患者尽量纠正其病态的精神活动,最大限度地恢复其适应社区生活的能力。对精神残疾者的行为矫正与技能训练是康复护理的主要内容和任务。

(一)精神分裂症各治疗期的康复护理

精神分裂症患者的社会功能会受到不同程度的影响,个体从急性期到慢性期又是一个功能障碍的发展过程。对功能障碍的康复措施应及早开展,从急性期或加重后开始,并贯穿疾病的全过程,以最大限度地促进患者社会功能的恢复,减少功能残疾。

1.急性治疗期

精神分裂症的康复应在明确诊断后即开展实施,而不要等到急性期后。康复工作开始越早,预防残疾发生的机会就越大。根据患者的具体病情和功能缺损对患者进行技能训练,鼓励其参加集体活动,教会患者应对症状的技巧,提高和恢复其人际交往能力和社会适应能力等,减少疾病对患者社交和个人发展的影响。在急性期开展康复训练时应做好综合评估、风险评估,包括患者及家属的心理状态、对疾病知识掌握的情况等。护士要尽可能地为家属提供疾病相关知识,缓解家属的紧张心理。

2.巩固治疗期

当急性期症状缓解后,就进入巩固治疗期,此时应根据患者的具体情况酌情开展独立生活技能训练。进行药物治疗自我管理能力的训练,以提高患者药物治疗的依从性,为出院后的康复做准备。在护士指导下矫正不良行为,训练生活自理能力:整理个人仪表、物品、床铺,提高患者自我照料的水平,为回归社会做准备。

3.维持治疗期

巩固治疗结束后即进入维持治疗期,此时疾病趋于稳定,护理的重点是预防复发,帮助患者恢复和提高社会功能。开展生活、学习、社会交往、休闲娱乐、就业行为的康复技能训练。

对于慢性期患者康复,家属的支持和帮助能取得较好的效果,应注意要防止患者产生依赖,应尽可能发挥患者的主观能动性,而不要对患者的一切包办代替。

(二)生活行为的康复训练

1.日常生活活动技能训练

该类训练主要是针对病程较长的慢性功能衰退患者。此类患者多始动性缺乏,表现情感淡漠、行为退缩、活动减少、生活懒散、衣装不整,严重者生活完全不知自理。此类患者训练的重点是个人生活自理能力,包括:个人卫生、住处卫生、进餐、排便、梳妆打扮、衣着整洁及规律作息等一系列活动。

按照示范、模仿、训练的次序,护士坚持每天数次手把手督促指导训练,为有效矫正患者的不良行为,临床常运用行为学正强化理论行为治疗,对恰当行为给予言语或物质强化,如不能完成则暂不予强化。当患者表现较前活跃时,可改用代币强化法。代币强化法,即当患者的行为符合要求时发给筹码,患者可用筹码换取物品或做想做的事,如穿自己的衣服,外出活动等;不符合要求时则收回筹码,这样患者就可以通过这种方式学习到适当的行为。患者一旦建立了适当的行为,筹码就应该逐渐收回,使行为成为对环境的一种自然反应。

根据实践经验,除少数已达到严重衰退缺损者外,坚持日常生活活动技能训练,大多数患者有效,但必须持之以恒,一旦放松即可恢复原状。

2.文体娱乐活动训练

重点在于培养患者积极参与群体的社会活动能力,增强社会适应能力,提高患者闲暇时的生活质量。文体娱乐活动能唤起患者的愉悦感和满足感,在轻松愉快的气氛中可以稳定情绪,抵消患者的敌意和攻击性,对缓解病情及促进康复十分有利。这类训练包括:读书、看报、看电视、唱歌、跳舞、演奏乐器、绘画、棋牌、体操、球类运动等。护士可督促、鼓励患者多参加各种娱乐活动,丰富患者住院生活。在训练时,应根据患者的病情、病种的不同,对行为退缩的患者,安排集体活动,以培养患者兴趣,增进病友间的合作,改善社交能力;组织躁动不安和有幻觉、妄想的患者收听舒缓音乐。

(三)药物自我处置技能训练

精神药物的维持治疗是预防疾病复发的重要措施,然而,精神障碍患者的治疗依从性很差,患者出院后80%不能按医嘱用药。因此,对患者进行药物治疗的自我处置技能训练,是解决用药问题,减少疾病复发的有效方法。

1.药物自我处置技能训练

该程式由美国加州大学洛杉矶分校著名精神康复专家编制,是为了帮助慢性精神障碍患者独立应用精神药物,使其能自我管理药物治疗,从而提高服药依从性。技能分为以下 6 个部分。

（1）人际交往基本技能训练：药物自我处置技能训练涉及人际交往技巧，包括眼神接触、姿势、体态、面部表情、说话声音、语言流畅性等方面。始动性缺乏的患者训练中可应用行为矫正疗法矫正。

（2）介绍药物自我处置程序：康复治疗师、护士要把训练目的告诉患者，并了解患者对服药的看法。

（3）学习有关抗精神病药物的知识：让患者掌握抗精神疾病药物的一般常识，使其知道为什么在急性期要用抗精神疾病药物，症状控制后为什么还要用维持量治疗，服用维持量药物对疾病有何益处，尤其是让患者理解为什么在以后很长时间里，他们需要坚持服用抗精神病药物的真正原因。

（4）学会正确管理药物的方法和评估自己所服用药物的作用。①使患者学会安全用药的技巧，每次用药应查对标签，在忘记服药后，不要在下次服药时补上。②治疗如有问题，像发生不良反应等，不能随意自行停药，记录药物的不良反应，并立即报告医生。③如医生确认是安全的，应继续按医嘱用药。④即使自我感觉一切很好，但医生认为有必要继续用药，仍需坚持用药，目的在于让患者学会正确管理药物的方法，并从药物的自我管理中受益。

（5）识别并处置药物不良反应：教会患者识别抗精神病药的不良反应，学会区分严重和一般的药物不良反应，并教会患者当出现不良反应时应采取的应对措施。

（6）与医护人员商讨药物治疗有关问题：让患者知道什么时间通过什么方式能获得医务人员的帮助，如何才能清晰地向医务人员汇报病情。目的是与医生护士建立有效的交谈方式。

2.技能训练

包括 7 个方面：①介绍进行训练的主题内容，解释需要掌握技能的内容；②看录像和提问/答疑，使用录像示范应掌握的各种技能，用提问和回答的方法复习所学技能；③角色扮演，患者之间相互练习使用这些技巧；④资源管理，讨论使用这些技能时所需要准备的条件；⑤解决使用这些技巧时出现的问题；⑥在实际日常生活中，与医务人员或其他休养员反复练习所学的技能；⑦根据每次训练的内容布置家庭作业，并鼓励写日记。

（四）症状自我监控技能训练

这一技能训练旨在帮助患者能够独立地控制自己的精神症状。该技能由 4 部分组成：①识别疾病复发的先兆技能；②监控复发先兆症状，使患者掌握先兆发生时及早控制的技能；③处理持续症状的技能；④在社会交往过程中，如何拒绝酒精等精神活性物质的技能。

(五)社会技能训练

大多数精神疾病患者会有不同程度的功能缺陷,导致社会角色功能障碍。他们不能胜任学习、工作、配偶或父母的角色,在人际交往、工作和社会活动中缺乏动机,不能独立生活,可能失业,生活质量差,因此,社会技能训练就显得很重要。

社会技能训练是根据学习理论发展起来的干预技术,目的是帮助患者获得或恢复人际交往、自我照料及应对社区生活所必需的技能。训练方法包括引导、示范、评估、纠正、指导、家庭角色扮演、布置家庭作业等。

1.社会角色技能训练

通常采用场景模拟或心理剧来完成训练。①场景模拟:设置的场景要与社交中需要解决的问题相关,尽可能接近现实生活,并本着"先易后难,循序渐进"的原则逐步实施。通过扮演其中的角色,使患者能胜任其正确的社会角色。②安排一个角色给患者,由治疗师或护士来指导患者完成,如扮演母亲、儿子。训练应有周密的计划,而且要系统化,并长期坚持。在扮演过程中,护士应给予适当的帮助,让其在扮演过程中尽量处理好各种现实问题,对患者处理较好的地方要给予鼓励,不到位的地方要予以纠正。

2.社交技巧训练

为了提高患者社交技能和独立生活能力,提高应对来自人际和社会刺激的能力。通过对患者实施技能训练,学会自我照顾,处理压力,提高社会交往能力。精神患者在重返社会时,对很多角色不能适应,对这类患者需要教会其各种社交技巧,使他们能重新适应环境,充分参与社会生活。

(1)交谈技巧:重点学习表情、动作、语言流畅性、语调、声音大小、目光、总体精神状态。

(2)训练内容:①倾听、表达感受、提要求;②会谈技巧——发起并维持谈话;③拒绝要求、抱怨的技能;④妥协和协商、不同意他人意见而不争吵;⑤面试;⑥如何看门诊;⑦邀请的技巧。从简单的社交开始训练,如教会他们怎样与人打招呼,如何称呼对方;与对方交谈时应从问候开始,自己应站到关心对方角度上来,问候语多一些,然后再寻找话题进一步交谈。

(3)学习利用公共设施:如去医院、去邮局、到银行存钱、去商场购物、逛公园、与亲朋看电影等;会使用交通工具,如乘坐公共汽车、火车、地铁等。

(4)解决问题:患者遇到住房、生活来源问题时会寻求帮助。在这些活动中,要尽量发挥患者的主观能动性,使其积极参加活动,而不是被动依靠。

以上训练活动,能增加患者与人交往的机会,改善社会交往技能。当患者有了微小的进步时,及时表扬。训练目标达到后,再制订下一阶段的训练目标,如此反复进行。

（六）学习行为的技能训练

学习行为的技能训练也称为"教育疗法"，对于长期不能回归社会的患者，这类训练可帮助患者学会处理、应对各种实际问题。包括一般性教育活动和家庭生活技能训练两部分。

1.一般性教育活动

为提高长期住院的慢性患者的知识水平，培养他们学习新事物、新知识的习惯，避免脱离社会现实。开展卫生常识教育、科技知识教育、时事教育、历史知识教育等。每次训练时间不宜过长，一般不超过 1 小时。可以采取上大课与小组讨论相结合的方式，学习内容尽量有趣味性，并通俗易懂。对于功能衰退的患者，可以教算术、语文、简单绘画等。

2.家庭生活技能训练

包括清洁卫生、环境布置、洗涤衣服、采购物品、烹调食物、管理钱财、家庭社交礼仪等。

（七）职业康复

职业康复是帮助慢性精神障碍患者融入社区，回归社会必不可少的组成部分，是全面康复过程中的重要组成部分，是帮助患者获得并保持适当职业和参与社会生活的过程。职业康复包括职业评估、职业咨询、职业培训、职业训练、职业指导与就业安置。下面只介绍医院内职业康复部分。

1.简单作业训练

简单作业训练是行为训练的初级阶段，在国内多数精神病院中开展。其工序简单，技术要求低，适合大多数患者。例如，打扫卫生，简单包装，手工制作，厨艺，洗衣服，种花，养殖等。在安排此类训练时应根据病情特点，对各类患者进行分组训练，给予不同的数量与质量要求，以期取得较好的效果。

2.工艺制作训练

工艺制作训练又称为"工艺疗法"，训练患者进行手工的艺术性操作。这项训练带有较多的艺术性和技术性，参加对象以精神残疾程度较轻、有志于学习技艺者为主。工艺制作训练可以激发患者的创造力，增强才能，提高兴趣，稳定情绪，对患者的心理社会康复比较有利。工艺制作训练包括串珠、陶艺、服装剪裁等。

3.就业前训练

就业前训练是回归社会就业前的准备活动，一般在患者就业前或在庇护性及过渡性机构中进行。此时仍有护理人员的照料，工作时间较短，但其劳动性质及数量与一般工厂接近，利于患者过渡到恢复工作。依据患者病前的工作能力，帮助其在职业训练中调整心态，适应有规律的生活，对患者的不适应行为和工作中所遇到的压力给予及时处理，缓解职业技能训练过程中的种种矛盾。

(八)认知、心理功能的康复护理

1.心理支持

(1)良好的治疗性关系的建立:护理人员主动介绍病房环境、制度,以平等、尊重、接纳的态度与患者沟通交流。以耐心、缓慢、非言语的方式表达对其关心和支持。用肯定、鼓励的方式安排患者参加娱乐活动将其注意力逐渐引向外界,转移患者注意力,减少其对病态体验的关注。运用治疗性的沟通技巧,通过耐心的引导让患者了解自己病情,帮助患者认识自我,忽视不适应行为,强化适应性的行为反应,改变患者对刺激事件的应对方式。肯定患者的优点和成绩,安排或协助患者做力所能及的工作和参加社交活动,提高患者的价值感,提升患者认同感。引导患者学习新的应对技巧,设置生活事件,进行角色扮演,启发患者对角色的认知,及时发现患者悲观、消极意念。治疗者用向上的、具有积极意义的语言激发患者的信心,从而克服自卑、无望感。

(2)常用的技术:①倾听:认真耐心听取患者的述说,利于了解问题的症结,也可使患者感受到有人在关心他和理解他,初步建立良好的治疗性人际关系;②解释指导:对患者提出的躯体和精神问题给予恰当的解释,适时开展针对性的心理卫生知识宣教,适当地矫正其不正确的知识和观念;③疏泄:指导患者对不良情绪的表达和疏泄方法,减轻痛苦或烦恼;④保证、鼓励:对病情反复发作的慢性患者,告诉他们在医院里我们会保证您的安全,鼓励其建立康复的自信心;⑤支持:针对患者当前的问题提出建议或指导,增强其心理承受能力,帮助患者寻找和发现各类可动用的心理社会支持资源,建立和发展社会支持系统。

(3)特别需要时,建议有心理治疗师长程指导,正确处理压力和成长。

2.行为治疗

行为治疗是应用实验和操作条件反射原理来认识和处理问题的一类治疗方法。

(1)观察:观察患者行为,明确问题。

(2)确认功能障碍:对患者的病理心理及有关功能障碍和总体水平进行评估确认。

(3)设定目标:针对患者的具体问题,设定现实目标,使其积极面对未来,改善患者的适应功能。

(4)制订行为干预方案:①日记法:记录每天的情感和活动情况,如日常生活起居、娱乐活动、想法,做了何事、见到何人等;②增加做愉快事情的计划;③自我强化,学会提高参与和维持有积极意义活动的能力,增加社会活动;④放松练习;⑤改善提高社交技巧:告诉患者自信与自卑表现的区别,如何进行交谈等;社交性感觉训练,可让患者学习感受有关人际交往的过程和谈话的线索;在自然场合下应用所学到的社交技巧;训练患者更积极地评估和强化自己的言行;⑥合理安排作息时间;⑦认知技巧训练:通过一般刺激法使患者不断练习恢复认知功能;对于言语记忆缺陷的患者,可采用视觉想象法提高言语记忆功能,也可通过行为学习来纠正认知缺陷,还可以通过计算机辅助认知矫正治疗技术来帮助解决各种精神疾病患者不同维度的认知功能损害。

(5)康复护理措施:按计划实施措施,在计划落实过程中应对患者的行为进行观察,对细小的进步及时给予阳性强化,定期进行效果评定。

3.认知行为治疗(CBT)

CBT是基于思维、感觉与行为之间存在联系而发展的一种心理治疗手段。目的是帮助患者正常化,使其认识精神病症状,从而减少痛苦及其对功能的影响。

CBT通过治疗者和患者的主动参与,采用定式化、短程限时的言语交谈,把认知和行为矫正技术结合起来。帮助患者识别、检验、改正歪曲的信念。CBT是根据患者当前或既往的症状和(或)功能,在他们的思维方式、感觉和行为之间建立联系,同时使他们重新评估其对目标症状的感知、信念或推理。

(1)识别自动性思维:自动性思维是自发产生而未经过反省或深思熟虑的一种思维,通常迅速而简短。护士可用提问、想象、角色扮演等技术让患者学会识别这种思维,特别要识别在激惹、悲观和抑郁负性情绪出现之前的特殊想法。协助患者确认这些负向的想法并加以取代和减少。可以帮助患者利用回顾自己的优点、长处、成就的机会来增加正向的看法。指导患者要面对现实,以良好的心态面对人生,以积极向上的态度面对挫折和困难。

(2)识别认知歪曲:护理中注意识别和记录患者的自动性想法。例如:主观推断;以偏概全;给别人和自己乱贴标签,消极片面地把自己和别人公式化;对事物要求完美,非黑即白;识别自动性思维的言语表述,如"我应该、必须"等口头禅。用苏格拉底式提问或逻辑式提问不断向患者提出问题,引导其思考,以纠正歪曲信念、引出合理信念。如:"支持你这个想法的证据是什么呢?""与你这个想法相反的证据是什么呢?""还有吗?"还可连续问3个问题:①事情最糟糕的可能性是什么?②事情最好的可能性是什么? ③事情最有可能发生的是什么?

帮助患者归纳和总结出事物的一般规律,建立恰当或合理的认知方式。修正不合实际的目标,协助患者完成某些建设性的工作和参与社交活动,减少患者的负向评价,并提供正向加强自尊的机会。

(3)改变自动性思维:①真实性检验:让患者将自动想法当成一种假设在现实生活中去检验或通过角色扮演去领悟体会,患者可能会发现,实际生活与他的消极认知或想法大多是不相符合的;②自我对话:要求患者发现并记录自己每天的优点或长处;对自己的自动性想法找出对立的积极的思维,例如,我怎么那么笨—我能够聪明些;③三栏笔记法:纸张上从左至右画出三栏,第一栏记录自动性思维,第二栏记录对自动性思维的分析,第三栏记录理智的思维;④等级任务法:将任务分成若干个分任务,逐步完成分任务,最终完成全部任务。

(4)转移注意力。鼓励患者学会放松技术、呼吸训练控制,用积极的语言暗示替代之前的消极思想,逐步克服"自己是人们注意的中心"这种想法。

(5)监察处置焦虑训练。鼓励患者自我监察焦虑或苦闷的情绪并记录下来,帮助其认识情绪波动的特点,从而增强自信心。认知重建,帮助患者认识错误的认知并加以矫正,重新建立正确的认知系统。利用呼吸调节、全身肌肉放松的方法,教会患者如何进行肌肉和情绪放松来消除杂念。在活动中转移患者对自身的过分关注,帮助其释放抑郁、焦虑的情绪,达到全身放松的目的。

4.认知矫正治疗

精神分裂症患者认知功能损害主要表现在记忆、注意、执行功能等方面,认知损害会使患者在工作、社会关系及独立生活诸多领域出现障碍。认知矫正治疗是一种以理性行为为手段,进行自我指导的心理治疗方法。重建认知的形式重点在于改变患者的自我暗示,打破行为的刻板定势,引导其注意他人行为的影响力,同时注意自己的行为。

五、健康教育

(一)健康教育形式

精神分裂症病程迁延、多复发,患者的社会功能损害趋于严重,部分可最终导致精神衰退,因此使患者及家属认识疾病,了解长期治疗的意义,学会一些应对疾病的方法,向公众传递精神疾病预防保健知识,提高民众精神健康理念迫在眉睫。要针对个体或以家属为单位开展教育。①口头宣教:一对一的宣教、专题讲座、座谈会、家庭访谈。②文字宣传:通过标语、横幅、折页、壁报栏、黑板报等形式进行宣传。③形象宣传:如美术宣传画、心理卫生保健挂图、家庭防治知识的连环画等。④电化教育:电台、电视台、广播的专题科普教育。

(二)健康教育内容

1.自我监控

指导患者识别精神疾病症状及症状的自我监控。

2.按时服药指导

学习药物自我处置技能,嘱患者出院后按医嘱定时、定量服药,在用药物过程中如出现不良反应要及时寻求帮助,定期门诊复查。

3.识别复发的先兆症状

往往出现在疾病复发的前几天或几周。①睡眠形态紊乱:入睡困难,早醒,睡眠质量差,也可出现睡眠过多等。②胃口变化:总觉得饿或不饿。③敏感多疑:对人对事过于敏感或太认真。④行为改变:不爱理人或脾气急躁,总想招惹别人。

4.非药物治疗

鼓励患者多参加群体活动,自觉接受康复治疗,主动回到现实生活,提高自信心。

5.教会患者心理自我审视

从心理上觉察自己的心态、情绪、言语和行为,调整身心平衡,正确处理生活、工作中的事件及矛盾,学会应对各种不良刺激,防止病情反复。尊重别人,逐渐恢复正常生活的方法。

6.指导患者家属建立健全的家庭康复模式

应尊重患病的亲人,而不是歧视或放弃,为患者创造良好的家庭环境,提供接触现实生活的机会,安排居家料理、外出购物、亲朋好友聚会等。指导重新承担家庭角色,如父亲、母亲、女儿、儿子,逐步适应家庭和社会生活,为重返工作岗位打下基础。教会患者家属当患者出现紧急、危急状况时的应对方法,减少对家人的依赖。

7.传播疾病预防知识

向公众传播精神分裂症三级防治知识,提高民众精神疾病预防保健能力。

(王川川、李苗苗)

第三节 抑郁症的护理

抑郁症又称为抑郁障碍,以显著而持久的心境低落为主要特征,是心境障碍的主要类型。临床可见心境低落与其处境不相称,情绪的消沉可以从闷闷不乐、郁郁寡欢到悲痛欲绝、自卑、抑郁,甚至悲观厌世,可有自杀观念或行为,甚至发生木僵。部分病例有明显的焦虑和运动性激越,严重者可出现幻觉、妄想等精神病性症状。每次发作持续至少2周以上,长者甚或数年。多数病例有反复发作的倾向,每次发作大多数可以缓解,部分可有残留症状或转为慢性。

一、临床特征

(一)病因

抑郁症的病因目前还不十分清楚,但可以肯定的是,生物、心理与社会环境等诸多因素参与了抑郁症的发病过程。生物学因素主要涉及遗传、神经生化、神经内分泌、神经再生等方面;与抑郁症关系密切的心理学易患素质是病前性格特征,如抑郁气质。成年期遭遇应激性的生活事件,是导致出现具有临床意义的抑郁发作的重要触发条件。然而,以上这些因素并不是单独起作用的,目前强调遗传与环境或应激因素之间的交互作用及这种交互作用的出现时点在抑郁症发生过程中具有重要的影响。

(二)临床表现

抑郁症可以表现为单次或反复多次的抑郁发作,以下是抑郁发作的主要表现。

1.心境低落

主要表现为显著而持久的情感低落,抑郁悲观。轻者闷闷不乐、无愉快感、兴趣减退,重者痛不欲生、悲观绝望、度日如年、生不如死。典型患者的抑郁心境有晨重夜轻的节律变化,即清晨破晓时患者的情绪最为低落,而黄昏时分低落情绪和症状则有所好转。在心境低落的基础上,患者会出现自我评价降低,产生无用感、无望感、无助感和无价值感,常伴有自责自罪,严重者出现罪恶妄想和疑病妄想,部分患者可出现幻觉。

2.思维迟缓

患者思维联想速度缓慢,反应迟钝,思路闭塞,自觉"脑子好像是生了锈的机器""脑子像涂了一层糨糊一样"。临床上可见主动言语减少,语速明显减慢,声音低沉,对答困难,严重者交流无法顺利进行。

3.意志活动减退

患者意志活动呈显著持久的抑制。临床表现行为缓慢,生活被动、疏懒,不想做事,不愿和周围人接触交往,常独坐一旁或整日卧床,闭门独居,疏远亲友,回避社交。严重时连吃、喝等生理需要和个人卫生都不顾,蓬头垢面、不修边幅,甚至发展为不语、不动、不食,称为"抑郁性木僵",但仔细精神检查,患者仍流露痛苦、抑郁情绪。伴有焦虑的患者,可有坐立不安、手指抓握、搓手顿足或踱来踱去等症状。严重的患者常伴有消极自杀的观念或行为。消极悲观的思想及自责自罪、缺乏自信心可萌发绝望的念头,认为"结束自己的生命是一种解脱""自己活在世上是多余的人",并会使自杀企图发展成自杀行为。这是抑郁症最危险的症状,应提高警惕。患者偶尔会出现所谓"扩大性自杀",可能在杀死数人后再自杀,导致极严重的后果。

4.认知功能损害

研究认为抑郁症患者存在认知功能损害,主要表现为近事记忆力下降,注意力障碍,反应时间延长,警觉性增高,抽象思维能力差,学习困难,语言流畅性差,空间知觉、眼手协调及思维灵活性等能力减退。认知功能损害导致患者社会功能障碍,而且影响患者远期预后。

5.躯体症状

主要有睡眠障碍、乏力、食欲减退、体重下降、便秘、性欲减退、阳痿、闭经等。

躯体不适的体诉可涉及各脏器,如恶心、呕吐、心慌、胸闷、出汗等。自主神经功能失调的症状也较常见。病前躯体疾病的主诉通常加重。睡眠障碍主要表现为早醒,一般比平时早醒 2～3 小时,醒后患者常常陷入苦闷的思考之中,导致不能再入睡,这对抑郁发作具有特征性意义。有的患者表现为入睡困难,睡眠不深;少数患者表现为睡眠过多。体重减轻与食欲减退不一定成比例,少数患者可出现食欲增强、体重增加。

(三)诊断

抑郁症的诊断主要应根据病史、临床症状、病程及体格检查和实验室检查,典型病例诊断一般不困难。目前国际上通用的诊断标准有 ICD-10 和 DSM-Ⅳ。国内主要采用 ICD-10,适用于首次发作的抑郁症和复发的抑郁症,不包括双相抑郁。

抑郁发作一般分为 3 种不同形式:轻度抑郁发作、中度抑郁发作、重度抑郁发作。各种典型的发作中,患者通常有心境低落、兴趣和愉快感丧失,导致劳累感增加和活动减少。其他常见的症状有稍做事情即觉明显的倦怠。其他常见症状还有:集中注意和注意的能力降低;自我评价和自信降低;自罪观念和无价值感(即使在轻度发作中也有);认为前途暗淡悲观;自伤或自杀的观念或行为;睡眠障碍;食欲下降。

低落的心境几乎每天一样,且一般不随环境而改变,但在一天内可显示出特征的昼夜差异。与躁狂一样,临床表现可有明显的个体差异:青少年患者中,非典型的表现尤为常见。某些病例中,焦虑、痛苦和运动性激越有时比抑郁更为突出。此外,心境的改变也可以被易激惹、过度饮酒、戏剧性行为、原有恐怖或强迫症状恶化等附加特征或疑病性先占观念所掩盖。对于 3 种不同严重程度抑郁的诊断均要求至少持续两周,但如果症状格外严重或起病急骤,时间标准适当缩短也是有道理的。

区分出不同的严重程度旨在包括不同类型精神科实践中所遇到的各种临床状态。轻度抑郁发作患者多见于初级保健机构和普通医疗机构,而精神科住院部主要处理重度抑郁患者。轻度、中度、重度抑郁之间的区分有赖于复杂的临床判断。

二、功能障碍

(一)有自伤(自杀)的危险

主要表现为抑郁情绪、自我评价低、悲观绝望,认为自己活在世上没有意义、活着是一种负担等消极厌世观念。

(二)睡眠型态紊乱

主要表现为早醒及入睡困难,患者主诉比平时早醒 2～3 小时,且醒后难以再入睡。

（三）认知功能损害

主要表现为记忆力下降、注意力障碍、学习困难、思维灵活性等能力减退。

三、治疗

（一）治疗目标

抑郁发作的治疗要达到 3 个目标：①提高临床治愈率，最大限度减少病残率和自杀率，关键在于彻底消除临床症状；②提高生存质量，恢复社会功能；③预防复发。

（二）治疗原则

有 8 个治疗原则：①个体化治疗；②剂量逐步递增，尽可能采用最小有效量，使不良反应减至最少，以提高服药依从性；③足量足疗程治疗；④尽可能单一用药，如疗效不佳可考虑转换治疗、增效治疗或联合治疗，但需要注意药物的相互作用；⑤治疗前知情告知；⑥治疗期间密切观察病情变化和不良反应并及时处理；⑦可联合心理治疗增加疗效；⑧积极治疗与抑郁共病的其他躯体疾病、物质依赖、焦虑障碍等。

（三）药物治疗

药物治疗是中度以上抑郁发作的主要治疗措施。目前临床上一线的抗抑郁药主要包括选择性 5-羟色胺再摄取抑制剂（SSRI，代表药物为氟西汀、帕罗西汀、舍曲林、氟伏沙明、西酞普兰和艾司西酞普兰），5-羟色胺和去甲肾上腺素再摄取抑制剂（SNRI，代表药物为文拉法辛和度洛西汀），去甲肾上腺素和特异性 5-羟色胺能抗抑郁药（NaSSA，代表药物为米氮平）等。传统的三环类、四环类抗抑郁药和单胺氧化酶抑制剂由于不良反应较大，应用明显减少。

（四）心理治疗

对有明显心理社会因素作用的抑郁发作患者，在药物治疗的同时常需合并心理治疗。常用的心理治疗方法包括支持性心理治疗、认知行为治疗、人际治疗、婚姻和家庭治疗、精神动力学治疗等，其中认知行为治疗对抑郁发作的疗效已经得到公认。

（五）物理治疗

有严重消极自杀企图的患者及使用抗抑郁药治疗无效的患者可采用改良电抽搐（MECT）治疗。电抽搐治疗后仍需用药物维持治疗。近年来又出现了一种新的物理治疗手段——重复经颅磁刺激（rTMS）治疗，主要适用于轻中度的抑郁发作。2016 年美国经颅磁刺激治疗抑郁共识：推荐 rTMS 作为缓解抑郁症状的急性治疗手段；若 rTMS 急性治疗有效，则可将 rTMS 作为疾病反复时的维持治疗手段；

rTMS 既可单用,也可和抗抑郁药或其他精神科药物联用;若 rTMS 急性治疗应答良好,则可将 rTMS 作为维持治疗的手段;初次 rTMS 治疗应答良好的患者若出现抑郁复发,可考虑重新使用 rTMS 治疗。

(六)预防

有人对抑郁症患者追踪 10 年的研究发现,有 $75\%\sim80\%$ 的患者多次复发,故抑郁症患者需要进行预防性治疗。发作 3 次以上应长期治疗,甚至终身服药。多数学者认为维持治疗药物的剂量应与治疗剂量相同,还应定期门诊随访观察。心理治疗和社会支持系统对预防抑郁症复发也有非常重要的作用,应尽可能解除或减轻患者过重的心理负担和压力,帮助患者解决生活和工作中的实际困难及问题,提高患者应对能力,并积极为其创造良好的环境,以防复发。

四、康复护理原则与目标

(一)康复护理原则

1.综合康复

运用药物治疗、物理治疗、心理治疗、家庭治疗、危机干预等措施,预防复发和自杀,改善患者社会功能,提高患者生活质量。

2.长期康复

坚持长期康复原则以减少复发、波动。

3.共同参与

医方、患方(含家属)共同参与康复。

4.同伴间支持

具有相同生活环境、社会地位、经历、文化,具有共同关心话题的一些人,在相互尊重、相互支持的基础上,一起交流情感、信息。

5.聚焦患者优势

运用个人的能力及兴趣发展其技能,克服障碍。

6.促进患者独立

让患者充分参与家庭和社区活动,帮助他们就业和工作。

7.环境支持

创造良好的康复环境,注重资源开发和改善环境。

(二)康复护理目标

(1)抑郁心境缓解或恢复至病前水平。

(2)能够运用应对抑郁的方法。

(3)建立积极的自尊,增加个人兴趣。

(4)抑制自杀冲动,确保患者安全。

五、康复护理措施

(一)康复场所

急性重症患者,有自伤、自杀或暴力倾向,不能控制自己的行为,药物治疗效果不满意,此时需住院治疗。无自杀、自伤或暴力倾向,依从性好的患者,可门诊维持治疗。对出院患者建立社区专病档案,社区保健机构承担经常性追踪、供药及辅导任务,专科医院可定期随访。

(二)抑郁障碍各治疗期的康复护理

1.急性期

加强安全护理,基础护理到位,给予患者支持性心理护理,药物或物理方法控制症状,充分治疗,尽量缩短病程,期望达到完全缓解,以免症状复燃或恶化。护理人员应监控患者的治疗依从性和疗效。

2.巩固期

急性症状缓解后即进入此期,护理目的是防止症状复发,促使患者社会功能的恢复。此阶段药物治疗维持在急性期剂量和水平,同时配合多种非药物治疗,个别或团体心理治疗、行为治疗等。鼓励患者自己料理个人生活、参与工娱活动。开展疾病知识、药物知识的指导,使患者知晓药物治疗的重要性,促进其社会功能恢复。

3.维持期

防止复发,维持良好的社会功能,提高患者生活质量。向患者和家属普及疾病知识,做到早发现、自行监控、及时复诊具有实际意义。开展社会技能训练,内容有药物的自我处置、个人生活料理、个人处理财务、症状的自我监控、日用品的采买、使用交通工具、社交技能等,还可对患者进行职业康复等康复措施。

(三)功能障碍的康复护理

1.满足生理所需

(1)维持营养:抑郁症患者会出现不同程度的躯体化症状,表现为不思饮食甚至拒食、体重下降、电解质失衡。护理人员应尽量提供满足符合患者饮食习惯的饭菜,促进其食欲。对于自责自罪的患者可让其自选饮食。因患者认为自己有罪,不应该吃饭、只配吃剩饭。所以护士可将饭菜搅拌谎称是"剩饭"劝其进食。拒食者可鼻饲混合牛奶或静脉补液。鼓励患者增加活动,促进胃肠蠕动,增加食欲。便秘是抑郁患者常出现的问题,给予富含纤维的食物,指导患者预防便秘的措施。

(2)促进睡眠:睡眠障碍是抑郁障碍常见的症状。早醒、睡眠不实、睡眠不足等会使患者更加感到焦虑、痛苦,注意力不集中,分析判断能力下降。护士尽量安排患者白天活动,如散步、骑自行车等;减少日间睡眠;午后不喝咖啡、茶等刺激性饮品;晚间避免看兴奋、激动的电视节目,减少会客和做剧烈运动;睡前洗热水澡或温水足浴,喝热牛奶可促进睡眠。保持卧室安静、灯光柔和,创造舒适的睡眠环境。

（3）日常生活照料:一些患者自我照料能力下降,如生活懒散,活动明显减少,甚至卧床不动,严重时不洗漱,不更衣,蓬头垢面,不修边幅。护理人员应予以必要的鼓励或给予协助,带领患者做力所能及的事,使患者维持正向的身心状态。对木僵的患者应尽量给予部分补偿;保持头发、颜面、口腔、皮肤、会阴、床单的清洁,定时翻身,预防压疮;同时要鼓励患者慢慢恢复自理状态。

2.自杀的干预护理

（1）保证患者安全:对于有自杀意念的患者,保证其安全是首要目标,将其安置在护士易于观察的病室,自杀高风险的患者应有专人监护,不脱离监护视线,包括陪同洗漱、如厕,不将患者带入有危险品的场所。加强病房安全管理,定期检查、清理危险品,如水果刀、绳子,严禁将危险物带入病房。护理人员要具有高度的责任感和风险预见性,保证治疗护理过程中的安全,严禁将医疗器械（如针头、注射器、剪刀等）遗忘在病房内,避免患者触及危险物品。对有消极意念的患者,做到重点观察,重点巡视,床头交接重点患者。在夜间、凌晨、午睡、饭前和交接班及节假日等病房人员少的情况下,护理人员要特别防范。

（2）危机干预方法。

1)确定问题的性质。护士应以同理心的态度,从患者的角度认识问题,明确问题。运用倾听、同情、理解、真诚、接纳的技术护理患者。

2)保证患者安全,尽可能将生理和心理危险性降到最低。询问自杀的理由和动机,强化阻止自杀的积极因素。

3)给予强有力的支持。通过交谈疏泄其被压抑的情感,不对患者的过往经历、感受进行评价,如赞扬或批评,而让患者相信"此时此刻有人确实非常关心着我"。

4)采用变通的应对方式。询问患者是否考虑过其他解决问题的途径。提供积极的、建设性的思维方式给患者,改变患者对问题的看法,使其去考虑其他被忽略的积极的应对方式。

5)用肯定的语气告诉患者只要他愿意接受帮助,以积极的心态和行动去应对疾病,治疗会收到好的效果。根据患者的应对能力,共同制订遏止危机的计划,计划应切实可行,使用放松技术消除其紧张焦虑,如做深呼吸或告诉患者,"别怕,你没事"。

6)与患者签订协议。当自杀意念变得固定、强烈、持续存在并难以排解时,及时向医务人员求助,会得到积极的帮助。让患者复述一下计划,并对患者表达护士对其的希望,"接下来将看您如何表达自己的愤怒或抑郁情绪,采取哪些行动保证不再绝望"。此时应该从患者那里得到直接的和明白的承诺。

3.心理功能康复

面对抑郁障碍患者的无助感、无望感、低自尊、负性认知、固执己见的思维方式、社会适应不良等表现,真诚的心理关爱、鼓励、不歧视,可以提高患者对心理社会应激原的应对能力;矫正各种不良心理社会性后果;最大限度地恢复心理社会和职业功能;预防抑郁障碍的复发。

(1)纠正负性认知:认知行为治疗是根据认知过程影响情感和行为的理论假设,通过认知、行为技术来改变患者扭曲认知的心理治疗方法。通过治疗者和患者的主动参与,采用定式化、短程限时的言语交谈把认知和行为矫正技术结合起来。帮助患者识别、检验、改正曲解的观念。要求患者对当下的心理和境遇问题做比较,让其使用恰当的思考方式,使症状和不适应行为得到改善。目的是帮助患者改变适应不良的思想,重建正确认知,使患者保持内心和谐,恰当地适应外在环境。操作方法:①识别自动性思维;②识别认知歪曲;③改变自动性思维。

(2)行为治疗:行为治疗是应用实验和操作条件反射原理来认识和处理问题的一类治疗方法,行为治疗的策略包括以下内容。

1)观察:观察患者行为,明确问题。

2)确认功能障碍:对患者的病理心理及有关功能障碍和总体水平进行评估确认。

3)设定目标:针对患者的具体问题,设定现实目标,使患者积极面向未来,旨在改善患者的适应功能。

4.社会独立生活技能

具有残留症状的慢性抑郁障碍患者,大多会有不同程度的社会功能缺陷,表现为个人生活料理困难、社会交往人际互动能力下降、学习工作障碍,对患者开展恰当的社会技能康复护理显得尤为重要。通过学习和训练,使患者在社会人际互动、自我照料及适应、参与社会生活等方面能力均得到提高。

对抑郁障碍患者个体开展的个体化训练也可在集体中开展,内容包括两部分。①工具性技能训练,包括:药物的管理、症状的自我监控、个人仪容的料理、个人财务的合理处理、物品采购、家居生活的料理、使用交通工具。②社交人际互动性技能训练,包括:不同场合的人际交谈互动技巧、非言语社交技巧、求职、友谊的建立和保持、礼貌地拒绝、与人共享的休闲娱乐活动等。同事之间切忌用"你有抑郁症,干不成重要事情的眼光"看待患者。

(1)日常生活活动技能训练:该类训练主要是针对病程较长的慢性衰退患者。此类患者多始动性缺乏,表现为情感淡漠、行为退缩、活动减少、生活懒散、衣装不整,严重者生活完全不知自理。此类患者训练的重点是个人生活自理能力,包括个人卫生、住处卫生、进餐、排便、梳妆打扮、衣着整洁及规律作息等一系列活动。

（2）药物自我处置技能训练：该程式是由美国加州大学洛杉矶分校著名精神康复专家编制，是为了帮助慢性精神障碍患者独立应用精神药物，使患者能自我管理药物治疗，从而提高患者的服药依从性。

（3）症状自我监控技能训练：这一技能训练旨在帮助患者能够独立地控制自己的精神症状。该技能由4个部分组成：①识别疾病复发的先兆技能；②监控复发先兆症状的技能，使患者掌握先兆发生时及早控制的技能；③处理持续症状的技能；④在社会交往过程中，如何拒绝酒精等精神活性物质的技能。

（4）社会技能训练：大多数精神疾病患者会有不同程度的功能缺陷，导致社会角色功能障碍。他们不能胜任学习、工作、配偶或父母的角色，在人际交往、工作和社会活动中缺乏动机，不能独立生活，他们会失业，且生活质量差。面对这样的现实，社会技能训练就显得很重要。

社会技能训练是根据学习理论发展起来的干预技术，目的是帮助患者获得或恢复人际交往、自我照料以及应对社区生活所必需的技能。训练方法包括引导、示范、角色扮演、评估、纠正指导、家庭扮演、家庭作业等步骤。内容有社会角色技能训练、社交技巧训练两个部分。

5.职业康复护理

（1）庇护性工场：是职业康复的初始阶段，护理对象是抑郁障碍重症残疾的患者，为患者提供工作时间短、职业压力小、任务简单、工作环境较好的岗位。

（2）过渡性就业：康复对象是症状缓解，出院后一时难以进入社会竞争性就业的患者。该形式可由地区福利部门和社区服务相关部门组织建立，也可由医疗机构临时提供。训练项目有承担文书、勤杂、装配、烹饪等。

（3）职业俱乐部：目的是帮助重症患者寻找一份工作，提供过渡性就业、支持性就业岗位。训练内容有：如何填写应聘申请，应聘面谈技术等。可以通过角色扮演模拟面试、工作场景并录像反馈场景，提高患者的职业技能。对于就业的康复者进行随访帮助。根据患者个人的既往工作经历、兴趣、精力，帮助寻找全日或部分时间的工作。

（4）职业支持：是针对重症抑郁障碍患者给予的长期职业支持。支持程序包括提供职前培训、职业场合的社交技能指导、岗位状况的支持。

六、健康教育

（一）健康教育形式

抑郁障碍为高复发、高致残疾病，部分慢性患者因不能料理个人生活及家务而辍学甚至失业。所以使患者及家属认识疾病，了解长期治疗的意义，学会一些应对疾病的方法，向公众传递抑郁障碍预防保健知识，提高民众精神健康理念迫在眉睫。专业的健康教育是重要的手段之一,形式如下。①口头宣教:如一对一的宣教、专题讲座、座谈会、家庭访谈。②文字宣传:通过标语、横幅、折页、壁报栏、黑板报等形式进行宣传。③形象宣传:如美术宣传画、心理卫生保健挂图、抑郁障碍家庭防治知识的连环画等。④电化教育:电台、电视台、广播的专题科普教育。

(二)健康教育内容

1.疾病知识宣教

向公众传播抑郁障碍的防治知识,提高民众精神疾病预防保健知识,指导患者及家属认识疾病的病因、临床表现、治疗方法与护理方法。

2.疾病预防、识别和应对

对家属和患者宣教,预防症状的发作并了解反复发作的危害性,识别疾病复发的早期征兆,如精力不集中、睡眠质量差等。学习应对压力的有效方法,帮助患者建立新型的人际关系,学习关心别人。教会家属患者出现紧急、危急状况时的应对方法。

3.自我干预

帮助患者识别自己不正常的情感和行为,尽量自我控制和自我干预,指导其学会对抗疾病症状,正确认识自己和他人,恰当地评价自己,树立正确的人生观、价值观。教会患者分析问题、解决问题的方法。

4.药物治疗宣教

学会自我处置药物的方法,能识别药物的不良反应,掌握处理方法。

5.社会支持

帮助支持患者家属,教会家属寻找社区资源,并充分利用该资源帮助患者恢复社会角色。

(姜晓飞)

参考文献

[1]邢涛,王冰,张蕾蕾.外科护理学[M].北京:中国协和医科大学出版社,2023.

[2]章佩,邓露,王波兰.外科护理[M].镇江:江苏大学出版社,2023.

[3]王慧,梁亚琴.现代临床疾病护理学[M].青岛:中国海洋大学出版社,2019.

[4]李小寒.基础护理学[M].6版.北京:人民卫生出版社,2017.

[5]吴欣娟.外科护理学[M].6版.北京:人民卫生出版社,2017.

[6]尤黎明.内科护理学[M].6版.北京:人民卫生出版社,2017.

[7]石国凤.护理专业核心知识手册[M].北京:中国中医药出版社,2019.

[8]范玲.护理管理学[M].4版.北京:人民卫生出版社,2017.

[9]崔焱.儿科护理学[M].6版.北京:人民卫生出版社,2017.

[10]张建欣.内科护理学[M].北京:北京大学医学出版社,2015.

[11]黄人健,李秀华.内科护理学高级教程[M].北京:科学出版社,2018.

[12]冯丽华,史铁英.内科护理学[M].4版.北京:人民卫生出版社,2018.

[13]安力彬,陆虹.妇产科护理学[M].6版.北京:人民卫生出版社,2017.

[14]夏海鸥.妇产科护理学[M].4版.北京:人民卫生出版社,2019.

[15]姜梅.妇产科护理指南[M].北京:人民卫生出版社,2018.

[16]陈少红,王燕,宁雁.实用妇产科护理手册[M].北京:化学工业出版社,2019.

[17]林晓云.儿科护理学[M].北京:北京大学医学出版社,2015.

[18]刘素霞,马悦霞.实用神经内科护理手册[M].北京:化学工业出版社,2019.

[19]刘芳,杨莘.神经内科重症护理手册[M].北京:人民卫生出版社,2017.

[20]杨蓉,冯灵.神经内科护理手册[M].北京:科学出版社,2015.